베스트 물리치료사

베스트 물리치료사

2020년 1월 10일 1판 1쇄 발행
2026년 1월 5일 1판 3쇄 발행

지은이 | 안소윤 외

펴낸이 | 김진환
펴낸곳 | 학지사메디컬 HAKJISAMEDICAL
04031 서울특별시 마포구 양화로 15길 20 마인드월드빌딩
대표전화_ 02-330-5188 팩스_ 02-326-0338
등 록 | 2010년 2월 8일 제313-2010-36호
메 일 | hakjisamd@hakjisamd.co.kr
홈페이지 | http://www.hakjisamd.co.kr

ISBN 978-89-6069-855-0 93510

가 격 | 16,000원

·특수분야 물리치료사 이야기·

베스트 물리치료사

Best Physical Therapist

안소윤 외 공저

학지사메디컬
HAKJISA MEDICAL

저자소개

강미진	부산진구 보건소
강석영	우리들 척추전문병원(두바이)
권경옥	권경옥 아로마발달장애센터
김관호	오순절평화의 마을
김문정	모던필라테스
김석현	Axon-Clinic, Auckland Sunnynook(뉴질랜드)
김성식	경희의료원 한방병원
김영훈	Young Physical Therapy, Inc. Specialty Center(미국)
김윤철	현대중공업
김진웅	서울 강북구 보건소
김충유	부산성모병원 재활의학과
류태경	창원푸른병원
박민철	부산가톨릭대학교 물리치료학과
박순우	파크사이드 재활의학병원
박태성	부산대학병원 재활의학과
배영현	국립재활원 재활연구소
송선화	울산광역시 교육청 특수지원센터
안소윤	(前)부산가톨릭대학교 물리치료학과
윤성영	제너럴피트니스 운동센터
윤행일	국립소록도병원
이장태	단국대학교병원 재활의학과
이제욱	이즈원 수중운동연구소
이재진	University of Texas at Austin(미국)
장준혁	힐앤힐 밸런스센터
정부환	WINIZ, 위니즈
정종화	부산대학병원 재활의학과
최주영	베트남 축구국가대표팀
편효영	인제대학교 이태석기념 국제개발협력처
홍혜령	동아대학병원 재활의학과

추천사

더 좋은 물리치료는 '물리치료사법' 제정으로

2019년 1월, 나는 32대 물리치료사협회장으로 취임하였다. 대한물리치료사협회의 7만여 명의 회원들은 단지 치료에만 머물지 않고 '건강한 국민 만들기'를 최우선의 가치로 삼는 직업정신을 가지고 있다. 또한 우리 협회의 자부심은 국민들에게 분야별로 다양한 양질의 물리치료를 제공하기 위해 끊임없이 배우며, 연구하고 있다는 것이다.

물리치료사의 업무도 분야별로 높은 전문성이 요구되고 있는 시점에서 수험생과 학부모에게 물리치료학과 진학을 위한 전문적인 안내서가 없어 아쉬웠는데, 지난 1월에 안소윤 교수님의 『물리치료사 되기』가 출간되어 물리치료사라는 직업에 대한 정확한 소개를 할 수 있어서 대단히 기뻤다.

이번에 발간되는 『베스트 물리치료사』라는 책도 물리치료사의 폭넓고 전문적인 업무를 깊이 있게 소개하여 물리치료에 관심을 갖고 있는 청소년들과 학부모, 진로 지도를 하는 선생님들에게도 큰 도움이 될 것으로 생각된다.

올해는 그 어느 때보다도 한국 물리치료의 발전과 도약을 위해 중요한 시기였다. 그동안 본 협회의 숙원사업이었던 물리치료사법(물리치료사가 의사, 한의사, 치과의사 등의 '지도'가 아니라 '처방'을 근거로 독자적인 물리치료 업무를 수행하는 내용)을 국회에 제출하였고, 제정이 되기 위한 최선의 노력을 다하고 있다. 한편, 앞으로 전국의 4년제 대학 45개와 39개의 3년제 대학으로 이원화된 현재의 물리치료 학제를 4년제로 일원화하여, 국제적으로도 손색이 없는 교육과정을 갖추도록 할 것이다. 또한 물리치료평가원 설립과 전문물리치료사 제도 도입, 가정방문 물리치료 시행, 북한 물리치료 지원 등을 해나가고 있다.

이 책을 통해서 물리치료사와 그들의 다양한 역할에 대해 더 자세히 알 수 있는 좋은 기회가 되리라 믿고, 언제 어디서나 물리치료사를 더 친근하게 만날 계기가 되길 바란다.

아울러 앞으로 물리치료사가 되고 싶은 학생들과 일반인에게 본 협회 홈페이지를 통해 물리치료사에 대한 현황과 전국 대학을 안내하고 있으니 방문해 주시기 바란다.

본 협회는 국민과 물리치료사에게 유익한 최신 정보를 제공하며, 가장 따듯한 손길의 보건전문가로서 보건의료 발전에 이바지하도록 최선의 노력을 해나갈 것이다.

대한물리치료사협회장 이학박사
이근희

머리말

이 책을 통해서 누구보다도 열심히 살고 있는 30여 명의 물리치료사들의 도전과 성취를 소개할 수 있게 되어 대단히 기쁘다. 그들은 끊임없이 더 나은 물리치료사가 되고 싶어서 남다른 노력을 하였고, 전문가로 우뚝 서게 되었다. 우리는 물리치료사라는 직업을 천직으로 알고 정성껏 환자를 돌보는 아름다운 손을 가진 사람들을 만나게 될 것이다.

지금까지 일반적으로 잘 알려지지 않았던 응급실 또는 중환자실에서 시작되는 호흡재활과 암 수술 후 약 10~20%의 환자가 경험하게 되는 림프부종 물리치료를 소개하였다. 스포츠선수들에게 없어서는 안 될 중요한 존재인 트레이너와 국제 활동가로서 전 세계로 활동영역을 넓힌 물리치료사, 장애인 운동과 재활에 앞장선 사회적 기업가는 물론 반려동물을 위한 동물재활에 선두주자가 된 물리치료사들을 소개하였다.

물리치료사들조차도 생소한 소록도병원이나, 오순절평화의 마을에서 일하고 있는 물리치료사들의 생생한 경험도 이 책을 더 가치 있게 해준다. 또한 미국과 뉴질랜드, 두바이에서 살면서 외국 물리치료의 새로운 면과 개인 물리치료클리닉을 운영하며 한국 물리치료의 미래 모델이 되어주는 해외 물리치료사들의 값진 경험은 물리치료를 공부하고 있는 학생들이나 현직 물리치료사들에게도 또 다른 자극이 될 것이다.

시대의 흐름에 따라 물리치료의 영역도 확대되고 전문화되고 있다. 물리치료사의 자율성도 커진다. 대학의 교과과정도 바뀌고, 보다 나은 양질의 물리치료를 제공해야 될 책임감이 커진다. 또한 사회 곳곳에 장애인이나 도움이 필요한 곳에 더 큰 봉사와 헌신이 요구된다. 이 책을 통해 다양한 시각으로 물리치료를 바라 볼 수 있는 계기가 되었으면 좋겠다.

30여 명의 저자들과 함께 이 책을 집필하면서 물리치료사로 일하는 것이 단순히 생계유지를 위해서만이 아니라는 것을 깨달았다. 물리치료는 다른 사람을 향한 관심과 사랑이다.

물리치료사로서의 남다른 사명과 개인의 철학을 담아 이 책에 자신의 경험을 솔직하게 이야기해준 한분 한분의 저자들에게 깊이 감사드린다. 이들이 있어서 『베스트 물리치료사』가 나올 수 있었다.

미처 찾아내지는 못했지만 헌신적이고 아름다운 삶을 살아낸 선배와 후배들이 있어서 현재의 우리가 있을 수 있고, 지금의 우리를 통해 미래의 더 좋은 물리치료사가 나올 수 있을 것이다.

준비기간이 1년이 넘었지만 30여 명의 저자 한 분 한 분이 자신의 삶이 고스란히 담긴 귀한 원고를 보내주고, 사진과 자료수정에 적극 협조해주어서 무사히 책이 나오게 된 것에 깊이 감사한다.

끝으로 이 책이 출판되기까지 많은 지원을 아끼지 않으신 학지사메디컬 김진환 사장님과 편집부의 노고와 정성에도 깊이 감사드린다.

부산가톨릭대학교 물리치료학과
안소윤

차례

Chapter 3

특수분야 물리치료사

Chapter 4 세계 속의 물리치료사

Chapter 5 물리치료 환자와 가족을 위한 추천도서

Chapter 1

새 출발과 아름다운 마무리

1 신입 물리치료사 **주경야독 몸으로 뛰는 새내기**

2 은퇴를 앞둔 물리치료사 **소록도에서 '행복을 위한 동행'**

1

주경야독
몸으로 뛰는 새내기

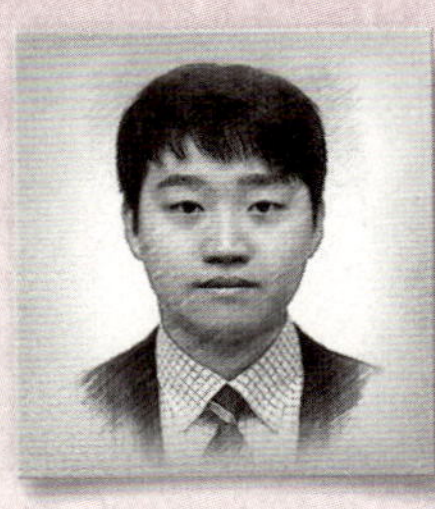

김충유

부산가톨릭대학교 물리치료학과 졸업 후 석사과정을 하면서 학사조교로 근무하였다. 2016년 부산성모병원에 입사하여 재활의학과에서 일하고 있으며, 현재 동대학원 박사 과정 재학 중이다.

나는 부산성모병원 재활의학과의 물리치료사로 입사하여 물리치료실에서 만 1년을 채운 새내기 치료사이다. 이제는 병원 업무에 익숙해지고 환자분들도 자연스럽게 응대를 할 줄 알게 되었지만 아직도 여러 가지로 부족하다. 종합병원에 근무하고 싶었던 것은 급성기 환자를 돌보는 경험을 쌓기 위해서였다. 평소 근골격계환자 재활에 관심이 있는 나는 근골격계 분야로 구인을 하고 있는 병원에 지원하게 되었다. 1년이 지난 이 시점에서 이 선택은 정말 잘한 선택이었다고 생각한다. 지금은 무릎 수술 후 물리치료를 하는 환자를 집중적으로 보기 때문에 주로 무릎 관절에 문제가 있는 환자들을 계속 접하고 있다. 돌이켜보면 지난 한 해 동안 많은 환자들을 만났고, 그리고 많은 일들을 마주하였다. 말 그대로 나의 지난 1년은 좌충우돌의 한 해였다. 지식을 확장하기 위한 학회참석은 물론, 박사공부를 하면서 어떤 환자에게도 만족스러운 치료를 제공할 수 있는 물리치료사가 되고 싶어 최선을 다하고 있다.

재활의학과 물리치료사

우리나라 대부분의 물리치료사들은 병원에서 근무할 경우, 재활의학과나 정형외과에 소속된다. 물론 다른 분야에서 일하는 물리치료사도 있지만 대부분의 병원에서는 비슷하다. 이력서를 쓸 때 재활의학과 물리치료사로 지원하였고, 입사 후 나의 명찰에는 재활의학과 소속으로 기재되었다. 전화를 받을 때도 재활의학과 열전기치료실 치료사라고 하며, 출근할 때도 재활의학과 현판을 지나 치료실에 들어가게 된다. 우리는 먼저 의사로부터 의뢰가 오면 처방된 환자와 면담을 통해 기본적인 정보를 파악하고, 질병에 따른 검사와 평가를 한 후, 물리치료 진단을 하여 치료계획을 세워 치료를 시작한다.

하지만 우리는 재활의학과 내에 속해 있는 환자만을 보는 것은 아니다. 정형외과, 내과, 이비인후과, 신경과 등 다양한 부서에서 협진하는 환자들도 방문하기 때문에 여러 환자들을 접할 수 있게 된다. 그렇기에 학교에서 배운 다양한 기초지식과 물리치료 지식들은 지속적으로 도움을 줄 것이다. 그리고 새로운 의학적 지식이 요구된다. 또한 전기치료 및 열치료, 운동치료 등의 다양한 처방을 지금까지 배운 것을 바탕으로 환자의 필요에 맞추어 치료하게 된다. 우리는 물리치료 분야의 전문가이며, 물리치료 진단을 할 능력을 갖추어야 하고, 환자에게 최적의 치료를 능동적으로 수행해야 한다. 또한 움직임의 전문가로서 환자의 전인적이고 기능적인 재활을 돕기 위해 최선을 다하고 있다.

나의 출근 의식

누구도 시키지 않았지만 내 나름의 의식이 있다. 정상 출근 시간인 8시보다 한 시간 이른 7시에 출근하는 것이다. 아침에 치료실 문을 열고 들어가자마자 창문을 열고 환기를 시킨 뒤 컴퓨터를 켠다. 그리고 치료기를 켜고 린넨 등을 배치한 뒤, 전기치료기 패드를 교체한다. 전기치료기에 사용되는 패드는 여러 번 사용하면 접착력이 감소하기 때문에 수시로 교체해 준다. 그리고 일찍 출근하느라 미처 못 챙긴 아침식사를 하러 간다. 어떻게 보면 병원은 참 좋은 직장이다. 원한다면 아침, 점심, 저녁 세 끼를 모두 직장에서 해결할 수가 있다. 물론 공짜는 아니다. 식사 후 치료실에 도착하면 동료 선생님들도 출근을 하고 가벼운 아침인사와 함께 지난 저녁에 있었던 일을 이야기하기도 한다. 물론 이제 막 출근했지만 퇴근하고 싶다는 가벼운 농담과 함께 말이다. 그리고 컴퓨터에 설치되어 있는 OCS창을 열어 처방된 환자들을 확인하고 물리치료사가 기록하는 치료환자 노트에 명단을 수기로 기재한다. 물론 입원환자들만 처방이 미리 나오기 때문에 우선 기록하고, 외래로 오시는 환자분들은 오시는 대로 기록을 하게 된다. 이로써 출근과 치료 준비를 마치게 된다.

매일 아침 조례

모든 병원에서 하는지는 모르지만 우리 병원에서는 매일 아침에 조례를 한다. 일종의 팀 미팅인 것이다. 조례의 내용은 그날그날 다르지만, 일반 업무 그리고 때로는 인사에 대한 중대한 사안들도 포함된다. 조례시간은 항상 긴장이 된다. 재활의학과 내 과장님을 제외한 모든 치료사들이 참석하게 되는데, 오늘은 무슨 일이 있을까 걱정이 되기도 한다. 물리치료사인 실장님, 언어치료사인 주임님 그리고 물리치료사 및 작업치료사 선생님들 모두가 참석한다. 분위기가 엄숙한 날은 실장님의 표정에서 이를 바로 알 수 있었다. 최근에 열전기치료실에서 화상사고가 발생했다. 아마 그 문제로 인한 것이라 예상되었다. 담당 선생님은 이를 보고하고 사후조치가 충분히 이루어진 상황이지만 긴장하는 눈치였다. 실장님은 조심스럽게 입을 떼었고, 역시나 심각한 일이 생겼다. 이러한 일은 다시 일어나지 말아야 하는 일이기 때문에 담당자는 환자 사고로 인한 시말서를 쓰게 되었다.

열전기치료실은 매우 바쁜 곳이다. 하루 8시간 동안 적게는 120명에서 많으면 약 200명 정도의 환자들이 이곳에서 핫팩과 초음파, 전기치료 등을 하게 된다. 세 명의 치료사가 근무를 하는데도 많은 환자들을 치료하다 보면 한 분 한 분 세심하게 살펴봐도 지속적으로 관찰하는 것이 쉽지가 않다. 증상이 경미한 환자부터 혼자 거동이 불편하거나 마비가 있는 중증의 환자들도 이곳에 온다. 치료사들은 조심스럽게 그리고 매우 세심하게 환자분들을 돌보지만, 감각이 떨어진 부위에 대해 이야기를 안 하거나, 아픈 곳을 더 따뜻하게 하기 원해서 타월을 빼버리고 잠들었을 때 이러한 사고가 발생할 여지는 충분히 있다. 사고가 발생한 것에 대한 변명을 하는 것은 아니지만, 치료 환경 개선과 안전을 위해 최대한의 주의와 시스템 개선을 위해 많은 노력을 해야 하며, 환자 수나 치료사 수를 현실적으로 개선할 필요가 있을 것이다. 이러한 사항이 개선되기 위한 방안들을 논의하면서 조례를 마쳤지만, 모두 편치 않은 기분이었다. 하지만 오늘도 우리 병원을 찾는 모든 이가 평안하고 좋은 하루를 보낼 수 있기를 기원하는 아침 기도와 함께 조례를 마무리하였다.

"어디가 불편하세요?"

조례가 끝나고 오늘의 첫 환자를 곧바로 맞이하게 된다. 이분은 매일 오시는 외래환자이기 때문에 "김상수(가명)님 오셨어요?"라는 인사와 함께 치료받으실 치료대로 안내해 드렸다. 환자 확인은 성명과 주민등록상 생년월일, 또는 환자번호를 확인하는 것이 원칙이다. 매일 물어보는 것을 싫어하시는 환자분들이 있지만, 아무리 간략하게 하여도 이름과 팔에 차고 있는 환자번호는 꼭 확인한다. 열전기치료실에서는 온열치료, 전기치료, 견인치료, 초음파치료, 광선치료 그리고 운동치료 등 다양한 치료를 수행한다.

대부분의 환자들은 통증 때문에 치료실을 방문하게 되고, 물리치료사는 통증을 경감시키는 것을 주요 목표로 삼게 된다. 하지만 통증 외에도 근력이 부족하거나 가동성이 떨어지는 등의 다양한 환자들이 방문하게 되는데, 처방된 치료는 그들의 치료적 목적이나 요구에 맞게 수행하게 된다. 물론 대부분의 처방들은 일반적 치료(루틴) 항목들로 구성이 된다. 보통은 온열치료, 전기치료 그리고 초음파치료 세 가지 항목으로 구성되며, 필요에 따라 견인치료나 운동치료가 포함되기도 한다. 물리치료사는 환자들이 방문하게 되면, 간단한 문진과 함께 치료를 수행한다. 이러한 과정이 처음에는 낯설었지만 지금은 자연스럽게 응대가 된다. 주로 하는 질문은 "어디가 불편하세요?"인데, 어디가 아픈지 그리고 무엇이 불편한지 본인이 주로 호소하는 문제를 정확히 찾기 위해 하는 질문이다. 이를 환자의 주 호소라고 하는데, 우리는 이를 중요하게 여긴다.

그리고 치료 전 간단한 평가를 수행하는데, 통증이 있다면 통증의 강도나 양상이 어떤지 질문을 하게 되고, 목에 담이 들어 움직임이 힘들다면 어느 정도 목이 돌아가는지 그리고 눌렀을 때 어디가 아픈지 간단한 이학적 검사를 수행하기도 한다. 검사를 통해 처방받은 치료를 수행하게 된다. 이러한 치료는 앞서 문진하고 검사한 결과를 바탕으로 평가한 항목을 근거로 한다.

물론 치료기기를 이용하는 치료는 대부분 이 정도 수준에서 적용되지만, 운동치료 처방이 있는 환자들의 경우는 본인의 증상과 진단에 맞는 운동을 가르쳐 주고 운동을 하도록 해야 한다. 제한된 시간 내에 이러한 치료 과정을 수행하기 위해서는 많은 경험과 실력이 필요하다. 처음에는 치료시간이 1시간이었으면 좋겠다고 생각했는데, 이제 1년쯤 되니 미리 차팅을 하고 환자가 어떤 상태일 것인지 예측이 조금 되는 듯하다. 그렇기에 많은 환자분들이 방문을 하더라도 이제는 덜 당황하고 침착하게 치료를 수행할 수 있게 되었다.

취업 후 첫 치료를 할 때가 생각난다. 실장님은 파일 하나를 주시고 보통 운동치료를 시행하면 이런 식으로 한다는 말씀을 하셨는데, 내용을 보니 단순히 질환에 따라 어떤 치료를 시행하는지 매우 간단하게 쓰여져 있었다. 물론 학교에서 지식을 쌓고 임상실습을 1,000시간 가까이 했지만 실제로 환자를 보는 것이 처음이기에 당황스러웠다. 그렇기에 동료선생님들과 실장님께 물어보았는데, 배운대로 하면 된다는 말씀을 하셨다. 1년이 지난 지금 나는 새로 온 신규 치료사에게 학교에서 배운 원칙을 환자에게 맞게 적용하면 된다고 말해준다. 신기하게도 배운 절차대로 하니까 치료가 되었다. 지금은 보다 나은 치료를 하기 위해서 그리고 체계화된 치료를 수행하기 위해 더 많은 노력을 기울인다.

환자가 방문했을 때, 급성기인지, 회복기인지, 만성기인지 그 시기별로 나타나는 증상에 맞춰서 치료접근을 한다. 물론 새로운 운동에 대한 최신 연구들이 있다면, 이를 프로그램 안에 추가시키기도 한다. 나만의 치료 프로그램을 만드는 셈이다. 치료에 대한 설명도 환자들이 가장 알아듣기 쉽게 대사를 만들어서 설명한다. 많은 환자들이 물리치료사가 하는 치료에 대해 궁금해 하기 때문에 전문적인 해부생리학적인 설명은 비유를 많이 쓰게 되며 치료시간이 조금 더 길어진다. 하지만 환자의 충분한 이해는 치료효과 증가와 치료에 대한 만족으로 이어지는 것 같다. 환자들이 담당 과장님께 나에 대한 칭찬을 늘어놓을 때면 내심 뿌듯해진다.

마지막으로 모든 치료사들은 각자 치료에 대한 철학과 견해가 있다고 생각한다. 1년차가 무슨 철학이 있겠냐 하겠지만 나의 치료목표는 환자의 만족도를 높이는 것이다. 우리의 치료 성과를 수치화하는 것은 쉽지 않다. 환자의 상태나 표현에 따라 그 결과가 달리 나타날 수 있다. 그렇기에 나는 치료에 대한 성과를 만족도로 평가한다. 물론 잘 낫는다면 만족도가 매우 높을 것이다. 하지만 환자가 생활하는데 장애가 남고 현 상태를 유지하는 것이 치료의 목적이라면 잘 낫는 것이 치료 성과가 될 수 없다고 생각한다. 그렇기에 환자에게 치료적 목적과 방법에 대해 설명하고 치료효과가 가장 좋은 방법을 환자와 함께 찾아 나간다. 때로는 아낌없는 칭찬으로 환자를 격려하고, 어떤 때는 환자가 좋아하는 취미를 이용하여 그가 해야 하는 운동을 본인이 즐겨하고 싶은 취미로 바꿔주기도 한다. 그렇게 해서 가능하면 환자가 마음 속 깊이 만족하고 돌아갈 수 있도록 서비스에 신경을 많이 쓴다. 그렇기에 환자의 성격이나 배경 등 다양한 요인들을 고려하여 치료하는데 중점을 두고 있다. 지금의 시스템은 치료 행위별 수가제가 되어 많은 환자를 보는데 초점이 맞춰져 있다. 하지만 치료성과를 바탕으로 하는 물리치료가 더 가치 있을 것이라고 생각된다. 그렇기에 나는 오늘도 환자분들의 만족도를 높이기 위해 고민을 하고 또 고민한다.

CPM 치료실 근무

앞서 말한 열전기치료실에서도 근무했지만, 6개월마다 부서를 옮겨 병동에서 업무를 수행하는 CPM(자동관절운동장치) 치료실에서도 근무하였다. 특이한 구조이지만 연차가 낮은 치료사들이 순환근무를 하도록 구성되어 있다. 처음에는 업무의 특성상 힘이 들더라도 기계를 사용하기 때문에 단순한 업무로 생각하고 시작하였다. 하지만 CPM 치료실의 근무는 단순하지 않았다. 무릎 관절과 관련된 질환이나 수술은 단순히 무릎관절 전치환술이나 앞십자인대 외에도 다양한 질병을 가진 환자들이었고, 업무의 특성상 병동에서 치료를 수행하기 때문에 간호병동에서 어떤 중재가 시행되는지를 파악해야만 했다. 병동에서 처방되는 약물에 대해 알아본 후, 병동에서 수술받은 환자들을 위해 어떤 간호중재를 하는지 세세히 알아보고 분석하였다. 그리고 내가 하는 업무가 어떤 상황에서 효율적으로 적용될 수 있는지를 고민하였다.

CPM 치료실 근무를 시작하면서 왜 병동에 물리치료사가 방문하여 치료하는지에 대해 생각해 보았다. 환자가 거동이 불편해서라고 생각하였지만, 내가 도달한 결론은 나의 근무태도를 변화시켰다. 그 결론은 우리가 재활전문가라는 점이다. 그렇기에 나는 치료 시 단순히 시간에 맞춰

CPM 기계를 이용하여 운동시키는 것뿐만 아니라 환자들이 혼자 있는 시간에 할 수 있는 자가 운동을 처방하는 것에 집중하였다. 그 결과, 환자는 하루 종일 스스로 운동을 하게 되었고 빨리 통증이 사라져, 더 잘 움직일 수 있게 되자 만족도가 높아졌다. 이내 수술 후에 담당치료사가 직접 병동에 와서 치료를 해줄 뿐만 아니라 수준 높은 처방을 해준다는 소문이 퍼지기 시작했다. 물론 몇몇 환자분들의 이야기지만, 치료사를 보고 입원을 했다는 말에 보람을 느끼기도 했다.

하지만 아직 해결하지 못한 문제도 많다. 담당 과장님마다 치료 프로토콜이 다르고, 이에 따라 치료를 하다 보니 환자분들이 느끼는 통증과 고통을 동일하게 관리하기가 어려웠다. 치료사로서 환자분들이 우울해하지 않도록 격려하였지만 쉽지 않았다. 그리고 퇴원 후 해야 하는 운동을 알려드렸지만 실제로 끝까지 하지 않아 계속 불편을 느끼는 환자들도 여럿 보았다. 그렇기에 이러한 문제를 극복하기 위한 방법을 계속적으로 고민하고 있다. CPM 치료실에서의 업무는 혼자 책임지고 맡아서 하는 업무이기 때문에 기획하고 관리하는 능력을 키우는데 도움이 되었다. 오늘도 많은 환자들이 CPM 치료를 받으면서 고통스러워하고 통증을 호소하였지만, 이를 완벽하게 해결해 줄 수는 없었다. 하지만 퇴원하는 환자들이 내게 고마움을 표현하면서 "무릎 잘 쓸게."라는 말을 해줄 때 큰 힘이 되었다.

공포의 병원 인증평가

나는 일복이 참 많은 사람이라 생각이 된다. 우연인지 모르지만 부서를 옮기면 항상 환자들이 붐볐던 것 같다. 이와 마찬가지로 입사와 동시에 의료 인증평가를 준비하고 받게 되었다. 부산성모병원은 2016년 연말에 의료 인증평가를 받았고, 지금까지 꾸준히 관리되고 있다. 의료 인증평가를 통해 의료의 질과 환자안전 수준을 제고하여 국민 건강을 유지하고 증진시키기 위해 수행되는 것이다. 평가를 대비하여 인증 기준에 맞추어 치료 환경을 수정하고 보완해왔다. 그 과정에서 치료실 환경과 시스템의 변화를 가져왔고, 지금까지 이를 유지하여 지속적으로 높은 수준의 서비스를 환자분들에게 제공하고 있다.

인증평가 준비 시기에 입사하여 의료 인증평가가 뭔지도 모른 채 정체 모를 책자와 서류들을 받아 암기하기 시작했다. 암기가 약했던 나는 열심히 했지만 쉽지 않았고, 업무시간 외에 항상 책자를 들고 다니고는 했다. 어느 조례시간에 나는 일주일 후 의료 인증평가와 관련된 감염관리 행사의 골든벨 행사에 참여하게 되었다. 정보가 부족했던 나는 무조건 외워 행사에 참여하였고, 맨 앞줄에 앉게 되었다. 그날 앞쪽에 앉은 경영진과 원장님을 보면서 매우 긴장한 상태였고, 머리가 하얗게 질려 있었다. 그 상태로 결국 1번 문제에서 탈락하였고, 병원의 미션도 모르는 직원으로 낙인이 찍혔다. 실장님은 괜찮다며 위로하셨지만 그때를 생각하면 지금도 아찔하다. 하지만 지속적인 노력 끝에 인증평가 당일 인증요원의 질문 세례에도 훌륭하게 대답을 하였고, 조미료를 조금 첨가하자면 인증평가 선수로서 자리잡게 되었다. 우리 병원은 훌륭하게 인증평가를 받아 2차 의료 인증평가기관으로 자리 잡게 되었다. 물론 재활의학과는 주요 부서가 아니지만 병원 구성원 모두의 피땀 어린 노력의 결과물이라 생각한다. 내게 의료 인증평가는 말 그대로 '공포의 인증제'였다.

앞으로의 다짐

나는 아직 물리치료사로 많이 부족하고 미숙하다. 앞서 이 길을 걸어가신 많은 선배들을 따라가며 좋은 치료사가 되고 싶어서 고민하면서 많은 노력을 하고 있다. 신입 물리치료사라 아직 부족한 것이 많지만, 언제나 나의 가족을 믿고 맡길 수 있는 치료사가 될 수 있도록 최선을 다하리라 다짐하며 오늘도 출근을 한다.

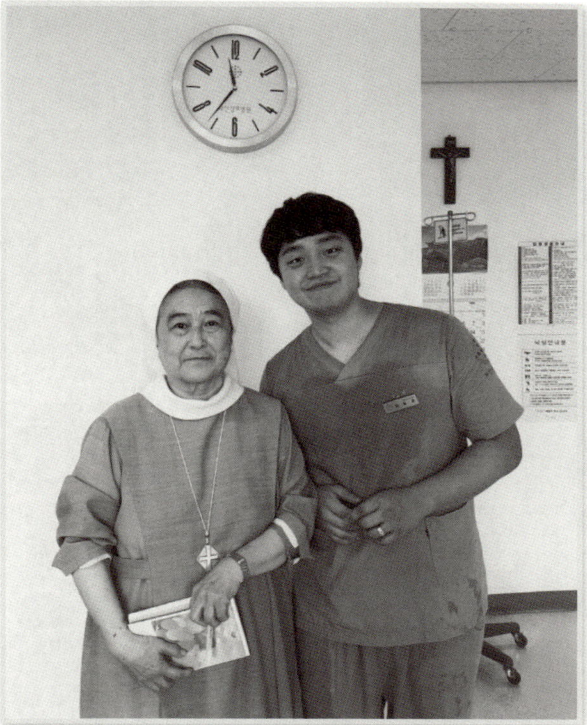

치료실에서 시인 이해인 수녀님과 함께. 치료 후 우연히 가슴 한 가운에 생긴 땀의 하트

2

소록도에서 '행복을 위한 동행'

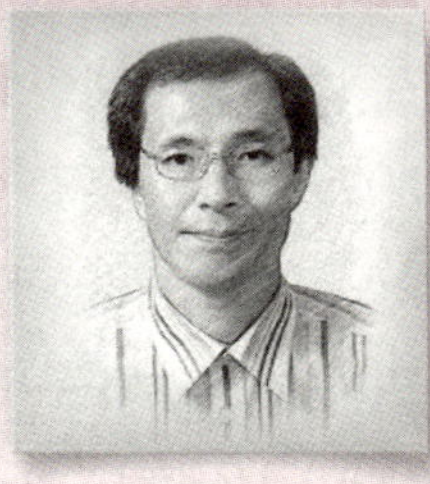

윤행일

부산가톨릭대학교 물리치료학과를 졸업하고 1983년 국립소록도병원 물리치료사로 임용되어 현재까지 37년간 근무하고 있다. 1987년 보건복지부장관상, 1999년 우수공무원 국무총리상, 2011년 대한나학회 강민봉사상과 2015년 대통령 표창을 받았다.

한센인 어르신들과의 인연

국립소록도병원은 섬의 형상이 아기 사슴을 닮아 '소록도(小鹿島)'라 이름 붙여진 곳이다. 고통과 편견의 세월을 숨죽여 살아온 한센인들의 가슴 아픈 사연이 담겨 있는 이곳은 어느덧 100년의 나이를 넘어 3년째를 맞이하고 있다.

현재의 병원은 일제강점기인 1916년에 설립이 결정되어 이듬해인 1917년부터 한센병 환자를 수용하였던 소록도 자혜의원(慈惠醫院)으로부터 기원하였다. 일제강점기에 세운 관립병원으로 전국에 40여 곳을 두고 광복이 될 때까지 환자들을 치료하였다. 현재는 소록도병원 한곳만 남아 있다. 일제강점기와 해방 후, 1960~80년대 말까지도 한센인과 한센병(나균에 의하여 발병되는 만성 전염성 질환으로 피부와 말초신경에 침범하여 주 병변을 일으키는 면역학적 질환)에 대한 사회의 시선은 매우 차가웠다. 한센병에 걸렸다는 이유만으로 고향 산천을 떠나야 했으며 가족들과 생이별하여 소록도병원에 강제 수용되었다. 하지만 한센인들은 병을 고치겠다는 적극적인 의지로 병마와 싸우며 같은 아픔을 가진 사람들과 고통을 나누고 서로 위로하며 살아왔다. 3년 전 100주년을 맞은 소록도에는 곳곳에 그들의 손길이 닿아 있어 만령당에 잠든 1만여 영령들의 땀과 피의 역사라고 해도 과언이 아닐 것이다.

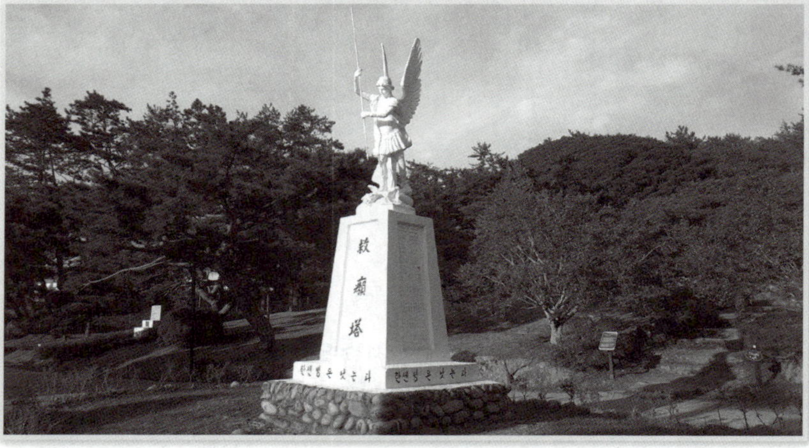

구라탑(求癩塔). 한센병의 빠른 쾌유를 기원하고자 국제워크캠프단에서 세운 탑(1963년)

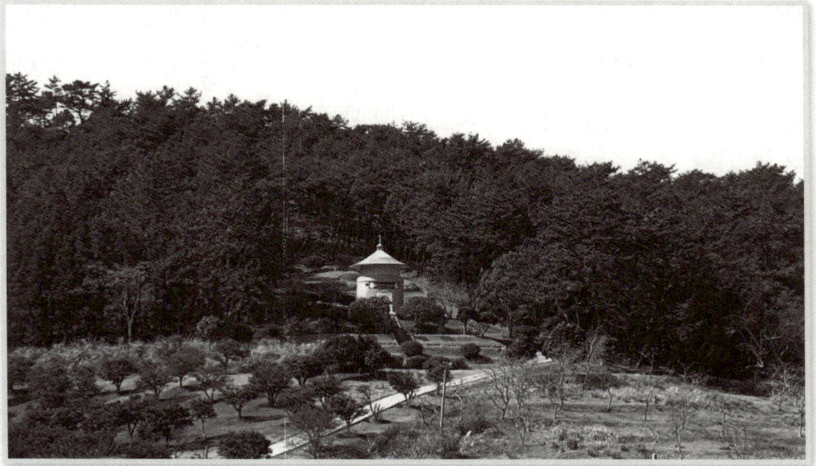

만령당, 11,037위 영령들이 잠들어 계신 곳(2018년)

과거의 소록도는 육지와 떨어져 다시는 고향으로 되돌아갈 수 없는 섬, 바다를 건너 탈출하며 목숨을 내던져야 하는 비운의 섬이었다. 하지만 2009년 3월 소록대교가 개통되면서, 이는 교통의 연결을 넘어서 섬 밖 사람들과의 소통, 세상과의 소통을 의미하였다.

소록도병원은 2016년, 개원 100주년을 맞이하는 해까지 '한센인이 행복한 세상, 국립소록도병원이 만들겠습니다.'라는 비전을 제시하였고, 현재는 2030년의 비전인 '행복을 위한 동행'의 길을 제시하며 더 밝은 세상으로 나아가고 있다.

오스트리아의 마리안느와 마가렛 수녀

소록도병원 물리치료실의 시작은 1966년 4월 15일 보건사회부와 벨기에 다미안 재단의 구라사업 지원 협정 체결로 거슬러 올라간다. 한센병 환자를 위해 헌신한 다미안(Damien)신부의 정신을 이어받아 창설되었으며,

세계 여러 곳에서 헌신적인 구라사업을 전개하였다. 이 체결에 앞서 다미안 재단의 명예 이사장인 이머레이크 박사가 소록도를 방문하여 한센병 환자들의 재활수술을 위한 의료 원조에 대하여 약속하고 구라 협회에 한국 나 사업 지원을 희망한다는 의사를 전달하여 협정 체결이 구체화되었다. 이 체결로 소록도에 3만 달러 규모의 성형수술 센터와 50병상 규모의 입원실과 물리치료실이 마련되었고, 의사와 간호사가 각각 2명씩 파견되었다. 이들은 먼저 이곳에 온 오스트리아의 마리안느와 마가렛 수녀, 마리아 수녀 세 분과 합류하여 환자 치료 및 의사와 보건 요원을 대상으로 한 교육과 훈련에 역점을 두고 활동하였다. 1960년대 두 수녀가 소록도에 첫발을 디뎠을 때 한센병 환자 6,000여 명과 아이들 200명이 함께 살고 있었다. 이분들은 1962년과 1964년 간호사로 소록도병원에 온 뒤 43년 동안 봉사하였다. 1962년부터 보육소에서 영아원을 운영하였고, 1966년 다미안 재단의 의료진과 합류하여 총 7명의 의료진이 함께 활동하게 되었다.

특히 신경 손상으로 인한 장애 환자의 교정수술과 물리치료가 실시된 1967년 9월부터 4개월 간의 실적을 보면 69명이 수술을 받았는데, 그 결과와 재활치료의 효과가 놀라워, 이를 목격한 대다수의 병력자들이 수술을 받았다고 한다. 음성(陰性) 환자 중에서 주로 안면마비, 갈고리손(claw hand), 수하수(wrist drop), 족하수(foot drop) 등의 기형이 나타났다. 의료진들은 수술 전에 물리치료를 통해 수술 부위를 유연하게 하고 수술 후에는 철저한 물리치료와 작업치료를 실시하여 재활을 시켰다. 사회 복귀를 앞두고 있었던 630명 중 522명이 수술을 받았다고 한다.

당시 다미안 재단의 지원으로 물리치료실에는 오일 마사지(oil massage)와 왁스 치료(wax therapy), 전기 자극치료(electrical stimulation

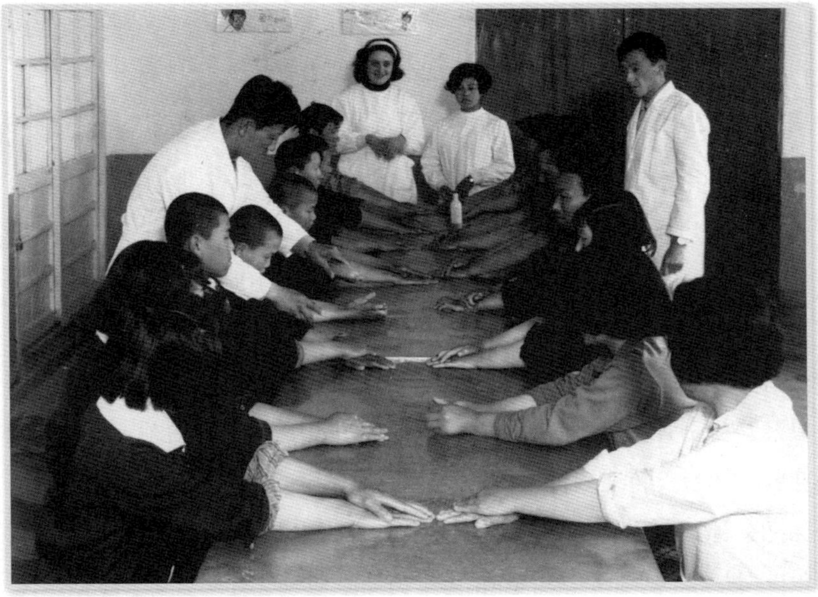

물리치료실에서 운동치료를 하는 모습(마가렛 수녀와 보건요원, 1960년대)

therapy)와 스프린트(splint)를 할 수 있는 시설이 완비되어 있었다. 다미안 재단 의료진들이 소록도에 온 지 5년 뒤인 1971년, 그들은 협정 기간 만료로 본국인 벨기에로 떠나야 했지만 물자와 시설들은 남겨두고 갔으며, 마리안느와 마가렛 수녀가 남아서 물리치료와 아동치료실을 운영하면서 지속적으로 환자들을 돌보았다.

국립소록도병원에서 1966년부터 2005년까지 간호사로 자원하여 봉사한 마리안느와 마가렛 수녀는 한센병 환자들을 돌보기 위해 인도에서 배운 한센병에 관한 지식을 토대로 두려움 없이 진심 어린 간호를 수행하였다. 약품 및 구호물품을 본국으로부터 지원받아 환자의 치료와 간호에 최선을 다하였고, 환자들의 상태와 상황을 개선하기 위해 꾸준히 노력하였다.

마리안느 수녀는 거침없이 따뜻한 가슴으로 다가가 간호함으로써 환자들의 얼어붙은 마음을 열게 하였다. 음식 섭취를 못하는 환자가 있으면 일일이 직접 만들어 와서 먹였고 인도에서 배운 한센병에 대한 정확한 지식으로 양성 환자를 맨손으로 만지며 두려움 없이 간호하였다. 당시만 해도 우리나라는 의료인들 조차 직접이든 간접이든 한센병 환자와의 접촉을 꺼렸다. 하지만 수녀들은 장갑도 끼지 않은 채 맨손으로 환자들의 피고름을 짜내면서 치료하였다. 환자들의 피나 적출물이 자기의 얼굴이나 몸에 튀어 묻어도 전혀 닦을 생각조차 하지 않았다. 환자들과 악수하고 환자들의 취급 물품에 대한 소독도 일체 하지 않음으로 한센병의 전염에 대한 그릇된 인식을 확실하게 불식시켜 주었다.

이분들이 물질적으로 도와준 것은 사실이지만, 더 중요한 것은 마음이었다. 모두의 냉대로 얼어붙어 열지 못하는 환자들의 마음이 이분들 덕분에 열리게 되었다. 한국 간호사들도 처음에는 오래 누워 있는 환자의 등 마사지를 하여 혈액순환도 도와주고, 욕창도 생기지 않도록 해야 하고, 내일 수술 전날에는 목욕을 시켜주어야 했는데, 그게 잘 안 되어 힘들었다고 하였다. 그런데 마리안느는 사람들한테 가서 거침없이 간호하고 참 따뜻하게 웃고 옷도 갈아 입혀주고 환자가 못 먹는 상황이면 원하는 음식을 일일이 만들어 와서라도 먹이는 모습을 본 사람들은 그 일들을 잊지 못하였다.

간호사들은 환자를 일반인처럼 대하는 마리안느 수녀의 모습을 보고 경계심을 허물게 되었고, 한센병에 대한 그릇된 인식으로 가족이나 사회로부터 버림받은 환자들을 적극적으로 도울 수 있게 되었다. 한센병 환자인들은 사회적 편견과 차별로부터 가족과 본인을 보호하기 위해 가족을 버리거나, 환자의 존재가 자신들에게 부정적인 영향을 미칠 것을 우려한 가족들에게 버림을 당하기도 하였다. 이렇게 버림받은 환자의 자립을 위해서도 가톨릭 단체를 통해 도움을 주었다.

간호사로부터 들은 이야기인데 어떤 환자 중에는 수술도 받고, 물리치료도 잘 받아서 손도 정상이 되었고, 안면마비도 좋아져 정상이 되었는데, 집으로 돌아가면 자기 부모가 마을에서 쫓겨난다고 집으로 돌아갈 수 없다고 하였다. 20대 미혼으로 외모도 눈에 띄는 정도도 아니며 초기에 치료를 잘 받아서 큰 문제가 없고, 사회로 돌아가 취직도 해야 하고 결혼도 해야 하는데, 집에서 돌아오지 못하게 하는 것을 보고 마리안느와 함께 그의 부모님을 설득하려고 마을로 찾아갔었다. 부모에게 아들이 치료를 잘 받아서 정상이라고 했더니, 부모가 오히려 무릎을 꿇고 사정을 하면서 아들을 다른 곳으로 보내달라고, 아들이 이 마을에 돌아오게 되면 자기들까지 이 마을에서 쫓겨나게 된다고 사정하였다고 한다. 이때 아무것도 준비한 것 없이 홀로서기를 해야 하는 아들이 차라리 소록도에서 살겠다고 하여 마리안느가 어떤 가톨릭 단체를 통해 도움을 주기도 하였다.

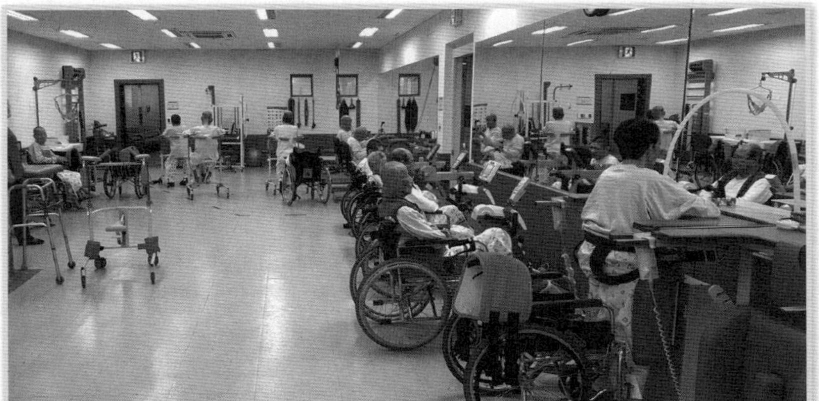

최근 소록도병원의 운동치료실

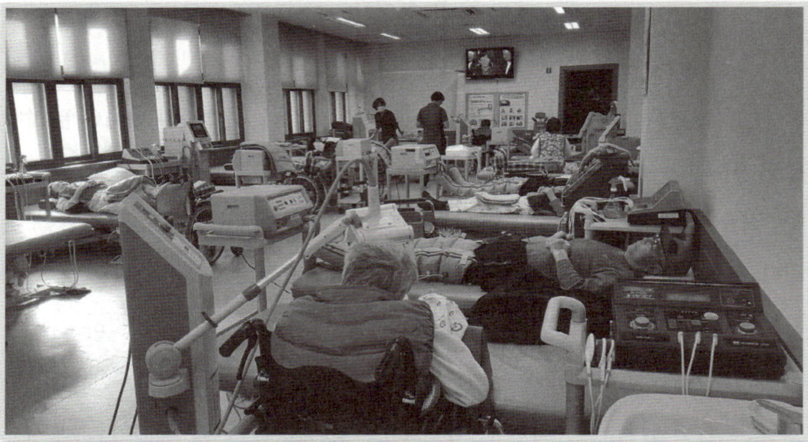

열전기치료실

2000년 5월 25일, 고 이희호 여사 방문 시 자원봉사회관 건립지원 의지를 표명한 후 본격적으로 자원봉사자를 모집하여 관리하기 시작하였다. 2013년 자원봉사활동 연 인원은 18,155명이였으며, 체계적이고 전문적인 봉사활동을 지원하고 자원봉사의 질적 향상을 도모하기 위하여 자원봉사자에게 한센병을 포함해 자원봉사에 대한 이론 및 실습교육을 하고 환자들에게 다양한 봉사서비스가 제공될 수 있도록 노력봉사, 아침식사 수발, 기술봉사, 문화봉사, 간병봉사 등 다양한 봉사활동 프로그램을 개발하여 시행하고 있다.

현재 물리치료실에서는 파라핀욕 후 손에 운동치료를 해주고 있으며, 재원환자들의 고령화로 노인성 질환이 증가되고 있어 기본 물리치료 외에도 해마다 신규 사업과제를 선정하여 근골격계 질환, 노인성 골절 예방 프로그램 및 중추신경계 질환자를 대상으로 담당 치료사가 1:1 운동치료를 시행하고 있다.

2009년에는 소록도병원에 재활병동이 개관되면서 재활 및 물리치료의 중요성이 크게 대두되었고 그에 따른 환자 수 증가로 인한 물리치료사의 확충 요청이 승인되었다. 2010년 물리치료사 인원 2명에서 5명으로 늘어나 치료에 박차를 가할 수 있었다. 더불어 거동이 불편한 병동 환자들을 대상으로 방문 물리치료를 추진할 수 있게 되었고 물리치료 외에도 다양한 분야로 사업을 추진해 오면서 보람을 느끼게 되었다.

내가 소록도병원에 물리치료사로 온 것은 23세가 되던 해였다. 재활이라는 단어가 생소했던 당시, 부산가톨릭대학교 물리치료학과를 졸업하고, 부산 영도의 뇌성마비 아동 재활원에서 1년간 근무하다가 그해 2월에 국립소록도병원에 자원하게 되었다. 이곳에 오기 꺼려하는 사람들도 있었지만 나는 어릴 적 고향이기도 한 이곳에 애정을 느끼며 한센병 환자들의 재활치료에 힘써 왔다. 36년 동안 소록도에서 근무하면서 그분들의 애로와 마음의 상처를 어루만져 드리며 보람된 점과 아쉬웠던 점 몇 가지를 이야기해 보고자 한다.

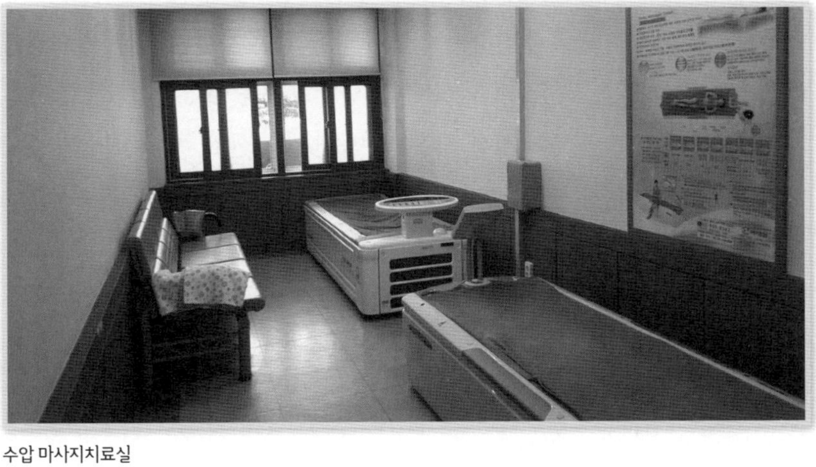

수압 마사지치료실

첫 번째, 건강관리실 운영

2009년부터 재활병동 로비에 건강관리실을 마련하여 어르신들이 언제든지 운동할 수 있도록 건강증진 프로그램을 운영해오고 있다. 그리고 병동 환자를 제외한 대부분의 환자들이 전동스쿠터를 많이 이용하기 때문에 '걷는 것이 가장 좋은 약이다', '걷지 않으면 건강은 없다', '일주일에 3번, 30분 이상 걸어요!', '가까운 거리는 걸어 다녀요' 등의 표어를 통하여 걷기 운동 프로그램도 펼치며, 올바른 걷기 자세와 걷기 운동의 좋은 점 등을 홍보하며 재원 환자들의 건강증진을 위하여 노력해 왔다.

두 번째, 낙상예방사업 추진

소록도병원의 재원환자 평균 연령은 76세로, 신체기능 저하로 낙상 발생의 위험률이 높다. 그로 인한 골절 등의 2차 피해가 생긴다면 급격한 건강 악화 및 장애로까지 이어진다. 이에 2011년 전수조사를 실시한 결과, 당해 103건의 낙상이 발생하였고, 이 중 40명(38.8%)이 골절, 47명(45.6%)이 입원 치료를 받았다. 이 사례를 바탕으로 2012년도부터 낙상예방사업을 본격적으로 추진하며 월 1회 마을 방문의 날과 매주 화요일에 마을별로 담당자를 지정하여 낙상 주의 안내방송을 하였다. 또한 경사로가 있는 곳에 미끄럼 방지시설 시공 및 플랜카드 설치, 낙상예방의 중요성에 대한 강의 유치 등 자료 공유를 통하여 낙상예방사업을 주도적으로 추진하며 낙상 발생률 감소에 기여하였다.

세 번째, 게이트볼 운동 프로그램 도입과 추진

게이트볼은 건강증진과 사회 · 복지적 측면에서 경기 규칙이 쉽고 육체적

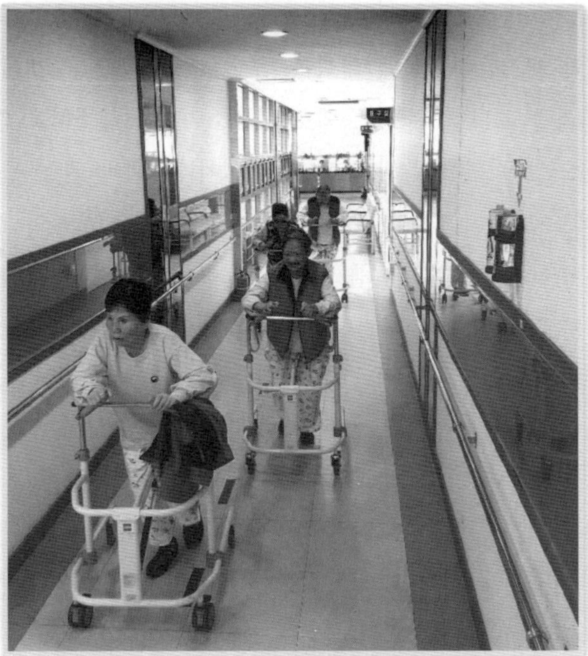

보행보조기와 함께 하는 걷기운동 프로그램

으로도 부담이 적은 운동이다. 단조로운 노후생활에 활력을 제공해주고 5명이 한 팀을 이루어 경기를 진행하기 때문에 협동심도 생긴다. 더하여 건강증진 및 정서함양, 여가선용에도 가장 적합한 운동프로그램으로 사료되어 2013년도 외과 물리치료실 사업과제로 도입하고 추진해 왔다.

처음에는 고흥군연합회 지도강사를 초빙하여 실외에서 게이트볼을 배우기 시작하였으나 기상 조건에 의하여 교육이나 경기가 취소되는 경우가 종종 발생되었기 때문에 기후의 영향을 받지 않는 전천후 실내구장 마련이 절실하였다. 그래서 100주년 복합 문화센터 준공 후 유휴시설이던 우촌복지관을 게이트볼 구장으로 보수하여 시설 활용을 극대화하자는 것을 병원에 건의하였고, 그것이 받아들여져 2015년 11월에 실내 게이트볼장 개관식과 제2회 병원장배 대회를 무사히 개최하였다. 게이트볼 운동은 재원 환자들이 느낄 수 있는 외로움과 소외감을 해소하고 친목도모와 만남의 장소로 큰 역할을 해오고 있으며, 치매예방과 관절구축 예방 등 건강관리에도 도움이 되어 노령화에 따른 신체적 · 정신적인 기능저하를 겪고 있는 분들에게 재활의지를 높여주는 계기가 되었다. 나아가 고흥군에서 열리는 각종 대회에 참가하며 지역사회 동호인들과의 교류가 활성화되어 한센인에 대한 차별과 편견을 해소하는 데에 큰 역할을 하였다.

네 번째, 개원 100주년 한센인 작품전 담당 및 지원

소록도에는 고통과 편견의 세월을 숨죽여 살아온 한센인들의 가슴 아픈 사연과 고난의 아픈 역사만큼이나 이를 극복하기 위한 한센인들의 아름답고 감동적인 이야기가 담겨 있다. 이곳에서 '예술'을 통하여 내면의 아

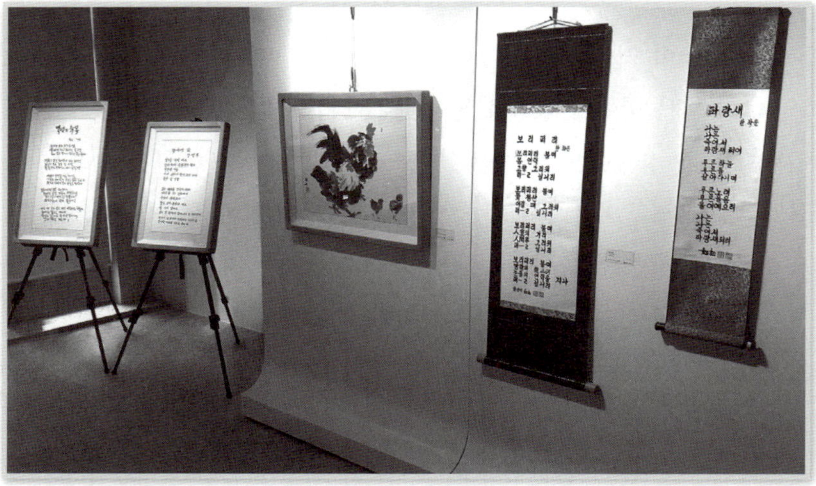

개원 100주년 기념 한센인 어르신들의 작품전시회(2016년 소록도 박물관)

픔을 치유하고 소외에서 소통으로, 좌절에서 희망으로 한 걸음씩 나아가는 재원 환자분들의 작품 전시 업무를 도와드린 경험이 있다.

소록도 100주년을 기념하여 회원들의 땀과 노력이 응축된 작품들을 선보였던 이 전시는 환자들에게 자신의 존재가치를 되찾고 삶을 빛나게 하는 활력소가 되었을 것이다. 그뿐만 아니라 그들이 붓으로 그려내고 손가락이 없는 몽당손으로 써 내려간 이야기들은 가슴 아픈 과거에 대한 원망이나 한탄보다는, 아름답고 소중한 현재의 삶과 미래에 대한 기대와 희망을 담고 있기에 모두에게 크나큰 감동으로 다가왔다.

현재에도 예술을 사랑하는 마음으로 함께 모인 이들이 고통과 절망의 처지를 극복하고 예술을 통하여 희망의 꿈을 꾸며 남포미술관과 한국전력공사, 국회의원 회관 전시 등 해록 예술회원(海鹿 藝術會員)으로 왕성한 활동을 하고 있기에 마음이 뿌듯하고 보람차다. 하지만 소록도병원에서 36년간 근무하며 아쉬운 마음이 들었던 적도 있다.

'행복을 위한 동행' 마음의 상처를 보살피며

물리치료사는 환자를 직접 손으로 보듬고, 몸으로 부딪으며 일하는 직업이다. 소록도의 환자분들은 한센병으로 평생을 육체적, 정신적, 심적으로 고통을 느끼며 살아왔기 때문에 학교에서 배웠던 치료기술이나 임상에서 보고 배웠던 노하우도 중요하지만 환자들의 마음의 상처를 보살피며 치료하는 것도 매우 중요하다. 1983년에 입사했을 때, 보조원 2명과 함께 일하였는데 당시 소록도 재원환자는 2,400명이었다. 많은 어르신들이 물리치료실을 다녀갔고 그중에는 치료 경과가 좋아 사회로 복귀한 분들도 많이 계셨지만 안타깝게 돌아가신 분들도 많아 아쉬운 마음으로 남아있다.

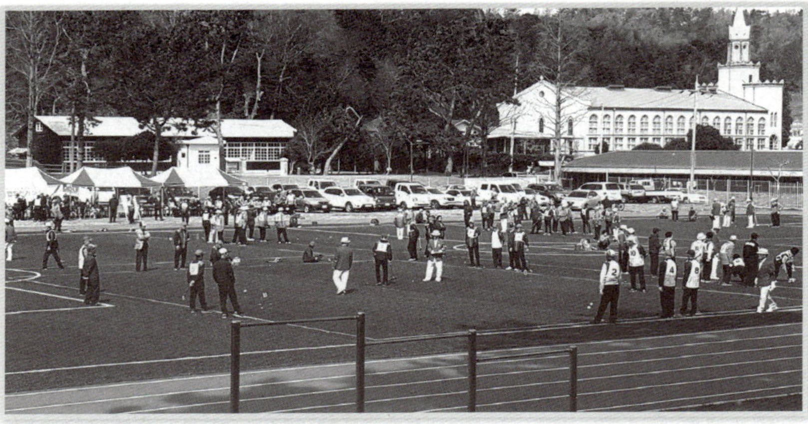

제97회 고흥군 게이트볼 협회 경기대회(소록도병원 중앙운동장, 2019)

특별히 기억에 남는 분은 입사 초년 시절부터 매일같이 물리치료실에 오시던 『위대한 격려』라는 시집을 펴낸 김정균 시인인데, 매번 손 운동치료를 받으시고 나서는 항상 시 한수를 써주고 가셨다. 지금도 소록도병원 감금실에는 '감금실'이라는 제목으로 '아무 죄가 없어도 가두어 놓고 왜 말까지 못 하게 하고… 중략 …신경통으로 무지한 고통을 당할 때… 중략 … 저희들은 반성문을 쓰라고 날마다 요구받았어도 양심을 속이는 반성문을 쓸 수가 없었노라.'고 하는 그분이 쓴 시가 걸려 있다. 유머가 풍부하셨던 김정균 시인은 내가 입사하기 전에 원규를 어겨 감금실에 갇혀 있다 나온 적이 있다고 한다. 그런데 매일같이 출근하던 분이 물리치료실에 오지 않아 담당 간호사에게 근황을 알아보았더니 급작스럽게 돌아가셨다고 하여 정말로 슬프고 안타까운 마음이 들었었다.

이상으로 소록도와 소록도병원 물리치료실의 역사, 보람되었던 점과 아쉬웠던 점을 간단히 살펴보았다. 이제 소록도 환자들은 모두 완치가 되어 현재는 후유증만 남아 있다. 그래서 한센병력자라 부르지 않고 '어르신'이라 부른다. 아니면 '할머니, 할아버지'라고 한다. 그리고 어르신들 대부분은 신앙생활을 통하여 하느님을 믿고 의지하면서 이곳 소록도를 '천국'이라고 말씀하시며 편안하고 감사한 마음으로 여생을 보내고 계신다. 앞으로 국립소록도병원의 미션은 '행복을 위한 동행'이라는 2030 비전에 맞추어 한센인의 건강한 삶을 보장하고, 소록도의 생태와 역사적 가치를 보존하며 한센 사업을 선도적으로 이끌어나가는데 앞장서야겠다고 생각한다.

마무리를 하며

마지막으로, 공직생활을 하면서 가장 기억에 남는 일은 일본어 학습동아리에서 '한센병요양소 중심 한 · 일 노인복지시스템 비교연구회'라는 주제를 가지고 활동하며 생태적 조건과 기관 성격이 유사한 일본 한센병요양

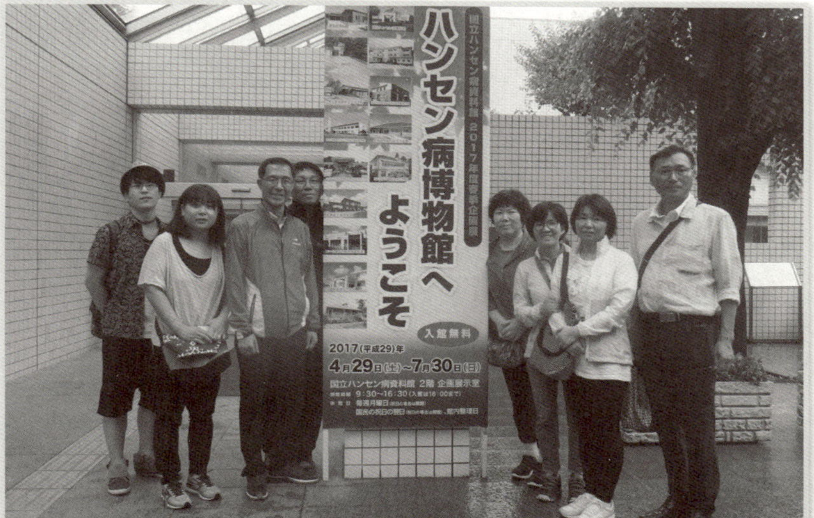
ハンセン病博物館へ
ようこそ
入館無料
2017(平成29)年
4月29日(土)~7月30日(日)
国立ハンセン病資料館 2階 企画展示室

도쿄 다마전생원 한센병자료관

소 사례를 다양하게 학습한 일이다. 이를 통하여 우리 병원의 노령 환자를 대상으로 한 복지제도와 시설구현에 참고할 수 있게 되었고, 병원의 역할 및 미래 비전 논의를 위한 계기를 마련할 수 있게 되었다. 더하여 일본 도쿄의 다마전생원을 방문하여 한센병자료관을 견학하며 기관 간의 교류를 통하여 요양소의 현황과 주요 기능, 복지 실태 등의 장단점을 파악할 수 있게 되었다. 또한 소록도병원의 현재와 미래에 적용 가능한 다양한 사례를 조명해 보았던 귀한 시간이 되었다.

정년을 1년 앞두고 이 글을 쓰면서 추진해 왔던 일들을 하나하나 되돌아보니 감회가 새롭고, 더하여 임기를 다할 때까지 유종의 미를 거둘 수 있도록 마무리를 잘 해야겠다는 마음이 든다. 그리고 더도 말고 덜도 말고 재원 환자들께서 살아계시는 동안 보다 나은 치료 서비스와 복지 혜택을 누리며 편안하고 즐거운 마음으로 여생을 보낼 수 있도록 보살펴 드리는 것이 남아 있는 우리들의 몫이며 사명이라고 생각한다.

Chapter 2

병원 물리치료사

1 보건소 물리치료사 지역사회의 따뜻한 손

2 재활병원 물리치료사 가족보다 살가운 손길

3 한방병원 물리치료사 환자 편에서, 환자 곁에서

4 군병원 물리치료사 최전선을 지키는 물리치료사

5 대학병원 물리치료사 림프부종 물리치료

6 호흡재활 물리치료사 숨을 편히 쉬게 해드려요

7 요양병원 물리치료사 재활 '제2의 인생'

1

지역사회의 따뜻한 손

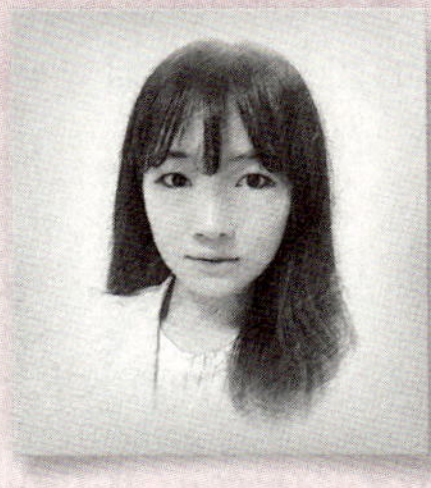

강미진

인제대학교 물리치료학과를 졸업하고 2010년 부산시 의료기술직 공무원으로 임용되어 강서구, 연제구를 거쳐 현재 부산진구보건소에 근무하며 부산진구 장애인의 건강권 향상을 위한 지역사회 중심 재활사업을 수행하고 있다.

물리치료사 면허로 공무원되기

물리치료사는 취업도 잘 되는 편이고 전망도 좋다. 대학병원으로 요양병원으로 산업체로 외국으로 다양한 분야에서 근무할 수 있으며, 또 하나 공무원으로 근무할 수도 있다.

경기 불황에 따른 취업시장의 한파로 공무원을 꿈꾸는 젊은이들이 늘고 있다. 높은 경쟁률, 오랜 수험기간 등 높은 진입장벽으로 선뜻 도전하기 어려운 마음도 들지만 물리치료사만 제한적으로 경쟁하는 의료기술직 공무원이나 의료기사 면허에 가산점을 부여하는 보건직 공무원은 일반 행정직 공무원에 비해 합격 가능성이 높은 편이다.

보건직 공무원은 보건 분야의 행정업무를 수행하는 직렬로 시청, 구청, 보건소에서 환경위생 업무, 의약무 지도 · 감독, 허가 등 보건 분야의 행정 업무를 담당하게 된다. 따라서 물리치료와는 전혀 무관한 공직생활을 하게 된다.

반면, 의료기술직 공무원은 보건소에 있는 물리치료실에서 근무하며, 지역사회 장애인의 건강증진 사업을 담당한다. 부산의 16개 구군 보건소에는 모두 물리치료실이 있으며, 장애인 건강권에 대한 관심이 높아짐에 따라 의료기술직 공무원의 역할 또한 중요해지고 있다.

보건직과 의료기술직 모두 직렬에 따른 장단점이 있지만, 물리치료사 면허로 공무원이 될 수 있는 두 직렬 중 본인의 성향에 맞는 직렬을 신중하게 선택하여 시험을 준비하면 좋을 것 같다.

보건소 물리치료실에서는 무엇을 하는가?

'보건소'하면 대부분 예방접종, 보건증 발급 정도의 업무만 떠올리는 분이 많을 것 같다. 하지만 보건소는 공공부문의 지역보건활동의 중추적 역할로 질병의 예방 및 관리, 지역보건 기획, 보건 교육, 모자보건, 정신보건 등 국민 보건향상을 위한 포괄적인 사업을 운영한다. 또한 1차 의료기관으로 진료 및 물리치료도 가능하다.

보건소에 따라 차이는 있지만, 5개 내외의 침상을 두고 열전기 치료실

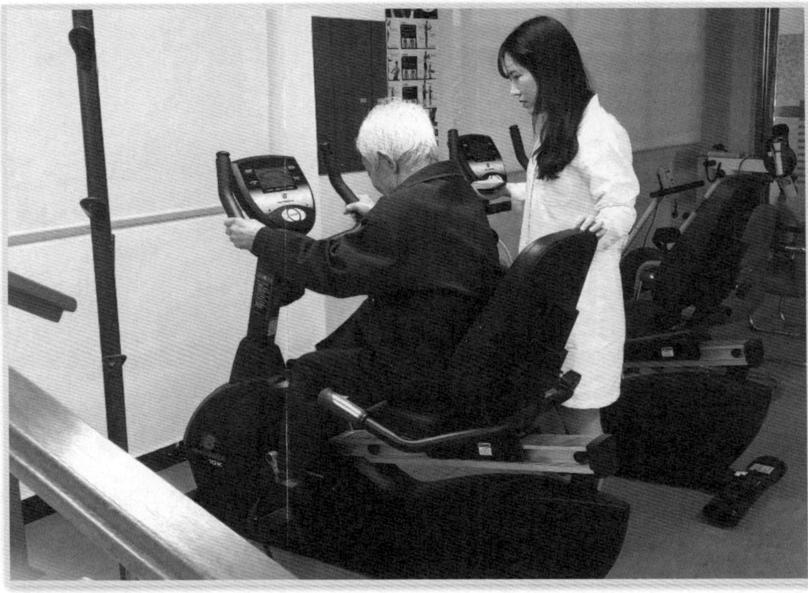

보건소 물리치료실 1

을 운영하며, 슬링, 트레드밀(러닝머신), 상하지 에르고미터 등 재활 운동을 할 수 있는 공간도 있다.

병원과 차이점은 보건소는 전문의가 없고, X-ray 등 정밀검사가 불가능하여 정확한 진단은 어렵다. 다만, 금액이 무료이거나 천 원 미만으로 매우 저렴하다. 만성 근골격계 질환을 가진 노인, 의료기관 접근이 어려운 장애인, 취약계층 주민들이 주로 이용하기에 편리하다. 만성 근골격계 질환은 완치가 어려운 만큼 몇 년씩 다니고 있는 단골 환자도 제법 있는 편이다.

보통 급성기 환자보다 만성기 환자들이 주로 방문하게 되는데 치료 보다는 기능의 유지, 예방의 측면에 중점을 두게 된다. 병원 근무보다 체력 소모가 덜한 것은 분명하지만, 지하철역과 가까운 역세권 보건소의 경우

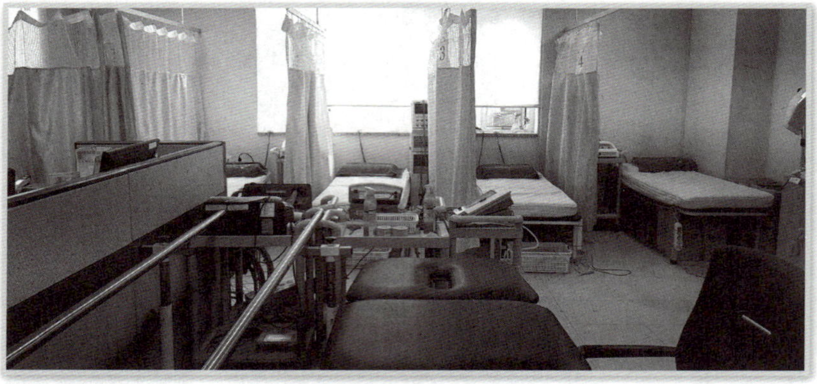

보건소 물리치료실 2

에는 치료사가 출근하기 전부터 목 빠지게 물리치료실 오픈을 기다리는 열성 팬(?)들이 많은 곳도 있다.

지역사회중심재활사업(CBR)

"장애인 복지 수준이 그 나라의 인권 수준을 보여준다."는 말이 있다. 대한민국의 장애를 가진 인구는 2017년 장애인 실태조사 결과, 267만 명으로 총 인구 수의 약 5%에 해당된다. 매번 장애인의 인권이나 처우, 시설, 환경, 의료 등에 대한 문제가 끊임없이 제기되고 있지만, 말뿐인 대책에 그치는 경우가 많다. 특히 의료분야 혜택의 경우 그들에게 더욱 필수적인데도 말이다.

장애인 건강을 위한 재활자원이 여기저기 산재해 있음에도 불구하고 대부분의 장애인은 집 밖으로 나와 일상생활을 영위하거나 문화적 혜택을 누리거나 사회 참여에 어려움을 느낀다. "구슬이 서 말이어도 꿰어야 보배"라는 속담처럼, 장애인 한 사람 한 사람의 욕구를 면밀히 파악하고 이를 해결하는데 기존 자원을 연계할 수 있도록, 지역자원에 대한 정보를

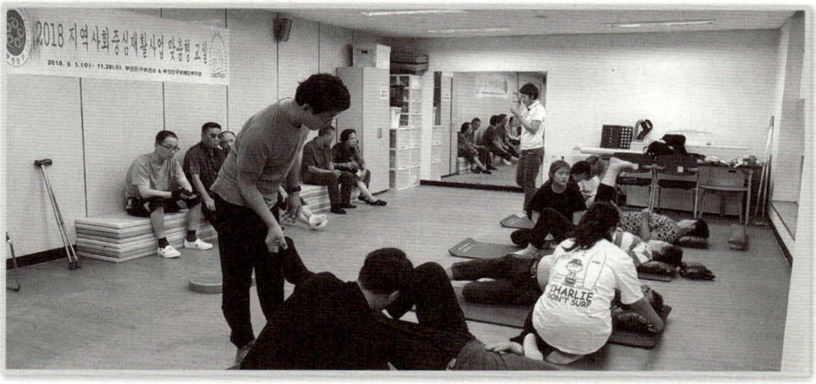

지역사회중심재활사업 맞춤형교실

체계적으로 파악하고 장애인의 욕구와 연계하여 포괄적이고도 효율적인 서비스를 제공할 수 있는 시스템이 필요하다.

이러한 역할을 하는 공공의료서비스를 지역사회(community)를 기반으로(based) 보건소와 지역사회의 연계를 통한 장애인 재활사업(rehabiltation), 즉 지역사회중심재활사업(CBR)이라고 한다.

우리나라에서 1995년부터 시작된 지역사회중심재활사업은 지난 정권 국정과제로 선정되어 2017년 전국 모든 보건소로 확대되어, 필수적으로 운영되고 있다. 각 지자체 보건소마다 장애 인구, 지역사회 자원, 건강 문제가 각각 다르기 때문에 그 지역사회 여건에 맞는 재활사업이 운영되고 있다. 자치구 장애인의 건강권은 사업을 담당하고 있는 공무원의 역량에 달려 있어 그 역할이 매우 중요하다고 볼 수 있다.

1+1이 2 이상이 될 수 있도록!

장애인 재활자원별로 각 기관의 장점과 약점이 있다. 강점을 잘 묶어 시너지를 끌어내고 있는 보건소의 재활 프로그램을 소개하고자 한다.

장애로 인한 거동 불편, 보호자 부재, 대중교통 이용의 어려움, 경제적 상황 등으로 집에만 있는 재가 장애인이 많다. 장애 기간이 오래되고 연세가 고령일수록 건강관리를 제대로 받지 못하고 방치된 경우가 많은데, 한 사례로 오래된 주택 2층에 사는 60대 장애인 부부의 경우 남편은 편마비, 부인은 스스로 거동이 불가능하였다. 타지에 사는 자녀가 업어서 1층으로 이동시켜주지 않는 이상, 남편이 부인을 데리고 가파른 계단을 내려올 수 없어 몇 년간 병원은커녕 집 밖 산책도 불가능하였으며, 이러한 분들이 아직 우리 사회에 남아 있다.

보건소에서는 형편이 어렵거나 거동이 불편하신 분들이 건강관리 혜택을 받을 수 있도록 가정방문 재활치료 사업을 하고 있다. 보통 물리치료사가 해당 가정을 방문하여 기초조사를 통하여 대상자에게 필요한 서비스를 파악하고, 주기적으로 방문하여 전기치료, 집에서 할 수 있는 운동 방법을 교육하고, 파스나 물티슈 같은 소모품을 전달한다. 또한 혈압, 혈당 관리가 필요한 분들은 보건소 내 가정방문 간호 팀과 연계하여 건강관리를 제공받을 수 있다.

하지만 좀 더 전문적인 의료서비스를 제공하기 위해 지역사회 재가 장애인의 건강관리에 뜻을 가진 부산의료원 재활센터와 업무 협약을 통해 월 1회 재활의학과 전문의와 함께 방문재활 서비스를 제공하였다.

보건소에서 대상자를 선정하면, 부산의료원에서는 재활의학 전문의가 방문해서 진료를 한다. 보조기 처방, 재활치료 방향 설정, 복용 중인 약물 확인 등 환자의 건강상태를 전반적으로 점검한다. 이후 보건소에서 물리치료 등 사후 건강관리를 하며, 필요에 따라 부산의료원을 내원하여 검사가 더 필요한 부분은 진료하고, 의료비 지원 등이 필요한 분들은 공공의료사업부에 연계해 준다.

또 다른 재활 프로그램은 뇌졸중 재활운동교실이다. 보건소의 다른 프로그램은 강사 1명이 다수의 인원을 교육할 수 있지만, 장애인 대상 프로그램은 스스로 운동하기 어려운 분들이 많아 보조자가 필요한데 보건소에는 인력이 충분하지 않다. 이러한 경우 물리치료학과가 있는 대학교와 협력하여 물리치료학과 학생들의 도움을 받아 프로그램을 운영한다. 운동을 엄두도 못 내던 환자분들도 학생들과 1:1로 조를 이루어 운동을 하다 보니 자신감도 얻고, 열정을 가지고 재활에 참여하게 된다.

그 밖에도 지역 영화관의 협조를 통해 장애인 단체 영화관람 프로그램을 운영하고, 복지관과 공동으로 나들이 행사를 진행하는 등 여러 지역사회 자원과의 협력을 통해 전문성과 효율성을 높이는 다양한 재활 프로그램을 운영하고 있다.

8년차 공무원의 이야기

나는 졸업과 동시에 공무원 시험을 준비해서 병원 근무 경력 없이 공직생활을 시작한 케이스이다. 본인의 확고한 결심이 있다면 바로 공무원 시험을 준비하는 것도 괜찮지만, 보통 평생직장으로 인식되는 만큼 공무원이 되기 전 다른 경험을 해보는 것도 좋을 것 같다. 참고로 병원 경력은 공무원 임용 시 100% 호봉으로 인정된다.

부산에는 의료기술직 공무원 중 물리치료사가 20명 정도 되는데, 보통 16개 구군에 1~2명씩 근무하고 있다. 하지만 모든 의료기술직 공무원이 같은 업무를 맡지는 않는다. 앞서 말한 물리치료실에서 환자만 보는 경우도 있고, 사무실에서 지역사회 중심 재활사업을 계획하고 기관간 연계 등 기획 업무를 추진하기도 하며, 아예 다른 분야인 방역, 금연, 의료비 지원 사업과 같은 보건 업무를 맡는 경우도 있다. 3~4년 단위로 구를 이동하기 때문에 보건소의 여건에 따라 다양한 업무를 추진하게 된다.

공무원은 사회적 인식이나, 직업의 안정성, 복지, 육체적 업무 강도 등이 아무래도 병원근무에 비해 유리한 것은 사실이나, 물리치료 이외의 기획, 행정업무 수행능력과 취약 계층을 위해 공공의료 서비스를 제공한다는 봉사정신과 사명감이 필수적이다. 전문적인 실력만큼이나 따뜻한 마음을 가지고 있다면 최고의 의료기술직 공무원이 아닐까 싶다.

주민이 행정기관에 원하는 바를 요구하는 일을 통칭하여 '민원'이라고 하는데 대부분의 공무원은 행정 처리의 불만족이나 부당함을 요구하는 고충 민원이 많은 반면, 내가 상대하는 민원인에게는 "물리치료를 받고 많이 나았다. 아무도 찾지 않는데 방문해서 도와주시니 감사하다."와 같은 인사를 많이 받는다. 나 또한 보람을 느끼며 지역사회 장애인들의 건강증진을 위한 재활 서비스를 제공하기 위해 노력하고자 한다.

2

가족보다 살가운 손길

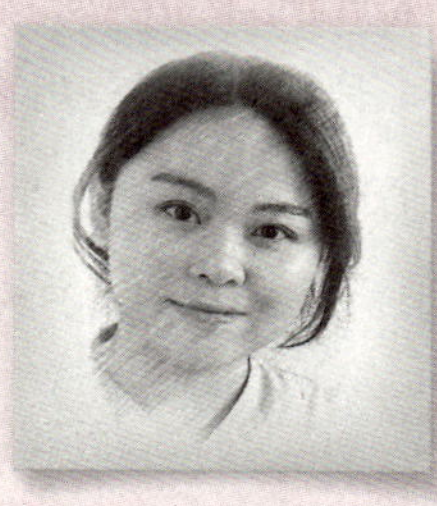

박순우

부산가톨릭대학교 물리치료학과를 졸업하고 2016년 파크사이드 재활의학병원에 입사하여 현재까지 신경계 물리치료를 하고 있다.

우물 안 개구리

내 머릿속에 물리치료사라는 직업이 들어오게 된 것은 고등학교 2학년 때부터였던 것 같다. 그 전에 다리를 다쳐서 물리치료를 받았지만 아무 생각이 없었고, 체육시간에 허리를 다치면서 물리치료사라는 직업을 알게 되었다. 치료사 선생님은 매번 갈 때마다 웃으며 반겨주고, 아픈 곳에 전기치료를 해준 후 도수치료도 해주셨다. 이 기억이 전부인 나에게 물리치료사는 딱 그 정도 일만 하는 직업인줄 알고 대학에 입학했다. 2학년 때부터 실습을 나가면서 통증치료실, 전기치료실이 전부가 아니라는 것을 알게 되었다. 어릴 때부터 주변에서 뇌 또는 척수가 손상된 사람을 접해본 적이 없어 병원 실습은 나에게 있어서는 모르는 세상을 본 것과 같았다. 조금 더 말하자면 대학병원에 가서 보았던 다리마비로 휠체어 생활을 하는 환자, 중증환자들까지 물리치료사들이 관련되어 있다는 것을 몰랐다. 내가 물리치료사라고 말하면 어른들은 두 가지 반응이다. "편하겠네, 전기가 다하던데, 아휴, 고생 하시네요." 아마도 반응이 다른 것은 경험했던 크기가 다르기 때문이라고 생각한다.

재활의 진정한 의미

대학을 졸업한 후 현재 재활전문병원 3년차 물리치료사가 되었다. 학생 때 내 기준으로는 정말 많은 임상실습을 했던 것 같다. 2학년 1학기, 2학기 매주 금요일 실습 그리고 16주 동안 본 실습까지…. 실습은 가야만 했기에 했고 가고 싶어서도 했었다. 실습기관은 종합병원, 요양병원, 재활병원, 센터, 복지관, 4학년 때는 대학병원을 주로 다녀왔다. 그런데 그때는 치료 후 환자의 최종 거주지를 한 번도 생각해보지도 않았고 생각조차 못했다.

실습을 하면서 환자가 가지고 있는 능력을 평가하고 보는 게 전부라고 생각했고, 한 번도 환자의 삶과 인생에 대해서는 생각해보지 못했던 것 같다. 환자들은 장애를 받아들이지 못하고 막연하게 언젠가는 예전과 같은 삶을 살게 될 것이라고 믿으며 치료를 더 받고 싶어 했다. 환자 본인은 집으로 돌아가고 싶어 하지 않았고, 가족도 예전과 너무도 달라진 환자를 받아들일 준비가 되어 있지 않았다. 더욱이 가족이 없이 1인 가구로 살아가는 사람들은 오랜 병원 생활로 본인의 '집'이라는 것이 존재하지 않는 경우도 많아 퇴원 후 돌아갈 곳을 처음부터 다시 찾아야만 한다.

아무 생각 없이 집으로 돌아가긴 했는데 집으로 들어가려면 계단이 수십 개가 되거나 현관의 문턱은 너무 높아서 두 명 이상의 사람들이 들어 올려야 하고, 화장실은 손잡이 하나 없이 바닥은 미끄럽기만한 이러한 현실적인 문제가 있다는 것을 병원에 입사하면서 알게 되었다. 모든 환자들이 집으로 돌아가는 게 목표가 아니라는 것을.

1년차 때부터 지금까지 일하고 있는 병원은 재활전문병원으로 부산에서는 유명하다. 그리고 특별하다고 생각한다. 환자들을 생각하는 원장님의 마인드가 남들과 다르다고 나는 확신한다.

우리 병원의 여러 가지 프로그램 중에 '집으로 프로젝트와 재활마을'이 있다. 입원 환자가 치료를 받은 후, 집으로 돌아갈 때 질병 후에 온 변화에 잘 적응할 수 있도록 환자의 집을 방문하여 불편한 사항이 없는지 살펴보고 미리 보수 · 보완할 수 있도록 집으로 프로젝트를 시행하고 있다. 먼 거리라도 필요하다고 생각하면, 원장님, 주치의, 간호과장, 사회복지사가 환자의 집을 방문한다. 또한 퇴원 후에도 근처에 사는 환자의 집을 방문하여 살펴보기도 한다. 절대 돈이 목적이라면 할 수 없는 일이라고 생각한다. 재활마을은 여러 가지 이유로 집에 가지 못하지만 병원 치료가 필요한 분들이 좀 더 편하게 치료를 받을 수 있도록 병원 가까운 곳에 위치해 있다. 담당 환자가 재활마을에 들어가게 되면 사회복지사, 물리치료사, 작업치료사들이 집을 방문하여 필요한 부분에 대해서 한 번 더 같이 확인을 한다. 우리는 이제부터는 그 분의 인생과 삶에 대해서 같이 생각을 하고 앞으로의 치료방향을 같이 잡아간다.

실습 때에는 치료사가 아니라 실습생의 입장이라서 병원이 이런 많은 일을 하고 있어도 알지 못했다. 환자를 바라보는 태도가 달라진 지금은 초기에는 환자의 상태를 평가하는 데 중점을 두지만, 시간이 지날수록 환자의 일상생활과 직업복귀에 대한 생각을 많이 하게 되었다. 또한 매주 수요일, 금요일 오전 8시 10분~8시 50분까지는 신규환자, 퇴원환자, 한 달된 환자, 세 달된 환자에 대해 의사, 간호사, 물리치료사, 작업치료사, 언어치료사, 사회복지사, 영양사 모두가 참석하여 정보를 공유하고 발표하는 컨퍼런스 시간을 가진다. 같은 환자라고 해서 모든 곳에서의 행동이 같은 게 아니며, 우리가 보지 못했던 부분, 치료사는 잘 알지 못하는 내과적인 문제, 정확한 인지상태와 생활가능 정도에 대해서 모든 것을 공유한다. 의사와 간호사도 병실에서 봤을 때는 하루 종일 누워있어서 환자가 어떻게 생활을 할까 고민했었는데 운동치료실에서는 워커를 이용하여 걷고 있다는 것도 알게 된다. 물리치료사는 환자와 하루에 30분에서 1시간 정도 만난다. 그 사이에 모든 것을 파악하기는 힘들며, 그 순간에 집중하기도 짧다면 짧은 시간이기도 하다. 하지만 정보 공유를 통해서 환자분에게 직접적이든, 간접적이든 다가가기가 쉬워진다. 그 과정에서 환자와의 친밀감(rapport) 형성은 더 수월해진다.

가족이라는 의미

지금 있는 병원은 공동간병, 일대일 간병, 셀프케어, 보호자 간병으로 나뉜다. 이런 식의 분류는 병원 안에서만 형성된다고 생각한다. 앞에서도 말했듯이 환자분들이 집으로 가지 못하는 이유 중에 하나는 가족들이 받아들이지 못해서도 있다. 매주 수요일과 금요일 컨퍼런스 시간에는 가족

관계도 파악하며, 가족들이 환자의 재활과 예후와 생활에 대해서 어떻게 생각하는지도 공유한다. 초반에는 왜 이런 것까지 다 파악을 하나 싶었는데, 이제는 중요한 점이라는 것을 알게 되었다. 환자도 한 사람으로서의 귀한 인생이 있고 그 사람의 삶에는 가족들이 있으며, 가족 없이는 완벽한 재활을 이루기가 어렵기 때문이다.

참으로 신기한 것은 환자 못지않게 환자의 상태에 대해서 받아들이지 못하는 것이 가족이다. 사실 병원 종사자가 아닌 이상 환자의 상태에 대해 정확하게 파악하지 못하는 것은 당연하다. 우리는 환자의 현상태와 문제점을 알리기 위해 가족들을 병원으로 초청하여 정보를 같이 공유한다. 우리 병원은 이것을 패밀리 컨퍼런스라고 부른다. 환자의 상태가 좋아져서 집으로 갈 때 집에서 준비해야 할 부분, 향후 계획에 대해서 공유를 하고, 반대로 아직 치료가 더 필요한 환자분이지만 빠른 시일 내에 퇴원해서 집으로 가겠다는 가족들에게도 지속적인 치료의 필요성을 설명한다. 치료사들에게는 귀찮을 수도 있는 일이다. 하지만 이 시간을 통해서 환자를 치료할 때 올바른 방향을 더 적극적으로 설명할 수 있다.

가족이라는 의미에 대해서 큰 생각을 하며 살아오지는 않았었다. 항상 옆에 있어서 당연하다고 생각해왔기에 소중함을 모르고 지내왔다. 하지만 병원에 있으면서 많은 환자들과 보호자들을 만난다. 보호자들의 정성과 바람을 보면 더 열심히 치료해 드리고 싶은 의지가 생기고 마음이 가는 환자분들이 있다. 한 사례로, 4살 정도 차이 나는 누가 봐도 금슬이 좋은 부부가 있었다. 남편은 울산에서 부산까지 이틀에 한 번씩은 비가와도 꼭 병원에 오신다. 와서 아내의 얼굴만 보는 게 아니라, 서기 연습. 복근운동 등 본인이 도와서 할 수 있는 운동은 적극적으로 돕는다. 요즘 치료상태에 대해 알아보고 부인의 상태를 파악하며 본인이 해야 하는 부분을 물어본다. 그러니 당연히 부인의 의욕은 더 높아지고 상태는 조금씩 좋아졌다. 이 환자는 언변이 좋으나, 집중력이 낮고 덩치도 있어서 솔직하게 말하면 치료하기가 조금 힘든 환자이기도 하다. 하지만 지속적인 남편의 열심과 정성을 보게 되면서 치료사인 나로서는 제일 마음이 가는 환자분 중에 한 명이었다. 환자가 집중을 못하고 자꾸 다른 말만 하고, 치료사의 지시에 잘 따라와 주지 않으면 나 역시 힘들다. 하지만 가능하면 친절하게 들어주고, 달래고 집중시키며 치료에 적극 참여하도록 애를 쓴다. 이러한 노력은 치료사로서 당연한 것이지만, 지칠 때 다시 마음을 다 잡게 되는 것은 그 가족들의 기대와 사랑 때문 일 것이다.

반면에 정말 마음 아픈 일도 있었다. 70대 정도 되는 할머니였는데, 걷기도 잘하시고 운동에 욕심도 있고 병원비를 혼자서 낼 정도의 여유도 가지고 있었다. 그래서 할머니의 치료가 잘 되어서 집으로 돌아간다고 했을 때 축하한다고 말씀드렸다. 하지만 이 분은 병원에서 퇴원하면 속세를 벗어 날 거라고 말씀하셨는데, 그때는 무슨 말씀인지 몰랐다. 할머니는 젊을 때 자식 둘을 한꺼번에 잃어버렸다고 하셨다. 그렇게 자식을 보내고 나서 남이지만 아들처럼 지내던 분이 먼저 암으로 세상을 떠났고, 할머니는 다른 가족 없이 혼자서 지내왔다고 하셨다. 그래서 뇌졸중으로 쓰러져서 응급실에 갔을 때 보호자가 없어 입원 수속도 늦어졌고, 물 한모금도 몇 시간 동안 마시지 못했다고 했다. 그런 일을 더 이상 겪으면서 견딜 자신이 없다고 하시는 말씀에 할머니랑 함께 울었다. 내가 끝까지 책임질 수 없는 부분이었기 때문에 할머니에게 속세를 떠나지 말고 열심히 살자고 말할 자신도 없었다. 퇴원하는 날 할머니는 대게가 먹고 싶다며 점심시간에 같이 가줄 수 있냐고 물으셨다. 병원 방침상 안 된다고 말씀드렸다. 할머니를 도와주시는 천사같은 착한 간병인에게 같이 점심 먹을 수 있냐고 물어보니 일이 있어서 안 된다고 하여 너무 안타까웠다. 지금 당장 점심 먹을 사람도 없는데 퇴원해서 집에 돌아가면 똑같은 상황이라는 것을 알기 때문이다. 할머니는 퇴원하셨고, 나는 가끔씩 사회복지사에게 안부를 물어보기만 하였다. 치료사로서 내가 끝까지 책임질 자신과 능력이 없기에 거기까지밖에 할 수 없었다. 가족이 얼마나 중요한 존재인지 그때 다시 알게 되었다. 병원 기능이 많이 좋아져 집으로 갈 수는 있지만 집에서 혼자서 살아야 되는 분들이 있다. 집으로 보낼 수 있을까. 집으로 돌아 가서 잘 살아 낼 수 있을까. 그리고 항상 가족의 소중함을 절감하며 산다.

시간이 지날수록 늘어나는 것들

지하 운동치료실이라고 불리는 곳이 있다. 다른 병원에서는 RFT 실이라고 불리는 곳이다. 병원마다 운영방침은 다르지만, 이 곳은 병원에서 가장 많은 환자들이 몰리는 공간이다. 그렇기 때문에 사고나 보호자 간의 싸움, 낙상이 일어날 비율이 가장 높다. 이곳에서 1년 4개월 정도 일했었다. 그 다음은 운동치료실인데, 나에게 이 기간은 인생에서 가장 많이 배운 시간이라고 생각한다. 환자들과 가까이 접촉하는 시간이 다른 치료실보다 훨씬 많기 때문에 친밀감 형성이 조금 더 수월해진다. 하지만 그 만큼 환자들에게 많은 관심을 쏟아야 한다. 새로운 환자가 들어오면 3일 정도는 계속 내 시야에서 벗어나지 않게 신경을 쓴다. 누구든 초반에는 새로운 병원에 대한 두려움, 현 상태에 대한 우울감과 예민함을 가지고 있다. 그걸 밖으로 드러내지는 않지만 마음은 항상 불편하다. 하지만 처음 3일 동안 치료사가 더 신경을 써주면 환자분들의 표정부터가 달라지고, 태도와 말투도 달라진다. 이 시간을 투자하면 환자분이 오랫동안 좀 더 마음 편하게 지낼 수 있다는 것을 알게 되었다. 처음에는 쉬운 게 아니었다. 나 역시 새로운 치료실에 와서 환자분들에게 적응하는 것부터 시작하였고, 적응이 되니 무엇이 필요한지 보였다. 나는 환자에 대한 관심이 가장 필요한 것이라고 생각했다. 원래 사람을 좋아하고 남 챙기는 것을 좋아하는 성격이기는 하지만 마음과 달리 표현은 살갑지 못하고 무뚝뚝하다. 그러나 일할 때 내 성격대로 하면 손해 보는 것이 나라는 것을 깨닫게 되었다. 일부러 애교를 부리려는 생각은 없었던 것 같지만 내가 표현하고 싶은 것에 집중하고 관심을 가지니 자연스럽게 변한 것 같다.

하지만 항상 모든 일이 내 생각대로 돌아가지는 않는다. 많은 환자분들이 운동이라는 목적 하나만으로 모여 있기 때문에 질서가 지켜지지 않고, 서로의 생각이 다르면 바로 싸움이 된다. 그 순간 서로의 입장에 대해서 충분히 파악하고, 서로가 기분 나쁘지 않게 통제를 하며 정리를 할

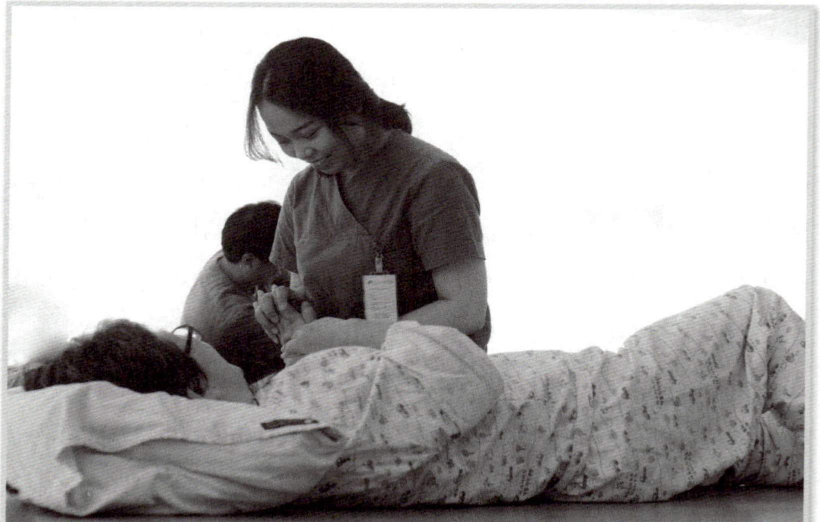

편마비 환자 치료

수 있는 것은 오직 치료사뿐이다. '치료사가 치료만 하면 되지.'라고 생각할 수 있다. 하지만 치료실에서 환자가 아니고, 환자를 둔 보호자가 아닌 제3자는 치료사뿐이라고 생각한다. 또 환자분들이 잘못된 운동방식을 가지고 있거나 고집을 피우고 소리를 지를 때 어떻게 대응을 해야 하는지, 어떤 말투와 행동을 해야 되는지에 대해서도 배웠다. 치료사도 환자도 갑이 아니고 모두가 서로를 통해서 배운다. 이러한 개념을 치료실에서 오랫동안 있으면서 알게 되었던 것 같다. 환자분들의 특성을 파악하고 모두가 내 시야에 들어오도록 일을 하다 보면 환자분이 필요한 것, 환자분이 부족한 부분에 대해서 알게 되고 그 부분에 대해서 남들이 생각하지 못할 때 행동하고 도와준다면 환자는 치료사에게 고마움과 신뢰감이 생기고 그 과정에서 끈끈한 연결고리가 생길 수 있다.

학교 다닐 때 교수님이 임상에 나가면 대부분의 물리치료사는 판에 박은듯 똑같은 업무 위주로 행동하게 되는데, 그렇게 하지 말라고 하셨다. 1년 4개월이라는 시간은 그 말씀을 깨닫고 치료사로서 다르기 위해 최선을 다해 행동하고 노력했던 시간인 것 같다. 그러한 행동들을 통해 환자를 이해하는 법과 환자의 필요와 부족한 부분을 조금 더 빠르게 파악하는 법을 배웠다. 일상생활과 인간관계에도 적용되는 표현방식, 긴급상황 대처능력과 행동, 말투를 익히는데 일 년 반이 걸렸지만 그 시간은 절대로 낭비가 아니라고 생각한다.

3년차의 나

시간이 흘러서 3년차가 되었다. 더 높은 연배의 선배들이 보면 병아리라고 생각할 경력이다. 경력이라고 말하기도 민망하다. 3년차는 지나야 환자가 보인다는 말씀도 들었다. 동기들도 3년차가 되었다. 병원을 이직한 친구도 있고, 쉬고 있는 친구들도 있다. 학교 다닐 때는 만나면 학교 이야기만 했었는데 일을 시작하니 만나면 병원 이야기만 한다. 다들 불만을 가지고 있다. 나 또한 그럴 수도 있다. 그런데 제일 중요한 것은 본인의 가치관이 어디에 있는지인 것 같다. 가치관이 돈이라면 월급이 적으면 병원을 옮기는 것이 맞고, 편안함이라면 환자가 많아서 바쁘면 옮기는 게 맞고, 분위기라면 분위기가 삭막하고 인간관계 형성이 안 되고 있다면 옮기는 것이 맞다고 생각한다. 월급이 적어도 나의 가치관이 분위기 좋고 배울 게 있다에 초점이 맞추어져 있다면 그 병원에 있는 것이 낫다고 생각한다. 우리 병원은 월급은 적지만 분위기는 좋다고 종종 말한다. 돈은 내가 생각했던 것보다는 적어서 놀랐지만 분위기는 생각했던 것보다 좋아서 놀랐다. 나의 가치관은 분위기가 제일 우선이었고, 잘못해도 혼나기만 하는 게 아니라 배울 수 있는 공간이었다. 선생님들과 장난도 치고 자유롭게 이야기도 가능하다. 막내들이 모든 걸 다 해야 하는 것도 아니다. 막내와 선임이 할 일이 나누어져 있다. 초반에 실수하는 부분들에 대해서는 다시 알려주셨다. 내가 하고 싶은 치료를 해도 아무도 뭐라하지 않고 오히려 약간의 도움을 더 주신다. 다른 불만들이 있지만 내 가치관을 충족시키는 요소가 있기 때문에 계속 여기에서 근무를 하고 있다.

병원에 근무하면서 응급상황은 오게 마련이다. 저혈압, 쇼크, 뇌전증, 낙상 등 많은 상황이 벌어지며 치료실 내에서도 비일비재하다. 처음부터 모든 상황에 대처할 수 있었던 것은 아니다. 내가 대처해야 되는 상황에 직접 놓이는 경우도 드물었다. 하지만 상황이 일어나면 선생님들은 상황에 능숙하게 대처를 하였다. 환자가 우선이고, 상황 정리를 하고, 의사와 간호사에게 도움을 요청하며 이러한 상황들을 눈으로 보았다. 시간이 지나면서 내가 그 상황에 놓여졌을 때 처음에는 당황하기도 하였다. 환자가 뒤로 넘어지는 게 보이면 순간적으로 몸이 먼저 나가서 잡고 있고, 경사테이블에 올라가 있다가 저혈압이 오면 바로 내리고 다리를 올린 후 도움을 요청하면서 행동하고 있었다. 하루는 치료하고 중간에 쉬는 시간에 다 같이 책상에서 배를 먹으면서 쉬고 있었다. 그 순간 안쪽 매트에서 뇌전증이 온 환자를 발견하고 모두 뛰어가서 한 마음으로 행동했다. 내 동생 또한 뇌전증을 가지고 있어서 선생님들의 전문가적인 행동에 상황이 끝나고 나니 나도 모르게 눈물이 났다. 내 동생에게도 도움을 줄 수 있어 참 다행이다라는 생각을 했다.

시간이 지날수록 전문가적인 행동을 하는 모습을 보면서 환자에 대한 생각도 많이 바뀌었다. 앞에서 말했듯이 환자의 남은 인생과 집으로 돌아갔을 때의 생활에 대해서도 생각을 많이 하게 되었다. 한 환자는 왼쪽 다리가 어릴 때부터 소아마비로 인해 움직임 제한이 있고, 오른쪽은 뇌경색으로 근력이 많이 저하되어 있었다. 이 환자분은 뇌경색 전에는 오른쪽으로 목발을 사용하였고, 운전도 하며, 계단도 스스로 이동했었다. 하지만 지금은 오른쪽 다리에 근력저하로 목발 생활이 힘들어졌다. 의사 선생님과 가족들은 패밀리 컨퍼런스를 가졌고, 집으로 프로젝트도 시행하였다. 의사 선생님은 환자분이 아프기 전부터 목발로 집에서 생활한 것이 대단하다고 하셨다. 집으로 들어가는 마당은 정리가 제대로 되어 있지 않았으며 대문과 현관은 반 바퀴 이상 돌아가야 하고, 집 안에 턱도 많고 계단도 많아서 휠체어 생활도 어려운 집이라고 하였다. 병원에서는 이사를 권유하였지만, 보호자분은 평생을 산 동네라서 이사를 갈 수는 없다고 하였다. 몇 번이나 이사를 권유했지만 보호자는 단호하였고, 병원은 그렇다면 요양병원이 최종 목적지일 수도 있다고 말하였다. 환자분은 우울해졌고, 병원은 발병 6개월이 되는 시점까지 지켜보자는 입장이었다. 환자분은 누구보다 열심이셨다. 목발을 집거나 워커를 사용하기 위해서는 상지 근력운동을 열심히 해야 하는데 근력이 충분하지 못하여 팔은 저리고 아팠지만 포기하지 않았다. 그리고 다리운동도 열심히 하였지만 다리도 아프고 저렸다. 그 상황을 알고 있는 나 또한 힘들어도 더 애를 썼다. 이 분은 매트 높이를 올리면 워커를 잡고 혼자서 서기가 가능하였다. 치료사의 중간 정도 보조가 있으면 굴러가는 워커도 사용이 가능하였다. 치료 초반에 환자분은 혼자서 해보겠다고 하여 낙상도 자주 일어났는데, 치료사 입장에서는 낙상하면 더 크게 다칠 수도 있기 때문에 계속 괜찮다고만 하는 것이 힘들었다. 초반과 비교하면 많이 변화했다고 볼 수 있다. 나의 바람은 좀 더 안전한 곳으로 이사해서 집 안에서는 워커 보행을 하고 밖에서는 안전을 위해서 휠체어를 타고 생활하시는 것이다. 아직 퇴원 전이라서 어떻게 될지는 잘 모르겠다.

실습생 때의 나였다면 의사 선생님의 말대로 요양병원에 목표를 두었을지도 모른다. 환자분의 노력과 상태에 대해서만 생각하고 가장 중요한 앞으로의 삶과 인생에 대해서는 생각을 안 했을 것이다. 의사 선생님이 틀리고 내가 맞다는 것이 아니라, 내 스스로가 환자를 보는 관점과 생각이 바뀌었다. 앞으로 나에게 얼마나 많은 일이 일어나고 어떤 환자를 치료하게 될지는 모르겠지만, 내가 경험으로 얻은 행동과 말투와 가치관을 가지고 환자의 인생과 삶을 보려고 노력하고 있다. 어쩌면 치료사는 가족보다 살가운 또 하나의 가족이 아닐까 하는 생각을 한다.

3

환자 편에서, 환자 곁에서

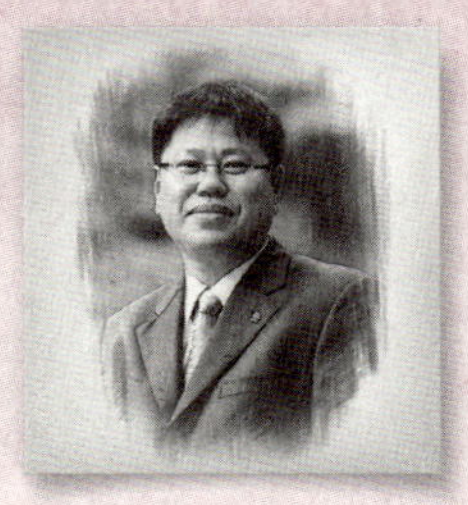

김성식

부산가톨릭대학교 물리치료학과를 졸업하고 1994년 경희의료원에 입사하여 한방재활의학과와 동서협진 물리치료실에서 근골격계 물리치료를 하고 있다. 삼육대학교, 대원대학교, 극동대학교, 을지대학교 물리치료학과 겸임교수를 하였고, 대한물리치료사협회의 공보이사와 행정부회장을 역임하였다.

한방병원 물리치료사

경희의료원 한방병원 동서협진 물리치료실의 척추, 관절 치료실에서 도수치료를 주로 하며 근무하다 보니 어느덧 28년이 흘렀다. 한방병원이라는 흔하지 않은 직장에 근무하면서 나름 한방과 서양의학을 접목할 수 있는 첨병으로써의 역할을 하기 위해 많은 노력을 하였다. 재학생 때 실습은 부산의 아이들 병원과 세일병원에서 하였으며, 그곳에서 보이타 치료와 절단환자의 운동치료를 접하게 되었다. 그때 아이들 병원의 수녀님에게서 들은 한마디가 나의 일생 동안 많은 깨우침을 주었다. "물리치료사의 치료에 따라 한 아이의 일생이 달라질 수 있지요. 초기의 치료가 잘 되면 정상적인 생활을 할 수 있으나 잘못 치료하면 평생을 장애우로 살아야 할 것입니다."라는 그 한마디는 물리치료사의 능력에 따라 한 사람의 인생이 달라진다는 중압감과 책임감을 느끼게 해 주었다. 이때부터 전공서적을 더욱 열심히 보고 업무에 최선을 다하는 계기가 되었던 것 같다.

한방 재활의학과

얼마 전 시행된 2017년도 한의사 전문의 시험 최종 합격자로 총 140여 명이 배출되었는데 그중 한방내과 다음으로 한방재활의학과 전문의가 많이 배출되었다. 이 사실로 볼 때 한방재활의학과가 한방병원 내에서 얼마나 관심이 많은 곳으로 자리잡고 있다는 것을 알 수 있다. 한방재활의학은 근골격계통에서 발생하는 통증성 질환, 재활치료를 필요로 하는 마비성 질환 및 양생, 식이요법, 동종요법 등의 다양한 방법으로 삶의 불균형을 바로 잡아 자연치유력을 증대시킴으로써 질병을 치료하는 것을 목표로 한다. 진단과 치료 및 예방 방법을 자연의학 위주로 연구하고 있다.

이러한 질병들을 보다 효율적으로 진단하고, 치료, 예방하기 위한 방법으로 약물요법. 침구요법, 부항요법과 운동요법 등을 사용한다. 도인안교에서 비롯된 여러 가지 호흡법과 체조요법, 손을 이용하여 체표의 경락, 경근과 경혈을 조절하거나 왜곡된 골격구조를 교정하는 추나요법, 온열, 전기 및 광선을 경락과 경혈에 작용시켜 치료하는 이학요법, 냉온욕, 약물욕, 부분욕 등 수치료요법 등을 이용한다. 또한 식이(食餌)를 통하여 질병을 치료 예방하는 절식요법 등도 사용한다. 현재 이러한 여러 가지 치료방법들이 한방재활의학 치료법의 영역에 속한다고 할 수 있다.

경희의료원 한방병원 재활의학과에는 중풍치료실, 비만치료실, 척추치료실, 운동치료실, 이학치료실로 구성되어 있다. 한방병원에 입원하는 중풍환자는 중풍치료실에서 보바스치료와 기능적 전기자극치료(FES)를 받는다. 비만치료실에서는 절식, 도인안교, 냉온욕 치료를 하며, 척추치료실에서는 측연선과 전신거울을 이용한 자세측정과 추나 테이블을 이용한 근골격 도수치료를 하고, 운동치료실에서는 운동기구를 이용한 근력강화 치료와 매트에서 운동치료를 한다. 이학치료실에서는 통증환자를 대상으로 간섭파치료, 저주파치료, 근피신경자극치료, 광선치료, 은침자극치료 등의 전기치료를 한다.

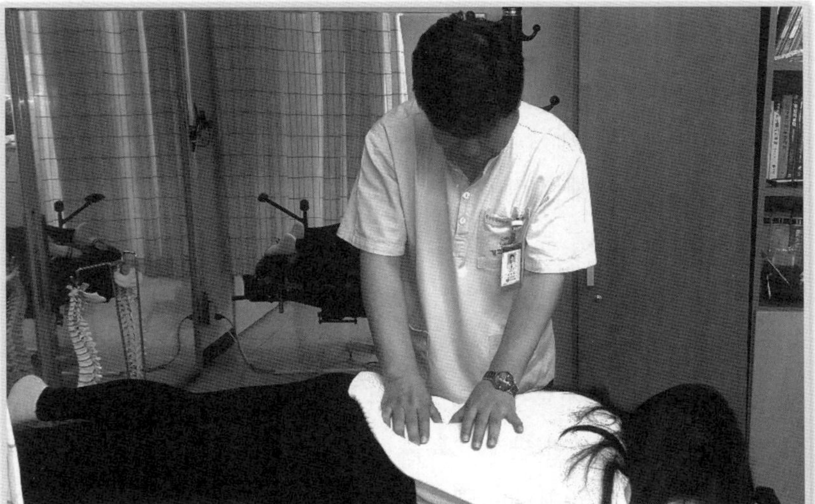

요통 환자의 근골격계 도수치료

기본에 충실한 물리치료

물리치료란 손상과 기능적 제한 그리고 장애 또는 기타 질병과 관련된 환자를 진단하고 조절할 수 있는 치료적 중재로 손상과 기능제한을 감소시키는 일이다. 물리치료사는 의사의 진단과 처방에 따라 만성통증 및 신체기능장애 환자에게 물리적인 방법을 적용하여 증상을 줄이고, 회복을 돕는다. 환자의 신체기능을 유지, 개선시키고 고통을 줄이며 장애를 예방하기 위한 물리치료 프로그램을 개인별로 계획하고 실행한다. 치료에 들어가기 전에 먼저 환자의 상태나 신체적인 기능평가를 수행하고, 검사가 끝나면 결과를 기록 · 평가하여 의사와 치료방향에 대해 협의한다.

중재 방법으로는 치료적 운동, 도수치료, 전기광선치료 등의 이화학적 요법이 있으며, 일시적인 통증감소뿐 아니라 상해, 손상, 기능적 제한 그리고 장애 등을 일으킨 원인을 환자와 함께 찾아서 예방관리할 수 있도록 도와준다. 모든 연령대의 체력과 건강 그리고 삶의 질을 증진할 수 있도록 하는 역할을 한다.

치료적 중재에서 가장 먼저 할 일은 손상이 발생한 원인을 진단하는 것이다. 환자의 생활패턴을 문진과 검진을 통해 운동의 증감상태를 진단하는 것이다. 두 번째는 잘못된 자세와 동작유형 그리고 그에 수반되는 척추와 사지관절 구조물 손상, 통증, 만성적이고 고질적인 근골격계 재발률의 문제점에 대해 통합적으로 접근하는 것이다. 다음으로 근원적인 원인을 제거하고 올바른 치료방향을 제시하는 적합한 치료나 중재를 적용한다. 마지막으로 치료나 중재 효과의 촉진 및 재발을 최소화하여 건강증진과 예방관리를 위한 환자 교육을 하는 것이다.

근골격계 질환 물리치료는 급성 또는 만성의 지속적인 통증을 갖고 있는 환자를 대상으로 열전기치료 장비와 도수치료 장비 등을 사용하여 통증의 감소 및 해소를 목적으로 행해지는 치료이다. 열전기치료는 열과 전기를 신체의 국소부위에 적용하여 모세혈관 확장, 원활한 신진대사를 통한 근육의 이완 및 통증의 경감, 근 경련의 이완, 신경이나 근육의 재교육을 유도하는 치료방법이다. 도수치료는 인체의 머리부터 발끝까지 하나의 연결단위로 보고 직접 치료사가 손을 이용하여 비정상적 정렬의 척추 및 관절 등 각 조직의 정렬을 맞추고 기능을 증진시켜 몸의 균형을 맞추는 치료이다. 방법에는 관절가동기법, 근에너지 기법, 근막이완술, 스트레칭, 척추교정 등이 있다. 이것은 허리통증과 척추질환, 근육질환이 있는 환자에게 치료 효과가 매우 좋은 치료법으로 알려져 있다.

에피소드

우리 병원에서 척추 교정치료는 환자들을 담당제로 실행한다. 환자 중에 내일 결혼식 후에 신혼여행을 떠나야 하는 신부가 갑자기 추간판탈출증으로 내원한 적이 있었다. 신랑이 "선생님, 저 내일 꼭 결혼식 올려야 합니다. 그리고 신혼여행 갈 수 있게 해 주세요."하고 사정을 하였다. 근막이완술과 골반교정으로 걸어 나갈 수 있게 치료를 해드리니 신랑이 저의 손을 잡으면서 "선생님은 저의 은인이십니다."라고 하며 떠났다. 며칠 뒤 신혼부부는 "덕분에 결혼식과 여행을 잘 다녀왔다."고 인사하러 병원에 들렀다. 물리치료사의 역할이 각자의 인생의 어느 국면에서도 필요하다는 것을 느끼게 되었고, 이후 환자분의 힘든 마음을 더욱 더 이해해주고 정성과 열정을 다해 치료하고자 마음먹었다.

환자들을 치료하면서 "오늘은 어떠세요? 통증은 줄었나요?" 계속 관심과 진심으로 다가가 소통을 한다. 늘 관심을 갖고 대하다 보니 환자도 만날 때마다 "움직임이 많이 좋아졌다. 많이 걸을 수 있었다. 의자에 앉는 시간이 길어졌다."라고 대답을 해준다.

물리치료는 환자의 치료에 대한 신뢰가 무엇보다 중요하다. 치료를 하는 사람이 열정으로 치료를 하더라도 받는 사람이 불신이 있거나 의지가 없으면 회복이 느려진다. 환자들이 치료사를 믿고 치료 받을 수 있다는 것이 중요하다. 그렇게 형성된 신뢰를 바탕으로 환자들도 아픈 몸을 치료사에게 맡길 수 있을 것이다. 치료 후 "수고 많으셨습니다. 덕분에 많이 좋아졌습니다."라는 말 한마디가 치료사의 보람이라고 생각한다.

나는 어떤 물리치료사인가?

세조의 팔의론에 의하면 의사의 종류를 심의(心醫), 식의(食醫), 약의(藥醫), 혼의(昏醫), 광의(狂醫), 망의(望醫), 사의(詐醫), 살의(殺醫)의 8가지 종류의 의사로 나누었는데 심의, 식의, 약의를 제외하면 제대로 된 의사라 보기 어렵다고 한다. 심의는 환자의 마음을 다스려 병을 고치는 의사이니 의사의 최고 경지이다. 식의는 음식으로 병을 고치는 의사이니 그 의술의 경지가 약의보다 높다. 약의는 약으로 병을 고치는 의사이니 통상의 성실한 의사가 해당될 것이다. 이것은 임상에서는 좀 다르게 해석한다. 심의는 환자를 대할 때 늘 마음을 편안하게 하는 인격을 지닌 의사라고 정의하며, 식의는 환자의 병세를 판단함에 따라 정성이 모자라고 병자가 말하는 병명만 기억하고 약을 짓는 자로 환자의 병리를 판단하지 않고, 병의 성쇠와 허실을 비교하지 않고 환자가 호소하는 부위의 약만 짓는 의사란 의미로 재해석하고 있다.

치료실에서 물리치료사도 환자들의 이야기를 잘 들어주고, 수긍해 주는 것이 매우 중요하다. 환자들은 육체적으로나 심리적으로 불편한 상태이다. 그렇기 때문에 더 배려하고 이해하며 인내심을 가지고 진심으로 소통하려는 노력들이 환자의 마음을 치료하는 치료사로서 심의의 역할을 할 것 같다. 내 생각보다는 환자의 입장에서 그 사람의 마음을 이해줄 수 있는 치료사라면 진정한 물리치료사라고 생각한다. 약의는 환자의 상태와 병의 성쇠, 허실을 꼼꼼히 파악하여 병증에 맞는 처방을 하는 의사이므로 과소평가할 이유는 없을 것이다. 다만 병의 경중에 따라 음식으로도 치료가 가능한 것을 굳이 약으로 치료한다면 약의라 칭할 자격이 없을 것이다. 마찬가지로 물리치료실에서도 통증이 있는 환자를 진통제와 마취제에만 의존하게 할 것이 아니다. 자가 운동 및 생활패턴을 교정함으로써 치료가 가능한 것을 너무 진통제에 의존하도록 방치하는 것은 옳지 않다는 생각이다. 미국과 캐나다 물리치료사협회의 최근 이슈는 마약성 진통제의 남용을 막기 위한 물리치료사의 역할에 대한 관심이다. 문제해결을 위한 핵심요소로 물리치료를 포함한 통증 관리에 다차원의 접근을 하는 것이 중요하다는 것을 강조하고 있다. 물리치료는 비암성 통증에 대한 오피오이드 남용에서 벗어나 건강관리 패턴으로 전환하는데 도움이 될 수 있다. 통증 관리 및 오피오이드의 위험에 대한 환자 및 가족 간병인의 교육 및 참여를 강화하고 의사소통과 유지에 대한 책임을 확립하는 것이다. 우리나라에서도 적극적으로 물리치료사에 의한 통증 관리로 통증을 적극적으로 감소시키고 건강을 찾는 노력을 기울여야 할 것이다.

치료사의 전문성

물리치료사로서의 나의 소신은 성실성과 책임감이다. 특히 우리는 환자의 통증과 기능회복을 위해 어떤 직업보다도 전문성이 최우선시된다. 매일 매일의 변화를 세심하게 체크해야 하는 성실함이 없다면 환자 개개인의 차이와 치료목표를 이루기 어렵고, 어떻게 하면 문제가 개선될 것인가를 끊임없이 연구하지 않으면, 물리치료사로서 전문성을 유지할 수가 없다. 책임감이 없다면 환자의 최선의 회복을 책임지기 어려워 물리치료사로서의 자질이 부족할 것이다. 이렇듯 소신을 갖고 준비된 자세로 환자를 치료할 때 환자의 입장에서 문제를 찾고 치료를 계획하고 환자 스스로 할 수 있는 운동을 교육하여 너무 치료에 의존하는 것을 방지하고, 환자가 스스로 자신을 관리할 수 있도록 격려해야만 진정한 치료사가 될 것이다.

나의 신념은 "이 사회에서 꼭 필요로 하는 사람이 되자."이다. 긍정적인 생각을 하고 열정을 다해서 일을 하다 보면 환자와 주위로부터 좋은 평을 받게 될 것이다. 물리치료사로 앞으로 이루고 싶은 목표나 꿈이 있다면 환자 곁에서 환자와 함께 공감하면서 동행하는 물리치료사로 남고 싶다는 것이다. 의사의 처방에 따라가기 급급한 물리치료사보다는 문제점을 먼저 고민하고 그것을 해결하기 위한 방법을 찾아 제시하는 역할을 하고 싶다. 속히 물리치료사법이 통과되어 외국처럼 자립개설을 하여 물리치료의 전문성을 더욱 확고히 하였으면 좋겠다. 고통을 호소하는 환자들 곁에서 함께 하는 것이 너무 좋아서 항상 친절하고 따뜻한 마음으로 대하는 물리치료사, 환자의 정상적인 기능을 회복하기 위해 최선을 다하는 물리치료사로 거듭나기 위해 다함께 노력하면 좋겠다.

최전선을 지키는 물리치료사

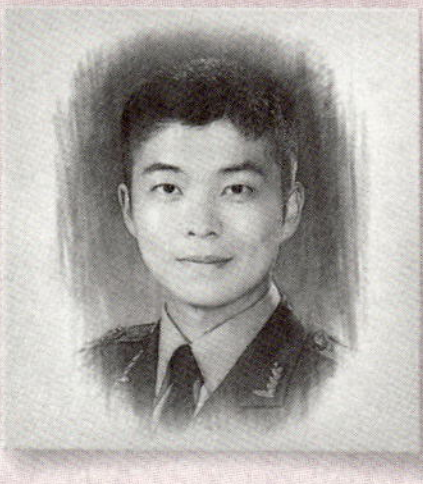

이장태

건양대학교 물리치료학과를 졸업하고, 동 대학교 대학원에서 석사학위를 받았다. 학사 졸업 후 육군 물리치료장교로 임관하여 국군양주병원에서 3년간 재직하였으며, 현재 단국대학교병원에서 근무하고 있다.

최전선을 지키는 물리치료사

“충성!” 검사와 측정을 위해 장교실로 들어오는 초진 환자는 깍듯한 경례를 한다. “안녕하세요~.”와 같은 다정한 인사를 하거나, 멀뚱멀뚱 앉아 있는 환자들도 있지만, 대부분은 경례와 함께 단정한 군인의 모습으로 내 앞에 앉는다. 이들은 대부분 혈기왕성한 20대, 국방의 의무를 이행하기 위해 2년 동안 병영이라는 울타리 안에서 많은 병사들이 강도 높은 훈련과 체육 활동으로 인해 환자가 되기도 한다. 팔씨름으로 인한 위팔뼈 골절, 축구로 인한 반달연골 및 십자인대 손상, 발목 골절, 이외에도 훈련 도중 허리와 목의 통증 등 새로 다치거나 입대 전부터 앓던 질환이 악화되어 찾아오는데, 대부분이 근골격계 질환이다. 가끔 연세가 지긋해 보이는 간부들도 방문하는데, 오랜 기간 군 생활로 인해 여러 퇴행성 질환으로 고통을 앓고 있는 분들이다. 평가가 끝나면 운동치료 시간을 정하고 물리적 인자치료를 한다. 운동치료가 필요한 환자에게 만성 통증을 일부 덜어주는 게 전부일 때도 있지만, 급성 환자에게 극적인 변화가 나타나면 놀라워하며 감사하는 모습에서 뿌듯함을 느낀다. 부대에서 일정 거리를 벗어날 수 없거나 혹은 아예 나올 수 없기도 한 특수 환경의 군 조직에서 운영하는 군 병원에서 장교로서 전방의 군인들을 치료한다. 군병원의 일을 경험해보지 못한 사람들은 훈련기간 포함 38개월의 장교보다 21개월의 병사로 짧게 병역을 마치는 것이 훨씬 낫다고 말한다. 하지만 더 많은 책임이 주어질수록 자율적으로 일을 추진할 수 있으며 의견을 피력할 기회가 훨씬 많고, 주어진 환경 속에서 상상 이상으로 많은 것을 할 수 있는 것 같다. 만약 다시 선택하더라도 같은 선택을 할 것이라고 확신하며 소중하고도 보람된 경험을 이야기하고자 한다.

물리치료 의정장교의 일과

솔직히 말해 물리치료장교는 같은 병원 약제장교와 서로 세상에서 제일 편한 군인이라며 우겼을 정도로 마음만 먹으면 한가로이 군 생활을 보낼

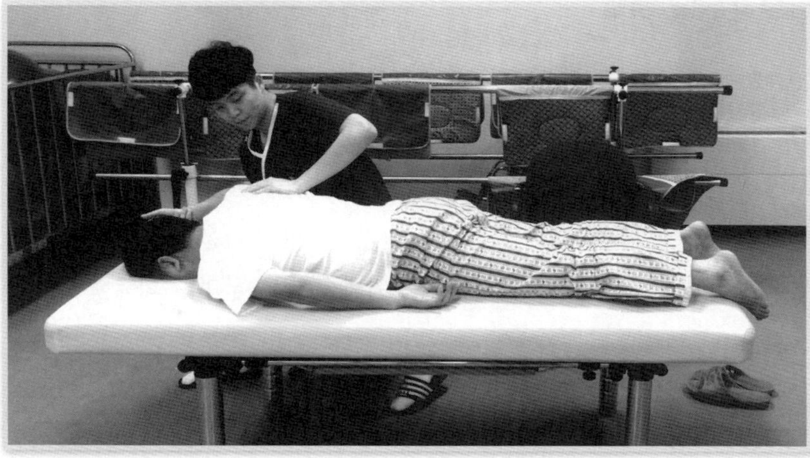

군병원 물리치료

수도 있다. 출퇴근은 주 5일 8시 30분까지 출근해서 점심시간 1시간 포함 9시간이지만 근무는 8시간으로 남은 한 시간은 체력단련 시간이다. 특히 수요일은 오전 진료라서 근무가 4시간이고 오후는 전투 체육시간으로 영내에서 축구, 배드민턴, 탁구 등의 활동을 자율적으로 하여 그 어느 직장보다도 좋은 환경이라고 생각한다. 수요일 오후는 완전히 보장되는 것은 아니고 유동적이어서 청렴 교육, 성희롱 예방 교육, 병원인증교육(소방, 감염관리 등)이 있을 때는 수요일 오후 시간에 각종 교육이 이루어지기도 한다. 또한 군의 특수성으로 인해 온전한 주 5일 근무는 불가능할 때가 많다. 행정직과 달리 초과근무를 한 적은 없었지만, 당직 등의 업무를 수행하기 위해 24시간 근무도 꽤 자주 하게 된다. 이와 관련된 자세한 내용은 다음에 기술되어 있다.

군병원 근무 여건

소개하고자 하는 곳의 편제는 양주병원 기준 장교 1명, 군무원 1명, 병사 1명이 전부로 환자 수와 비교하면 물리치료사가 턱없이 부족했다. 수치로만 보면 한없이 열악했지만 언제나 살아날 구멍은 있는 법이다. 환자는 대부분 젊고, 회복이 빠른 근골격계 질환이라서 그룹운동을 통해서 인력부족에 대한 문제를 해결하였다. 군병원의 지속된 무면허 의료행위 논란으로 18년 11월부터는 6명이 충원되어 장교 2명, 군무원 6명이 되었다. 환자 수에 맞춰 인원을 늘리는 데 기여한 여론의 관심이 참으로 대단하다고 느껴진다. 인력부족 문제를 해결하기 위해 용산 미군기지의 121병원과 국내 민간병원의 인력을 비교하여 인력 충원 공문을 올렸으나, 가볍게 묵살되었던 것을 생각하면 살짝 허탈감도 느껴졌다.

군병원은 간호부, 진료부, 행정부로 나뉘어 있으며, 진료부 소속 장교 약 60명 중 유일하게 물리치료장교와 약제장교만 군의관이 아니어서 의정병과지만 행정부가 아니기에 챙김을 못 받기도 하지만, 간섭을 안 받는다는 양면성이 있다.

특수 환경

군이 특수한 이유는 '나'라는 존재가 나의 것이 아닌 국가의 자산이기 때문이다. 따라서 비상사태에 즉시 소집되어 국가를 수호하는 것과 당직이라는 부가적인 일을 한다.

소집 보통 군 생활 동안 한 번 정도 겪는다는 비상소집, 지난 2015년 8월 20일, 나 역시 잊을 수 없는 경험으로 남아 있다. 대전에서 양주까지 찾아온 손님과 저녁 식사 약속이 있었기에 진돗개 둘이 발령된 불안한 상태에서 통신축선상 대기인 채로 의정부로 갔다. 식사시간이 30분이 채 되지 않아서 우려하던 대로 진돗개 하나로 격상되어 바로 계산하고 나올 수밖에 없었다. 이후 상황은 8월 25일 19시 25분부로 해제되었으나 이미 늦은 시간이어서 약제장교, 물리치료군무원과 셋이서 하룻밤을 더 병원에서 보낸 추억이 아직도 새록새록 떠오른다.

당직 장교는 월 2~4회 당직을 선다. 당직사관과 당직사령을 모두 했으며 근무를 마치기 직전 투입하여 익일 출근 시간에 퇴근한다. 이는 부대마다 다르며 초과근무수당은 없다. 군무원은 초기에는 월 0.5회 면회실 근무를 섰으나 이후 당직사관 근무로 변경되었다. 마찬가지로 병원마다 업무의 범위가 다르며 지휘관(병원장)의 재량에 따라 당직근무를 하게 된다(군무원 인사법 제50조).

파견 2015년 경북 문경에서 열린 세계군인체육대회에 파견된 적이 있다. 사람들이 모르게 조용히 추진되었지만 120개국이 참가한 나름 세계적으로 큰 행사였고, 체육대회 선수촌병원 물리치료실을 운영하기 위하여 파견되었다. 나의 가득 낀 역마살 덕분에 두 팔 벌려 문경이라는 생소한 지역을 느낄 수 있었다. 선발대로 준비 기간에 선 소집되어 총 3주간의 파견, 주말 없는 15일 근무였지만 대부분 참가국에서 환자를 전담하는 물리치료사도 함께 왔기에 큰 업무는 거의 없었고 초과 근무수당을 받으면서 위로 휴가를 7.5일 받아 파견 복귀와 동시에 행복한 일주일의 여행을 했던 성공적인 파견도 있었다.

특정직 공무원의 매력과 장단점

군 생활 전까지는 공무원에 대하여 생각해본 적이 한 번도 없었다. 군 병원에서 특정직 공무원에 속하는 군인, 군무원의 일과를 경험하며 불나방처럼 목표에 달려들어 인생을 불태우려 했던 내 가치관은 안정 상태에서 오는 행복을 맛보았고 3년간 지속했던 그 흡족한 생활에 나는 충분히 중독되었다. 함께 일하는 군무원들의 고민은 언제나 퇴근 후 무엇을 할 것인가였다. 나 역시 대학원에 등록하고, 출근 전에는 수영, 퇴근 후에는 피아노, 테니스, 춤, 영어회화 등의 다양한 취미활동을 하였다. 여행을 좋아하는 나는 근무가 비교적 여유로운 군무원 생활에 매력을 느끼고 지인들에게 언제나 적극적으로 추천하고 있다.

물리치료장교의 장점은 의무복무를 하기에 더할 나위 없이 좋다는 것이다. 또한 장기복무를 위해서도 소위, 중위로부터 간섭을 받지 않을 수 있고 행정 보직을 맡을 때는 바로 대위이기 때문에 일반 학군사관이나 학사사관보다 좋다고 생각한다. 행정 업무가 처음 접할 때는 어려울지도 모르지만, 결국 어떠한 일을 하던 관리자가 되면서 행정 업무를 해야 한다는 것을 생각했으면 한다. 군무원은 다른 의료기술직 공무원, 일반 행정직 공무원에 비교하여 업무량이 적고 급여는 비슷하므로 근무해 본 사람들은 거의 다 추천하고 있다.

단점으로는 첫째, 군의 특성상 이동이 잦다는 것이 장교와 군무원 둘 다가 느끼는 가장 큰 단점이다. 하지만 공무에 종사하는 교사, 국가직 공무원 등이라면 모두가 필수적으로 감내해야만 하는 힘든 점이다. 둘째, 진급이 걸림돌이다. 그러나 현재 인구 감소 문제와 더불어 우호적으로 변화하는 북한과의 관계는 군 체계에 많은 변동을 일으킬 것이며, 이는 모병제인 미국의 군인과 같이 계급 정년이 사라지고 진급을 못 하더라도 안정적으로 새로운 기회가 주어지도록 바뀔 것이라고 확신한다. 군무원 역시 현재 9급의 비중이 심히 높아 진급이 문제가 되나 이 또한 체계적으로 개선될 것이라고 전망하고 있다.

긍정적이라는 말을 항상 듣는 나의 관점에서는 모두 좋아 보인다. 단지 본인의 가치관에 따라 선택이고 무엇이든지 직접 겪어봐야 알 수 있을 것이다. 다른 길을 가더라도 준비하며 흘러간 시간을 낭비했다기보다는 많은 것을 경험했다고 생각한다. 인생의 모든 경험은 값지니 한 번뿐인 나의 인생에서 하고 싶은 일들에 다 도전해 봤으면 한다.

의정 장교 지원하기

군대에 무조건 빨리 가고 싶었지만 실패하였다. 1학년 1학기가 끝나고 지원했으나 빠른 년생인 나는 나이 우선순위에 밀려 탈락의 고배를 마셨고, 이는 2학년 2학기가 끝난 겨울방학까지도 이어졌다. 결국, 전공과정이 시작되며 많이 늦었으니 그냥 물리치료장교로 입대하자라고 막연히 생각했고 물리치료장교로 전역하신 외래교수님께 복무했던 경험을 들으며 섣불리 결심을 하였다. 2학년이었던 2012년은 인생의 전환점일 정도로 많은 경험을 하고 인연을 만들었던 해이다. 해부학교실에서 근로를 하며 전공에 관한 관심이 깊어졌고, 학과 일과 담을 쌓았던 내가 우연히 교수님과 함께 전문물리치료학회에 참석하게 되었다. 이후 논문도 작성해보고 창업동아리 등 다양한 활동을 하면서 젊음의 한 순간도 허투루 보내지 않게 되었고, 덕분에 여러 가지 실적들을 쌓으면서 결국 달콤한 결실을 얻게 되었다.

서류전형의 배점에서 경력 비중이 가장 높았기에 갓 졸업한 학생은 경력자들과 견줄 수가 없다. 다만, 조교 및 연구소 보조는 경력 기간의 1/2을 적용하고 그간의 모든 활동 내역을 문서화시킨 후 '인정되든 말든 일단 싹 다 넣자, 판단은 인사담당자가 할 것'이라는 생각으로 실습경력, 특허출원서, 연구보조 경력, 봉사내역까지 모든 것을 넣어 보냈다. 운이 좋게 서류에 합격한 이후 물리치료장교로 전역하신 외래교수님을 찾아뵙고 1시간 30분 동안 면접에 관하여 상세한 정보를 듣고 녹음된 내용을 꼼꼼히 정리하고 준비하여 합격하였다. 어쩌다 운이 좋아 합격한 5명 중 한명이 되어 복무를 시작하였지만 나를 제외한 4명 중 가장 경력이 적은 동기가 3년 이상의 경력으로, 나같이 막연히 '장교로 가야지' 하는 생각은 지금 볼 때 굉장히 무모한 시도였다.

알기 어려운 군 정보

대부분 사람들이 물리치료장교와 군무원에 대하여 생소하게 생각한다. 채용 인원이 아주 적으며 또한 정보의 접근이 어렵기 때문이다. 예를 들면, 후배들을 위해 경쟁률을 알아보고자 전문사관 선발 담당자에게 물리치료장교 지원자 수를 문의했으나 지원자 수는 중요하지 않다라는 답을 들었다. 반복 질문했지만 답의 요지는 지원자 수가 많아도 기준에 미치지 않으면 뽑지 않을 것이라는 것이었다. 이처럼 직접적인 통화로도 대화가 어려워서 폐쇄적인 군의 특성상 정보를 얻을 수 있는 경로가 지극히 한정되어 있어 많은 사람이 답답해 한다. 심지어 어떤 물리치료장교는 계속해서 물리치료 업무를 할 수 있다고 잘못 알고 입대하여 3년을 의무로 복무하기도 한다. 이는 대단히 큰 오해로 첫 3년 이후로 복무를 지속하고 싶다면 행정 업무를 해야만 한다.

장교의 경우, 각자의 특기가 나뉘는데 기본병과는 기갑, 보병, 포병 등이 있고 특수병과로 의무분야에 간호, 군의, 수의, 의정, 치의 등이 있다.

전문사관 물리치료사 의정장교 모집 계획

1. 모집 인원: 의정장교 ○○명

2. 모집 선발 일정(2018년 일정, 매년 세부 일정 변경)

인터넷 지원	1차 합격자 발표	1차 합격자 지원서류 접수	2차 평가			합격자 발표
			신체검사/인성검사	신원조사	면접평가	
9.3(월)~21(금)	10.19(금)	10.22(월)~11.2(금)	10.29(월)~11.1(목)	11.6(화)~12.5(수)	11.20(화)~23(금)	12.14(금)

3. 평가요소 및 배점

구분	계	1차 평가				2차 평가	
		소계	대학성적	학력	경력	면접	기타
의정 · 간호 · 군의	100	50	15	5	30	50	합 · 불 (신체검사, 인성검사, 신원조사)

4. 지원자격

1) 「군인사법 제10조 2항」임관 결격사유에 해당되지 않는 자

2) 연령: 임관일 기준 만 20세 이상 27세 이하인 자

- 29세까지 지원가능자:의정(약사)
- 군필자: 「제대군인지원에 관한 법률 시행령」 제19조에 의거 응시연령 상한 연장

> ① 2년 이상의 복무기간을 마치고 전역한 제대군인: 3세
> ② 1년 이상 2년 미만의 복무기간을 마치고 전역한 제대군인: 2세
> ③ 1년 미만의 복무기간을 마치고 전역한 제대군인: 1세

3) 학력: 학사학위 취득(예정)자 또는 이와 등등 이상의 학력이 있다고 인정된 자

4) 의무복무기간: 3년

※ 육군모집-장교-전문사관: https://www.goarmy.mil.kr:447/2016/sub02/sub02_09.jsp

군 물리치료사 배치 병원: 국군강릉병원, 국군고양병원, 국군구리병원, 국군대구병원, 국군대전병원, 국군부산병원, 국군서울지구병원, 국군수도병원, 국군양주병원, 국군의무학교, 국군포천병원, 국군춘천병원, 국군함평병원, 국군홍천병원, 육군훈련소 지구병원, 항공우주의료원(공군), 해양의료원(해군), 포항병원(해군) 등이 있다.

장기복무를 할 경우, 해당 병과에 따라 일을 하게 되는데 물리치료장교(물리치료사)와 약제장교(약사)는 인원이 적어 단독으로 병과가 존재하지 않고 의정(의무행정) 병과에 합해져 있어서 각자의 전문분야에 맞게 병과가 있는 나머지 의무분야와 다르게 3년의 복무가 끝나고 계속 장교로 남으려면 인사, 군수, 원무 등 의정병과의 행정 업무를 해야만 한다. 그러므로 장기복무를 희망하면 물리치료장교 일을 최소로 하고 하루빨리 인사장교 등 다른 보직으로 변경하여 의무행정에 맞는 직무를 수행하여야 현실적으로 유리하다.

물리치료장교가 되려면

육군에서 주관하는 전문사관에 합격하면 될 수 있다. 지원은 육군모집(www.goarmy.mil.kr) 홈페이지에서 가능하다. 채용은 매년 9~12월 중에 시행되며 1차 서류평가, 2차 면접평가로 이루어져 있다. 시험에 응시할 수 있는 자격은 물리치료사 면허증 소지자(혹은 예정자)로 만 20세 이상 27세 이하이다(군 경력, 박사학위 보유에 따라 일부 연장 가능).

군무원이 되려면

국방부 군무원 채용관리(recruit.mnd.go.kr) 홈페이지에서 지원이 가능하고 군무원 시험에 합격해야 한다. 2016년에는 5급을 특별채용으로 모집하였고, 2018년부터는 공개채용으로 변경되어 경력 없이도 9급 응시가 가능하다. 시험은 매년 6~10월 중에 시행되며 선발 후, 임용 전에 병원에 배치된다. 시험에 응시할 수 있는 자격은 물리치료사 면허증 소지자로 만 18세 이상이다. 시험 과목은 국어, 공중보건학, 물리치료학, 영어,

한국사로 필기시험 합격 후 면접을 거쳐 최종 합격자가 결정된다. 임용 후 병원경력을 인정받아 호봉이 산정되며, 국방부 산하 병원으로 배치되어 직급에 따라 일정 주기로 이동 근무하게 된다. 한 근무지에서는 최대 8년, 한 지역에서는 최대 10년까지 머무를 수 있다.

5

림프부종 물리치료

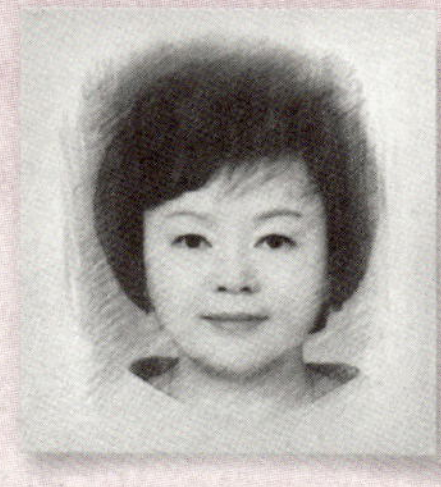

홍혜령

부산가톨릭대학교 물리치료학과를 졸업하고, 동대학원에서 석사학위를 하였다. 1990년 동아대학교병원에 입사하여 현재 재활치료실 실장으로 근무하고 있으며, 2019년 보건복지부 장관상을 받았다.

림프부종 관리

동아대병원에 입사하여 30여 년간 대학병원에서 많은 급성기 환자들을 만나서 치료를 하였다. 그동안 질병의 흐름도 바뀌고, 그에 따라 대학병원에서 담당해야 할 환자도 더 다양해졌다. 학교에서 배울 때는 거의 언급이 안 되었던 질환들이 현재는 크게 부각이 되고 물리치료사의 대응도 달라져야 했다. 저녁시간과 주말에도 자기가 좋아하는 전문분야의 이수증을 갖추기 위해 시간과 비용을 투자하는 많은 후배 물리치료사들을 보면서 그 수고가 환자들에게 큰 도움이 되는 한편, 나를 전문가로 세워주는 귀한 과정이라고 말해주고 싶다. 지금은 실장으로 관리가 주 업무이지만, 나 역시 공부하면서 더 뿌듯함을 느꼈고 더 보람 있는 하루하루를 보냈다. 후배들이 더 많은 지원을 받으면서, 원하는 교육에 참여할 수 있도록 도와주고 따듯한 격려를 보내고 싶다.

림프부종 물리치료를 하게 된 계기는 힘든 암 수술 후에 다시 고통받는 암치료 후유증으로 림프부종환자들이 병원에 많이 찾아오기 때문에 이들의 빠른 회복을 돕고 고통을 덜어주면서 좀 더 효율적으로 이들의 삶의 질을 회복시킬 방법이 없을까를 고민하던 때였다. 당시 삼성의료원에서 처음으로 림프부종 관련 학회가 열렸고, 여기에 참여하면서 본격적인 치료를 시작하게 되었다. 서울까지 자비로 림프부종 관리를 배우러 다닐 때에는 물리치료사가 림프부종을 예방하고 치료한다는 개념이 보편적이지 않았다. 이 학회에 참여하면서 림프부종 물리치료 관련 자격증도 취득하게 되었고, 암 환자에 대한 림프부종 물리치료를 지방에서는 처음으로 시도하게 되었다. 그럼에도 불구하고 현실적인 전문치료 정보가 많이 부족하여 전국의 림프부종 치료 전문병원을 조사해서 연락을 취하고, 그 병원의 림프부종 전문가에게 직접 배우려고도 노력하였다. 한편, 치료 효과를 확인하기 위해 환자들을 대상으로 논문을 쓰면서 대학원에서 이 분야를 더 심도 있게 연구하였다. 하지만 유방 절제수술 후 후유증으로 림프부종이 오고 적극적으로 관리를 하지 못해서 많은 환자들이 림프부종으로 고통을 당하는 것이 현실이다.

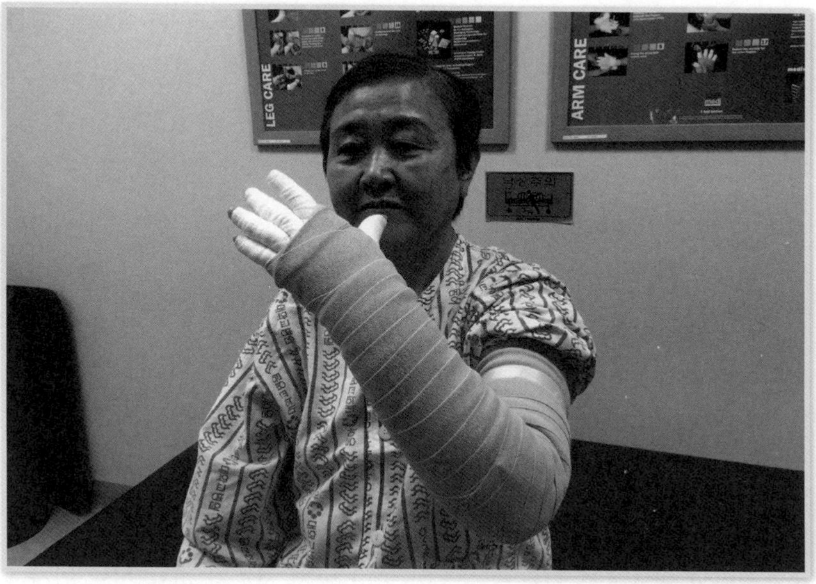

림프부종 치료 후 상지에 압박붕대를 한 모습

지금도 여전히 매년 학회를 다니면서 림프부종과 관련된 새로운 지식을 지속적으로 업데이트하며, 또한 학생들이 림프부종 물리치료에 좀 더 관심을 갖게 하고자 대학에서 림프부종 특강을 하기도 한다. 그러나 여전히 림프부종 물리치료를 필요로 하는 사람들은 많고, 이와 관련된 전문적인 치료를 하는 물리치료사는 적은 현실이 아쉬울 따름이다.

우리가 놓치기 쉬운 것은 림프부종은 질환이 아니라 림프계의 기능부전 증상의 하나라는 점이다. 림프부종을 관리하기 위해서 병원을 찾는 이들은 대부분은 2차성 림프부종이다. 특히 유방암 수술에서 겨드랑이 림프절 제거를 하거나 골반이나 복부의 암 절제 수술을 하면서 골반 림프절이나 샅고랑림프절 절제 후 생기는 부종이 원인인 경우가 대부분이다. 수술 전부터 사전 교육을 하고 수술 직후 바로 올바로 관리를 하면 얼마든지 림프부종을 피할 수 있다. 물리치료를 통해 이들의 회복과정을 함께 지켜보며 환자들이 자존감을 되찾고, 일상의 삶을 회복하는 것을 보면서 치료사로서의 긍지와 자부심도 많이 느끼게 된다.

가장 기억에 남는 환자는 50대 후반의 3기 유방암 환자로 팔 신경 손상이 있었고, 부종이 대단히 심하고 통증도 아주 큰 환자였다. 이 환자는 복합림프부종(부종완화)요법을 통해 가벼운 능동운동과 표층 림프마사지, 도수 림프배액, 낮은 강도의 저항운동, 피부위생 관리를 병행하였다. 매일 림프붕대요법을 통해 부종과 통증이 감소되어 일상생활을 할 수 있게 되었지만 암이 전이되면서 생존하지는 못했다. 임종하기 직전, 물리치료사인 나에게 그동안 치료를 잘 해줘서 많이 고마웠다는 말을 꼭 전해달라는 유언을 남겼다. 부종으로 고통이 심해져서 삶을 포기하는 지경에 이르렀다가 림프부종 치료가 도움이 되어 임종 전까지 어느 정도 일상생활을 편하게 할 수 있었던 것에 대한 감사의 표현이었을 것이라고 생각한다.

림프부종은 일반적으로 암 수술 후 약 10~20%의 환자가 경험하게 된다. 특히 방사선치료를 받은 후에 발생하기 쉬운 데 신체 일부가 부풀어 오르고, 피부변화, 통증, 염증 등으로 고통받게 되어 삶의 질이 현저하게 저하될 수 있다. 림프부종은 처음에는 통증 없이 서서히 진행되기 때문에 초기단계에서 환자 스스로 증상을 식별하기가 어렵다. 그러다가 차츰 진행되어 조직경화가 오면서, 후에 통증증상이 함께 발현될 수도 있다. 통증을 수반하는 림프부종의 상태가 되면 환자의 일상생활에 많은 악영향을 미치게 된다. 옷 입기, 씻기, 식사하기 등의 삶을 영위하는데 필요한 모든 부분에 제한이 생겨 고통을 가중시킨다.

림프부종환자들이 처음 치료실을 방문하면 치료사들은 부종 그 자체

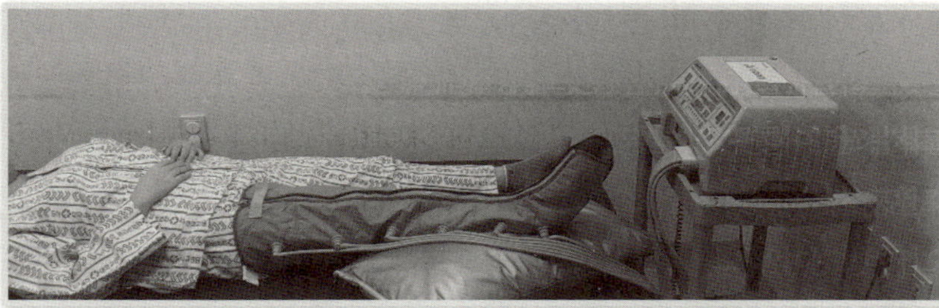

하지의 공기압치료

뿐 아니라 환자의 우울증 여부도 잘 살펴야 한다. 외관상 부종으로 인해 팔다리의 크기가 커져서 그 변화를 스스로 감당하기가 어려워지고, 상대적으로 환자들의 자존감이 매우 낮아진다. 심한 경우는 이것으로 인해 우울증이 심해져 자살까지 생각하는 환자들도 있었다. 부종이 생기면서 통증도 심해지며 이 경우는 암이 재발할 확률도 높아진다. 이런 환자들에게 림프부종 물리치료를 적용하면 부종이 감소되면서 암에 대한 회복도 좋아지게 되고 자존감도 높아지며, 일상생활 및 직업으로의 복귀가 가능해지기 때문에 림프부종 치료는 매우 중요한 치료요소의 하나이다.

림프부종 진단은 빨리

림프부종을 진단하는 방법은 일반적으로 증상발현 부위, 즉 팔다리의 둘레측정으로 확인가능하다. 중수골지관절, 손목, 팔꿈치의 바깥쪽에 툭 튀어나온 부분에서 10cm 아래 그리고 12~15cm 위를 측정했을 때 정상부위보다 2cm가 차이가 날 때, 중수골지관절, 손목과 손목 위 10cm 간격으로 근위부의 둘레를 측정해 더한 합이 정상 팔의 같은 부위를 측정해 더한 합보다 5cm 이상 차이가 날 때 림프부종으로 판단한다.

그 외에도 부종의심 부위가 전보다 두꺼워졌거나 옷이 꽉 낄 때, 무거운 느낌이 들 때 등의 증세를 살펴보면 스스로 진단도 가능하다. 아침에 일어나면 부종이 나아지고 저녁으로 갈수록 심해지며 부종 부위를 눌러서 들어간 것을 확인했을 때나 또 정상부위와 비교해 둘레가 커지고 있다면 림프부종을 의심할 수 있다.

참고로 국제림프학회에서 학술적으로 정의된 림프부종의 4단계 진행 상태를 보면 아래와 같다.

0기: 잠복기로서 림프액의 이동 능력이 감소하고 조직의 변화가 미묘하게 생긴 상태이고 임상적으로 부종은 보이지 않는 단계

1기: 부종이 보이고 이 부위를 올리면 부종이 사라지며, 손가락으로 누르면 움푹 들어가거나, 양말자국이 심하게 남는 함요부종이 나타나는 단계

2기: 부종부위를 올려도 사라지지 않고 함요부종이 보이지만, 차츰 단계가 진행되고 조직이 섬유화가 되면 함요부종이 생기지 않는 단계

3기: 점점 부종부위에 지방이 쌓이고 섬유화가 진행되어 피부에 변화가 보이고 사마귀 모양의 과성장과 림프액의 정체로 팔다리가 심하게 붓는 코끼리띠 부종이 생기는 단계

이런 각 단계에 따른 증상과 그에 따른 적절한 관리를 하고, 다음 단계로 악화되지 않게 예방조치도 충분히 이루어져야 한다.

유방암 수술 후 어깨의 운동장애의 원인은 수술 절개부위의 통증과, 수술 후 보조 방사선치료에 따른 겨드랑이 연부조직의 섬유화로 본다. 움직임이 불편하면 기능적인 활동을 위한 손이나 발의 사용 감소가 오게 되어 저절로 팔의 근력 감소가 나타난다.

에이미 할베슈타트와 안드레아 레너드가 지은 『유방암을 이기는 운동요법 30분』이라는 책에서는 운동이 빠른 회복과 유방암 재발방지를 위해

대단히 중요하다고 강조하고 있다. 그들은 책 속에서 '운동은 나의 삶과 육체, 운명을 조절 할 수 있다는 느낌을 회복시켜 줄 수 있고 실제로 팔과 어깨의 힘과 움직임을 향상시켜서 쉽게 지치지 않고 일상생활을 해낼 능력을 키워 줄 수 있다. 나는 이미 삶에서 가장 어려운 일 가운데 하나를 겪었고, 살아남았다. 가벼운 운동 하나쯤은 거뜬하게 해 낼 수 있다.' 라고 심리적인 격려도 아끼지 않았다. 이들이 책에서 상세한 사진을 주의점과 함께 소개하는 단계별 운동 프로그램은 근거를 바탕으로한 유용한 운동이며 몸과 마음의 치유를 겸할 수 있어서 추천하고 싶다. 림프부종 소견이 없더라도 적절한 운동을 추천해 주고 수술한 팔에 5~7kg 이상의 무거운 물건을 들지 말아야 하며 화학치료와 방사선치료 후 24~48시간 안에는 고정자전거 등의 유산소운동은 피할 것을 권한다.

한편, 치료사는 운동뿐만 아니라 체중도 안정적으로 유지하도록 조언해야하고, 피부가 딱딱해지며 보호막 기능이 저하되어 감염의 위험이 커지는 것도 관리해야 하고, 환부가 열에 오래 노출되지 않도록 주의를 주어야 한다. 스트레칭과 가벼운 근력운동이 림프부종을 감소시키는데 효과적이고, 수술 이후라면 림프부종 단계별 상태에 맞는 단계별 운동을 적극적으로 교육하고 실시하는 것이 필수이다.

아무리 강조해도 부족한 환자 교육

환자 교육은 아무리 강조해도 부족한 형편이다. 그 이유는 유방암 수술 후 입원기간이 짧아서 대부분의 많은 시간을 가족과 함께 혹은 환자가 스스로 관리하게 된다. 치료사는 수술 첫째 날부터 개입을 시작하고, 이때 림프부종의 가능성과 어깨가동성 상실 등 수술과 방사선치료의 합병증, 장애 예방 등에 대한 환자 교육에 중점을 둔다.

서울에서 유방암 수술 후에 우리 병원을 추천받은 50대 후반의 환자는 삼천포에서 부산까지 1년 동안 꽤나 먼 거리를 치료를 다녔다. 지방에서 림프부종 물리치료를 실시하는 병원이 거의 없었기 때문이었다. 처음 이곳을 방문하였을 때는 부종이 매우 심한 상태였는데 저탄력 붕대, 도수 림프마사지, 림프부종운동, 압박스타킹 등의 다양하고 체계적인 치료를 꾸준히 받으면서 부종 이전의 삶으로 완전히 회복되었고, 지금 현재도 잘 지내고 있다고 한다.

그간 림프부종 환자를 치료하면서 가장 안타까웠던 점은 환자는 많은데, 이를 치료할 수 있는 치료사가 적어서 환자들이 오랫동안 기다려야 한다는 것이었다. 다행히 지금은 림프부종과 관련된 학회도 많이 늘어나고, 이에 대한 치료사 및 환자의 인식도 향상되고 있어 매우 고무적이라고 본다. 따라서 암 수술 환자를 대상으로 림프부종 예방 및 자가 치료법 등을 지속적으로 교육시키는 제도가 체계적으로 정착되어야 하고 의심증세가 보이면 즉시 림프부종 전문 물리치료사에게 치료받을 수 있도록 림프부종 물리치료에 대한 홍보 강화와 환자들의 인식 개선 또한 중요하다.

물리치료사의 또 다른 역할

물리치료사로서의 자질과 실력도 물론 중요하지만 환자의 고통을 이해하는 마음으로 먼저 다가가서 환자분과 그의 가족들의 마음을 헤아리는 것도 중요하다고 생각한다. 환자가 어떤 운동을 하다가 잘 안 되거나 너무 힘들면 다음 단계로 넘어가도록 조절해준다. 환자는 수시로 이 힘든 과정을 포기하고 싶어한다. 하지만 불안할 때 오히려 운동과 그날 할 일들을 스스로 해내도록 운동 일정표와 얼마나 자주, 얼마나 오래 그리고 어떤 강도로 운동을 해야 할지를 제안해주면 환자에게는 큰 격려가 될 것이다.

비록 힘이 들고 때론 답답하더라도 꼭 필요한 의학지식을 환자들에게 쉽고 구체적으로 여러 번 반복해서 설명을 해야 한다. 특히 나이든 분들의 눈높이에 맞는 쉬운 설명과 치료가 병행되어야만 효과적이다.

암으로부터 생존한 우리 환자들이 물리치료사의 말을 귀담아 듣고 열심히 치료에 참여하여 림프부종의 고통으로부터 회복되는 과정은 정말 놀랍다. 나는 환자들을 도우며, 그들의 회복에 직접적인 영향을 미치는 물리치료사로서의 삶이 매우 보람되고 가치 있는 일이라고 생각한다. 내가 하고 있는 일에 대해 자긍심을 가지고, 모든 환경에서 배우고 봉사하는 자세로, 친절한 마음으로 모든 일에 최선을 다한다면 자신의 가치가 더욱 빛을 발하게 되고, 따라서 더 크고 중요한 일에 쓰임 받는 보건전문가가 될 것이라고 믿는다.

6

숨을 편히 쉬게 해드려요

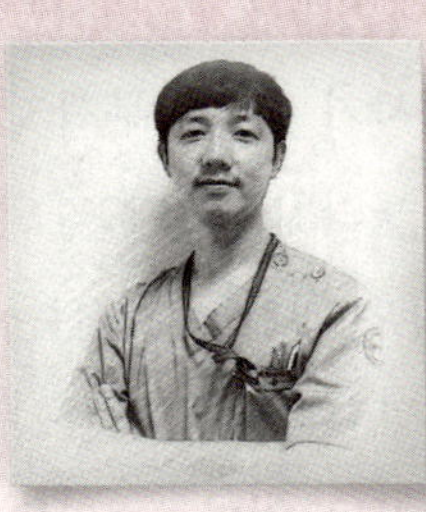

정종화

인제대학교 물리치료학과를 졸업하고, 2010년 부산대학교병원에 입사하여 현재까지 호흡물리치료를 하고 있다. 대한물리치료사협회의 심폐부분 보수교육강사, 대한심장호흡물리치료학회의 연수이사와 부산시회장을 맡고 있으며 경성대학교 물리치료학과 겸임교수로 있다.

나는 호흡재활 담당 물리치료사

숨을 쉬는 것, 심장이 뛰는 것, 너무 당연하기 때문에 이들의 기능에 문제가 생겼을 경우에 당황스러움은 상상 이상이다. 나는 부산대학교병원 재활의학과에 입사한 이래로 호흡물리치료업무를 담당하고 있다. 여러 가지의 이유로 발생한 호흡부전이 있는 환자를 평가하고 치료하는 것이 나의 업무이다.

지금은 언론과 학교, 방송의 영향으로 호흡재활, 호흡물리치료에 대해 많이 알려져 있지만, 내가 부산대학교병원에 입사하던 때만하더라도 아주 생소한 분야였다. 나 역시 입사하고 한동안 알아들을 수 없는 용어, 낯선 환자군, 처음 보는 장비들로 인해 곤혹스러웠다. 부산대학교병원에서는 내가 입사하기 전까지 재활의학과 의사들이 직접 호흡재활을 해왔었다. 환자를 진료해야 할 의사가 치료업무까지 해야 하니 일손이 모자라게 되어 호흡재활을 전담할 물리치료사가 있으면 좋겠다는 요구에 의해 뽑힌 사람이 나였다. 입사 이후 내가 존재하는 가치를 증명하기 위해 불철주야로 노력하였고 현재 10년째 부산대학교병원에서 호흡재활을 담당하는 물리치료사로서 근무하게 되었다. 그리고 현재 호흡물리치료에 관심이 있는 후배들이 앞으로 겪을 시행착오가 줄었으면 하는 마음으로 협회, 학회, 학교에서 틈틈이 강의를 하고 있다.

폐와 기도를 막는 가래 배출

보통 환자들이 움직일 때 숨이 차다고 병원을 내원하는 경우보다는 가만히 있어도 숨이 차서 병원을 찾는 경우가 절대적으로 많다. 그래서 호흡물리치료는 응급실 또는 중환자실에서 시작되는 경우가 많다. 원인 질환에 따라 증상은 다르겠지만 발생한 가래가 폐와 기도를 막아 호흡곤란이 되는 경우가 상당수이다. 환자가 안정적으로 숨을 쉬려면 가장 먼저 할 일은 기도를 막고 있는 가래를 제거하는 것이다.

이런 이유로 호흡재활을 담당하는 물리치료사는 다른 사람의 가래를 보는 것에 친숙해야 한다. 치료방법을 적용하여 가래를 배출시킨 이후에 배출한 가래의 양을 확인하고 색깔을 눈으로 확인하고 점도를 촉감으로 확인한다. 가래를 스스로 뱉지 못하는 환자가 치료사의 도움으로 가래를 배출하고 안정을 찾아가는 과정은 언제나 희열을 느끼게 한다.

병동에서 환자를 치료하던 중 재활의학과 교수님의 전화를 받았다. 일주일 전 내가 치료했던 중증근무력증 환자에 대한 치료 의뢰였다. 가래가 어느 정도 제거되고 호흡능력도 개선되어 치료가 종료됐는데, 튜브를 제거한 후 환자가 가래를 잘 뱉지 못해서 가래제거를 해달라는 재의뢰였다. 만약 가래배출이 계속 안 된다면 환자의 안전을 위해 다시 튜브를 삽입해야 하는 상황이었다. 튜브를 삽입하면 환자는 말을 할 수 없고 감염에 대한 위험이 높아지며 목을 다시 절개해야 하니 그에 따른 합병증도 각오해야 한다. 다른 환자의 치료를 마무리하고 급하게 방문하였다. 환자는 숨쉬기 어려운지 웅크린 자세로 앉아 있었고 모니터장비에서 산소포화도가 89~90%를 나타내고 있었다. 먼저 환자의 생체징후를 확인하고 보조기침을 시도하였다. 튜브 절개부위가 열려 있는 상태라 거즈와 환자의 손

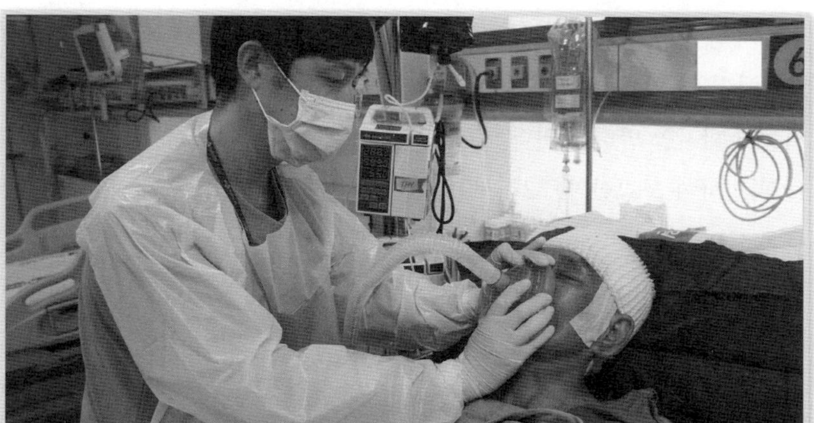

중환자실에서의 가래 배출치료 모습

을 이용해서 막고 서너 번의 보조기침을 시도하여 가래를 뱉었다. 환자는 안정을 찾았고 산소포화도는 94%를 나타내고 있었다. 이제 살 것 같다고 말하면서 미소 짓는 환자도 즐겁겠지만 그 모습을 보는 나 역시 개운하고 즐거웠다. 또한 추가적인 의료적 조치를 막았다는 희열은 보너스이다.

매우 중요한 차트 리뷰

호흡재활 영역에서 나는 호흡물리치료를 한다. 호흡재활은 다학제적 접근이 필요한 분야이다. 다학제적 접근이란 한 환자를 치료하기 위해서는 의사, 간호사, 물리치료사, 영양사, 사회복지사 등 다양한 직종의 사람들의 노력이 필요하다는 의미이다. 각 직종이 서로 대화하면서 환자정보를 공유하고 접근해야 안전하고 효과적인 치료서비스를 제공할 수 있다. 환자에 대한 차트 리뷰는 그래서 중요하다. 의사를 중심으로 환자와 관련된 모든 기록은 차트에 있다. 다른 파트의 물리치료보다 호흡물리치료를 위한 차트 리뷰가 다소 시간이 걸리는 것은 어쩔 수 없다. 환자의 진단명, 과거력, 이전 병원에 내원한 기록, 현재 X-Ray를 포함한 영상기록, 혈액검사기록 등등 봐야 할 항목이 상당히 많다. 물론 현장의 시간은 그렇게 넉넉하지 않기 때문에 늘 분주하게 환자치료에 필수적인 정보를 확인하고 서둘러 환자를 만나러 간다. 그리고 일과 도중 틈틈이 부족했던 환자정보를 확인하여 보강한다. 그래서 호흡물리치료를 하는 선생님들의 쉬는 시간은 모니터를 바라보며 보내는 경우가 많다.

차트 리뷰를 소홀히 하면 난처한 상황을 겪을 때가 있다. 한참 전의 일이지만, 구토증상이 있는 환자의 식사시간을 잘못 맞춰서 환자가 토하는 것을 손으로 받아낸 적이 있다. 또한 갑자기 수술 날짜가 당겨진 줄 모르고 수술 전 교육사항을 빼먹어서 수술 후 회복실에서 환자가 깨어나길 기다렸던 적이 있다. 환자의 상태가 바뀌어서 담당의가 처방변경을 하였는데 바쁘다는 핑계로 확인 안 하고 환자를 이전처럼 치료하려고 했다가 보호자가 이야기해줘서 머쓱하게 차트를 확인하러 발걸음을 돌린 적도 있다. 사실 이런 경우는 대부분 다시 확인하고 처리하면 되지만 자칫 위험한 상황을 초래할 수도 있다.

예전에 상위경수 손상환자의 가래배출을 위한 치료를 하다가 환자기도가 막힌 적이 있었다. 며칠 전부터 환자 가래의 점도가 커져서 튜브 직경이 좁아지기 시작했고 담당의가 가급적이면 튜브 교체 후에 치료하자고 추가처방을 냈는데, 하필 그날 아침에 확인하지 않고 치료를 한 것이다. 보통은 이럴 경우, 치료는 튜브 교체 이후에 하는 것이 안전하다. 응급 벨을 누르고 간호사에게 기도가 막혔음을 알렸다. 우리 병원의 응급시스템은 3분 안에 작동한다. 처음 겪는 일은 아니었지만 언제나 그 3분은 나에게 몇 시간은 되는 것처럼 느껴진다. 환자는 숨을 못 쉬니 공포에 질리고 안색은 창백해진다. 모니터의 산소포화도는 계속 내려간다. 보호자들은 거의 패닉 상태이다. 담당간호사가 달려오고 상황파악이 된 노련한 간호사는 보호자들을 병실 밖으로 보내고 의료팀이 도착할 때까지 나와 함께 할 수 있는 조치를 시도한다. 막힌 기도에 석션 팁을 넣어보고 암부 백을 짜고 보조기침을 시도한다. 소용 없다. 등에 땀이 흐른다. 응급상황인 만큼 아직 의료팀 도착 전이니 되든 안 되든 계속 시도한다. 얼마나 시간이 흘렀을까. 의사가 도착하고 튜브를 교체한 후 환자가 안정되기를 기다린다. 그제서야 나도 안도의 숨을 쉴 수 있다. 물론 치료 도중 돌발 상황이 생길 수도 있다. 모든 일을 예상할 수는 없다. 하지만 예측 가능한 위험은 피하는 것이 당연하다. 그것을 가능하게 하는 것이 차트 리뷰이다.

호흡기능이 개선되면 생활이 달라져요

호흡물리치료의 가장 큰 매력은 환자의 상태를 확인할 수 있는 지표가 많다는 점이다. 맥박, 분당호흡수, 산소포화도, 청진, X-ray, 염증지수, 폐기능검사, 각종 운동능력평가 등 환자의 상태를 정량적으로 확인할 수 있는 방법이 아주 많다. 환자를 치료할 때 이러한 평가지표를 전후 비교하면서 환자의 회복수준을 확인한다. 때로는 장애를 판단하는 기준이 되고, 환자가 퇴원하는 기준이 되기도 하고 치료를 계속할지를 결정하는 요소가 된다. 호흡물리치료를 통해 환자의 평가지표가 좋아지는 것은 중요하고 보람이 있다. 그러나 더 중요한 것은 숫자로 표현할 수 없는 환자의 생활이 바뀐다는 점이다.

70세의 만성폐쇄성폐질환 환자의 경우, 10년 전부터 질병에 대한 치료를 받았으나 꾸준히 증상이 악화되어 결국 가정용 인공호흡기를 착용하게 되었다. 고령의 환자이기 때문에 호흡재활이 없다면 보통 이런 환자의 경우 인공호흡기를 착용하고 활동량이 줄며 호흡량은 점점 줄어들어 사망하게 된다. 내가 환자를 만난 것은 중환자실에서 막 나온 상태였다. 오랫동안 질병을 앓아오고 시간이 갈수록 상태가 나빠지는 것만 경험하셔서 치료에 대한 불신이 상당하였다. 담당교수님과 함께 치료받을 것을 설득하여 퇴원 이후에도 치료가 이어졌고 고령임에도 불구하고 여러 지표가 좋아질 수 있었다. 치료를 시작하고 6개월쯤 되었을 때 휴대용 산소를 사용하면서 야외골프를 칠 수 있게 되었다. 40대부터 취미로 골프를 치셨는데 60세부터는 숨이 차서 골프를 칠 수가 없었다고 하였다. 그때부터 집에 있는 시간이 많아졌고 자연스럽게 사회생활의 대부분이 끊겼다고 하였다. 최근에 몸이 많이 좋아져서 연락이 소원했던 친구들을 다시 만나고 취미생활을 하니 인생을 다시 사는 것처럼 느껴진다며 너무 좋다고 하셨다.

선천성질환을 가진 환아를 치료할 때의 일이다. 병동에 환아를 만나러 갔는데 보호자가 환아에게 손을 못 대게 하였다. 나뿐만 아니라 담당간호사의 접근도 막고 있어서 담당간호사가 난감해하고 있었다. 이유를 조심스럽게 물어보니 지금 환아를 건드리면 가래가 끓어올라서 숨을 못 쉬게 되니 건들지 말라는 것이었다. 환아의 가래를 제거해야 호흡을 안정적으로 관리할 수 있고 자세도 자유롭게 바꿀 수 있다고 보호자를 설득하고 담당의사와 간호사의 지원 하에 환아의 가래제거를 위한 치료를 하였다. 마음을 연 보호자의 이야기를 들어보니 평소 집에서도 환아의 가래가 끓어오를까 봐 겁나서 바로누운상태로 지냈다고 하였다. 그러다가 잘못 건드려서 환아가 숨을 못 쉬게 되면 급하게 응급실로 내원하였다고 했다. 이런 상황을 반복하다 보니 보호자가 상당히 지치게 되면서 날카로운 반응이 나온 것이다. 지금은 가래를 제거하는 방법을 보호자가 배워서 집에서도 관리하고 있다. 더 이상 급하게 응급실로 내원하는 일은 없어졌다.

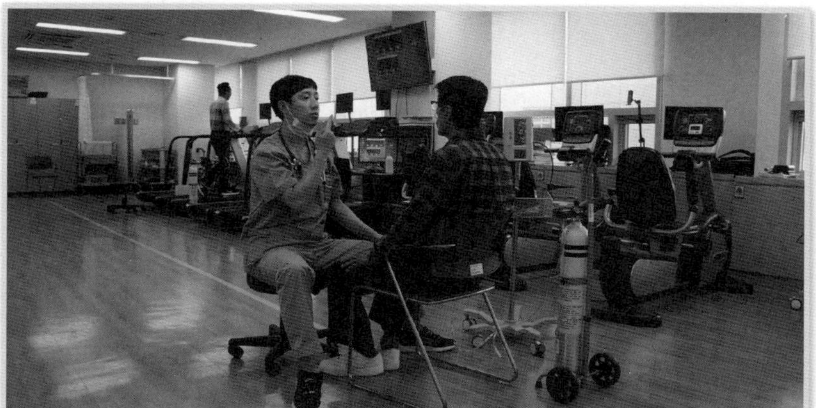

외래환자 호흡법 교육

가끔 외래진료를 기다리는 환아와 보호자를 만나게 되는데, 인사하는 보호자의 얼굴에 여유가 느껴진다. 물리치료사는 환자의 기능을 좋아지게 하지만 환자는 삶 자체가 좋아지게 된다.

삶과 죽음의 경계

안타깝지만 호흡물리치료를 하면서 많은 죽음을 목격하게 된다. 응급실과 중환자실에는 생사를 넘나드는 환자들이 많다. 특히 수술 후 폐 합병증은 전체 수술 환자 사망률의 84%를 차지한다. 폐 합병증 관리를 위해 호흡물리치료로 접근하지만, 병의 전이속도가 빠르거나 선행질환의 영향에 따라 치료효과와 무관하게 사망하는 경우가 많다. 다만 나는 내 일을 열심히 하는 것이 최선이다.

중환자실의 중증환자의 경우가 아니더라도 호흡물리치료의 특성상 생사의 기로에 선 환자를 만나게 된다. 숨이 멎을 때까지 호흡기능은 유지되어야 인간의 존엄성이 지켜지기 때문이다. 호스피스병동은 그러한 특징을 여과 없이 보여주는 곳이다. 병원 내 부산암센터가 있어서 말기 암 환자에 대한 호흡물리치료가 종종 처방이 난다. 호흡기능을 개선하기 위한 호흡운동을 진행하지만 그만해야 하는 순간이 찾아온다. 보통 임종 전까지 치료를 하고 필요할 경우 주치의가 병동간호사에게 메모를 남겨놓는다. '오늘까지 치료하시면 됩니다.'라고. 마지막 치료를 마치면 의식이 있든 없든 환자에게 작별인사를 하고 보호자에게도 인사를 한 뒤 병실을 나온다. 뒤돌아 나올 때 마주치게 되는 그들의 눈빛은 늘 내 마음을 흔든다.

음식점 사장님과 단골 고객이 동시에 환자가 된 적이 있다. 두 분 다 중증의 만성폐쇄성폐질환 환자였다. 음식점 사장님이 어느 날 병원에 오는 길이 요즘 너무 힘들게 느껴지니 더운 여름은 집에서 좀 쉬겠다고 하셨다. 가을쯤되었을까. 단골 고객이었던 환자가 혹시 소식을 들었는지 나에게 물어봤다. 음식점 사장님은 얼마 전 돌아가셨고 장례식장에 다녀오셨다는 이야기였다. 담담하게 말씀하시지만 목소리에서는 쓸쓸함이 느껴졌다. 나는 할 말이 없었다.

폐섬유증이 있는 젊은 여성환자는 조금만 숨을 크게 들이쉬어도 기침이 나고 몇 걸음만 걸어도 산소포화도가 80% 이하로 떨어지면서 심한 호흡곤란을 호소하였다. 차트상 사망 확률이 매우 높은, 낙관할 수 없는 상황이었다. 여러 교수님의 자문을 얻어 치료계획을 세우고 치료를 했으나 호전되는 부분은 크지 않았고 결국 잔존기능을 최대한 활용하도록 치료계획을 변경하여 진행하였다. 2개월 후 폐활량 개선은 없었지만 호흡법 훈련을 통해 80m까지 호흡곤란 없이 걸을 수 있게 되었다. 처음으로 80m를 걷게 되었던 날, 딸은 엄마와 함께 백화점 쇼핑을 하였고 그날 밤 두 모녀는 살 수 있다는 희망으로 밤새 부둥켜안고 울었다고 했다. 하지만 기대와는 다르게 폐 기능 개선이 더디기만 했고 가을에서 겨울로 넘어가는 시기에 급성 호흡곤란으로 응급실로 내원하고 폐렴으로 사망하게 되었다. 장례 이후에 환자의 어머니가 찾아와서 끝까지 신경 써줘서 고마웠다고 말하였지만 나는 고개를 들 수가 없었다.

맺음말

호흡물리치료는 여전히 낯설고 생소한 파트이다. 모든 물리치료사가 이 일을 할 필요는 없지만 누군가는 해야 하는, 꼭 필요한 영역이다. 때때로 몸과 마음이 힘들 때가 있지만 나는 여전히 내 일을 사랑한다. 호흡물리치료는 환자의 삶과 죽음의 경계에서 필요하다. 환자 한 명 한 명에게는 각자의 드라마가 있다. 나는 언제나 그 드라마가 해피엔딩이길 바란다. 그리고 부족하지만 내 손길이 반드시 도움이 되길 바라는 마음으로 항상 공부하고 정성을 다해 치료한다.

오늘도 처음 만난 환자에게 나를 소개한다. "안녕하세요. 저는 당신의 호흡재활을 담당하고 있는 물리치료사입니다."

7

재활 '제2의 인생!'

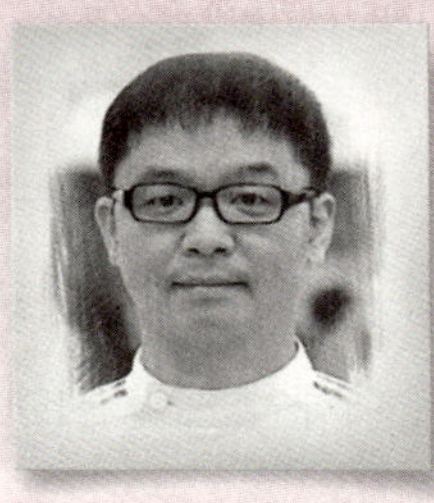

류태경

마산대학교 물리치료학과를 졸업하고 2017년 경남대학교에서 석사학위를 하였고, 희연 병원에서 재활센터장을 역임한 후 현재는 창원푸른병원에서 재활팀장으로 근무 중이다.

재활 '제2의 인생!'

치료실은 말 그대로 모든 사람이 움직이는 생동감이 넘치는 공간이다. 여기저기 "하나! 둘! 셋! 넷!" 힘주고 있으라는 치료사들의 숫자 세는 소리, 저쪽에서는 환자들의 "윽~~"하고 힘주어 운동하는 소리, 또 다른 곳에서는 치료기기의 종료 소리가 “삐이”하고 들린다. 물리치료사로서 처음 희연병원에 입사를 하고 제법 넓고 오픈된 치료실에 들어갔을 때의 첫 느낌은 마치 햇볕이 환한 장날 같았다. 시간에 맞추어 휠체어를 타고 오는 분들과 걸어 들어오는 분들로 분주했다. 쉴 새 없이 여러 환자들이 시간에 맞추어 들어오고 나가기를 반복한다. 여기서 나는 이렇게 물리치료를 시작하게 되었다.

물리치료는 재활의 큰 영역을 차지한다. 그렇다면 재활은 왜 필요할까?

재활이란 말 그대로 ‘다시 활동함’을 의미한다. 활동을 하던 사람이 어떠한 이벤트나 사고로 인해 활동할 수 없게 되고, 사고 이전의 생활 영위를 목표로 재활치료를 진행하게 된다. 재활치료는 신체기능을 회복, 유지시키기 위해 환자의 활동에 대해 중재를 시행하고 물리적 자극을 이용하여 치료하는 것을 뜻한다.

병원에서의 재활치료 대상 환자는 그 범위가 넓다. 신경계는 중추신경계와 말초신경계로 나눈다. 중추신경계 손상에서 비율이 높은 뇌손상(뇌졸중, 외상성 뇌손상, 뇌종양), 척수손상, 파킨슨병, 뇌성마비 등의 중추성 신경손상이 있는 환자들로 그중 뇌졸중 환자가 주를 이룬다. 중추신경계의 대표적인 질환인 뇌졸중은 혈관이 터지는 뇌출혈과 혈관이 막히는 뇌경색으로 나눌 수 있으며, 신체의 전반에 걸쳐 다양한 신경학적 장애를 유발한다. 이로 인한 병변들은 편마비, 전신마비, 인지장애, 감각장애, 언어장애 등 다양한 증상이 동반하고, 근육이 딱딱하게 굳는 강직성과 근육이 수축하지 않는 이완성의 형태를 보인다.

뇌졸중 후 회복 유형은 크게 두 가지로 구분할 수 있다. 첫 번째 유형은 신경학적 회복으로, 발병 후 3개월 내에 90% 이상의 신경학적 회복이 일어난다. 신경의 가소성이란 출혈이나 경색으로 인해 활성화된 신경세포가 죽으면 주위 다른 신경세포들이 이를 대신하는 것을 말한다. 장기 침상생활 시 85%의 환자들에게 합병증이 발생하기 때문에 발병 후 72시간 이내에 초기 재활을 시작해야 한다고 보고되어 있다. 하지만 현재는 빠르면 빠를수록 좋다고 이야기한다. 뇌졸중으로 인한 장기 침상생활로 2차적인 부작용인 심폐능력 저하, 피부손상, 골밀도 감소, 밤낮의 바뀜으로 인한 컨디션 저하 등은 환자의 상태에 영향을 미치게 되어 반드시 조기재활을 실시해야 한다.

두 번째 유형은 기능 회복으로 신경학적 손상이 남아 있더라도 이동능력과 일상생활 기능이 재활운동을 통해 회복되는 것이다. 따라서 뇌졸중 후 지속적인 운동은 신경학적 회복과 기능적 회복에 긍정적인 영향을 미칠 수 있다.

한 예로, 20대의 젊은 나이에 뇌졸중 발병 후 3차 병원에서 치료를 받다가 한 달 만에 우리 병원으로 입원을 한 분이 있었다. 입원 초기에는 삼킴장애로 인해 콧줄을 이용하여 영양을 보충하고, 소변 문제로 소변줄을 사용하였다. 환자분의 기능 상태는 누운 자세에서 양방향 모두 돌아눕기를 하지 못하는 와상 상태였으며, 앉은 자세 유지 시 2초 이내에 무너지는 모습을 보였다. 시간이 지나며 본인의 강한 의지와 지속적인 치료로 소변줄과 콧줄을 제거하고, 스스로 식사를 하고 화장실에서 볼일을 보게 되었으며, 1년 후 보조장치 없이 보행할 수 있는 수준까지 도달하게 되었다. 본인의 동의를 얻어 입원 시 초기상태 영상을 같이 볼 기회가 있었는데, 환자분은 입원 당시를 전혀 기억하지 못하고 심지어 자기가 맞는지 되묻기도 하였다. 현재는 퇴원하여 가정으로 복귀한 상태이며 외래로 치료 중이다. 이와 같이 치료를 통해 한 사람의 삶의 질이 향상되었을 때 치료사로서 보람을 가지게 되고 "재활은 제2의 인생이다!"라고 이야기하는 일본 고쿠라 병원의 하마무라 원장님의 말씀에 공감할 수밖에 없다.

우리나라 재활치료의 문제점

세계 인구 추이를 살펴보면 2015년 73억 명, 2030년 82억 명, 2050년 96억 명으로 예상하며 증가비율이 32%에 달한다. 그중 65세 이상 인구는 2015년 6억 명에서 2030년 9억 7,300만 명, 2050년 15억 명으로 105%의 증가를 예상하고 있다. 그중 뇌졸중 환자의 비중은 2015년 3,300만 명, 2030년 7,000만 명, 2050년에는 예상할 수 없는 실정으로 112% 증가율을 보인다. 이는 인구증가와 노령화로 인한 뇌졸중 발생 비율을 설명하고 있으며 앞으로 다양한 분야에서 재활의 필요성을 제시한다.

하지만 현행되는 우리나라 재활치료의 문제점으로 재활전문 의료기관의 수가 적고 재활의학과 의원의 재활인프라가 미흡하다는 것이다. 현재 그 역할을 요양병원에서 대신하여 아급성기와 만성기 재활치료를 동시에 담당하고 있는 실정이다. 희연병원과 같이 일부 요양병원에서는 질 높은 재활서비스를 제공하고 있으나 대부분의 요양병원에서는 장기입원을 하며 전문재활을 실시하는 것이 이익이 되어 구조적으로 사회복귀를 하기가 어려운 실정이다. 이는 전체 재활치료비의 50% 이상을 요양병원에서 차지하고 있는 것으로도 알 수 있다. 최근 정부에서 이러한 부분에 문제가 있다고 인식하고 회복기 병원제도를 도입하려 노력하고 있으며 곧 추진될 예정이다.

또 다른 문제로 병원에서 환자들이 재활치료를 실시하는 기준은 발병한 시기에 따라 하루에 받을 수 있는 치료 횟수를 결정하게 된다. 발병 직후에서부터 2년 이내에는 환자의 상태에 따라 하루에 2회의 물리치료와 작업치료를 받게 되고, 2년 이후에는 하루에 1회 치료를 할 수 있으며 이후에는 치료의 기회가 점차적으로 줄어든다.

이로 인해 많은 환자들이 초기에 의욕적으로 재활을 실시하더라도 시간이 지날수록 치료의 기회가 줄어들게 되며 치료시간 외에는 케어를 받지 못하게 된다. 예를 들어, 치료사와 보행훈련을 하더라도 자가 운동 시 근 마비로 인해 정상적인 보행패턴을 유지하기가 어렵고 잘못된 보행이 고착되기 쉽다. 이와 같은 문제점을 해결하고 보행치료의 질, 안전성, 효율성을 향상시키기 위해 현재 로봇재활이 시작되고 있다.

하지 재활로봇 보행훈련

4차 산업혁명 시대를 맞아 재활분야도 이러한 치료의 문제점인 정확한 동작의 반복을 제공하고 인력 소모를 줄이기 위해 재활로봇이 개발되었다. 재활로봇은 실제로 기존 재활치료 중 임상을 통해서 효과가 증명되었으며 치료사들만으로 진행되기에는 힘든 기능을 로봇으로 구현해 적용한다. 특히 하지 재활로봇은 보행훈련에 대한 연구를 바탕으로 환자가 최종 목표로 하는 동작에 대해 훈련에 대한 피드백을 제공해서 능동적인 참여와 동기유발을 통해 최대한 집중적으로 학습하게 하는 운동학습이론에 근거하여 제작되었다.

재활로봇은 유럽, 미국 등지에서 연구되어 왔다. 그 중에서 전 세계적으로 가장 성공한 로봇재활 회사인 스위스 Hocoma사에서는 하지재활로봇 1단계 Erigo Pro, 2단계 Lokomat Nanos, 3단계 Andago로 Total Solution Concept을 구성하였고, 상지재활로봇 Armeo Power, Armeo Spring, Aremo Boom 등을 출시하였다.

하지로봇재활 Total Solution Concept 1단계 Erigo Pro는 급성기 환자의 기립훈련과 보행훈련을 동시에 할 수 있는 재활로봇으로 움직임의

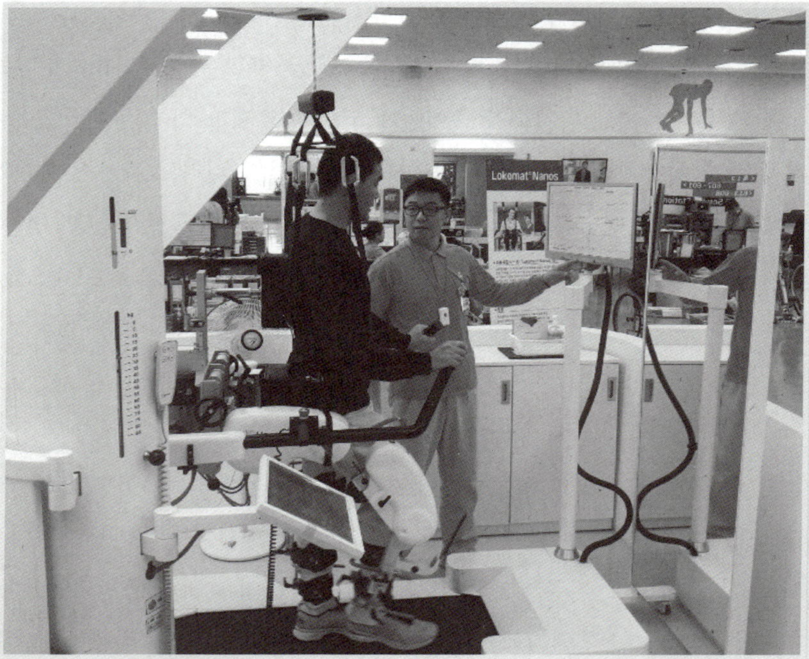

하지 로봇재활 훈련

패턴에 맞게 마비된 근육에 기능적 전기자극을 주어 움직임에 대해 순차적으로 근육이 활성화될 수 있도록 한다. 처음 환자가 오면 환자의 신체에 맞추어 기기를 셋팅하여 장착한다. 환자의 상태에 따라 수직화하고 스테퍼 움직임을 제공하게 된다. 스텝퍼(stepper)의 움직임에 맞추어 기능적 전기 자극을 주어 근수축을 하게 된다. 발판에는 힘 판이 있어 환자 체중의 정도를 눈으로 확인하고 스스로 움직임을 유도하도록 피드백을 줄 수 있으며, 가이던스 포스를 조절하여 로봇 다리의 힘을 줄임으로 환자가 적극적으로 움직이도록 유도할 수 있다. Erigo Pro는 3가지 스텝퍼 움직임을 통해 보행 시 입각기와 유각기의 경험을 할 수 있으며 다양한 형태로 응용하여 상지 운동과 함께 적용 가능하다. 시행한 환자들은 "나도 할 수 있다!"라는 자신감을 가지게 되고 다음 단계로 가기 위한 목표를 세우고, 치료 의지가 상승되어 적극적으로 재활에 임하는 동기유발의 효과를 얻을 수 있다.

2단계 Lokomat은 전 세계적으로 가장 많이 사용되는 재활로봇으로 트레드밀, 체중 보조장치, 외골격 보행로봇이 결합되어 있는 구조이다. 간단하게 설명하면 로봇을 입고 러닝머신 위에서 체중을 덜어낸 상태에서 보행 패턴을 반복 연습할 수 있도록 하며 속도, 관절각도, 보폭, 보조의 정도를 조절하여 개인별 특성에 맞추어 보행을 실시하도록 할 수 있다. 보행의 속도에 따라 근력의 강화나 보행의 패턴에 포커스를 맞추어 세부적으로 접근할 수 있으며, 치료사는 지속적으로 관찰하여 관절의 능동적인 움직임을 체크하여 피드백을 제공한다. 이를 통해 환자의 치료 의지를 높이고 동기유발이 되어 본인의 최대한의 능력이 발휘되는 운동이 가능하도록 유도하게 된다.

보행의 패턴과 질 개선의 정도를 통해 다음 단계로 이동하게 된다. 처음 시행 시에는 많은 환자 분들이 자신의 보행 모습을 보며 "이쁘게 걷네! 이렇게 걸어야 되는데!"라는 표현을 한다. 오늘은 30분 동안 800m를 걸었는데 내일은 오늘보다 조금 더 걷겠다고 스스로 목표를 세우는 분들도 많아 로봇재활을 통해 혼자서 걷는다는 자신감을 가지고 적극적으로 임하게 된다.

3단계 Andago는 체중 보조장치와 전동 구동장치가 내장되어 환자가 원하는 곳으로 이동하며 안전하게 실제 지면에서 보행 연습을 할 수 있도록 하는 보행 로봇재활이다. 실제 지면에서 움직임을 제공하고 체중을 보조하여 보행훈련뿐 아니라 부족했던 근력과 균형운동에도 복합적으로 도움이 된다.

이후 자유보행으로 이어지게 된다. 스위스에서는 환자가 발병하고 생체징후가 안정이 되면 다음날부터 중환자실에 Erigo Pro를 적용해서 2차적인 부작용의 최소화를 위해 초기재활을 적극적으로 실시하고 있다. 환자의 기능에 따라 초기보행환자는 Lokomat Nanos을 시행하여 정상에 가까운 보행을 위해 반복훈련을 하며 환자에 따라 보행 시 입각기에 대한 문제를 보이면 다시 1단계 Erigo Pro에서 스텝퍼 운동을 재교육하며, 3단계로 이동하였지만 정상보행 패턴의 문제를 보이면 다시 2단계로 이동하여 보행패턴을 재교육하여 환자의 저하된 기능에 따라 필요한 운동을 적용할 수 있다. 로봇 재활기기에는 적용한 데이터가 자동저장되어 평가를 할 수 있고, 이 또한 기능의 향상을 시각적으로 환자에게 제공하고 설명할 수 있어 재활의 의지를 높일 수 있는 기회가 된다.

낚시를 좋아하던 40대 중반의 남자 분은 뇌출혈이 발생할 때 낚시 중이었다고 하였다. 왼쪽 편마비 환자분으로 초기 입원 시 오른쪽으로 앉을 때 침대에서 오른쪽 다리는 바닥으로 내려왔으나 왼쪽 다리는 내려오지 못해 오른손으로 옷을 당기며 다리를 내렸으나 쉽지 않다는 표정을 짓고 있었다. 물론 보행은 불가능한 상태였다. 본인의 강한 의지와 물리치료 및 초기 로봇재활치료인 Erigo Pro를 적용한 결과, 약 3주 후에는 많은 호전을 보였다. 독립적으로 생활이 가능해졌지만 약간의 휘돌림걸음으로 인한 시간 지연을 보였다. 그 후 2주 동안 보행패턴 교정을 위해 Lokomat로 운동하여 정상보행에 가까운 움직임을 보여주었고 스스로도 만족하여 현재 가정으로 복귀한 상태이다.

이처럼 재활로봇의 장점은 필요한 움직임에 대해 정확하게 반복적으로 수행할 수 있으며 정교한 움직임의 제공이 가능하다는 것이다. 또한 치료에 적용된 힘, 토크 등의 수치를 기록으로 남길 수 있어서 의료서비스의 근거와 자료가 된다. 이러한 로봇재활의 긍정적인 효과가 나타나면서 국내 시장의 경우 연평균 45.1%씩 성장하고 있는 추세이다.

상지 가상현실 재활치료

상지재활로봇의 경우, 본원에서 사용하고 있는 상지로봇재활 Armeo Spring은 외골격계로 이루어져 있어 팔에 착용해 환자가 동작을 할 때 능동적 보조를 통한 움직임을 유발하게 된다. 환자 개개인의 근력에 맞춰 전완과 상완의 중력을 조정함으로써 상지의 능동적인 움직임을 유도할 수 있다. 또한 가상현실의 학습 환경에서 3D 움직임을 유도할 수도 있으며 상지의 한 가지 움직임을 연습할 뿐만 아니라 복잡하고 다양한 움직임을 반복훈련을 통해 일상생활에서 적용할 수 있도록 한다. 본원에서는 상지 가상현실 재활치료로 라파엘 스마트 보드와 라파엘 스마트 글러브를 운용하고 있다. 상지 가상현실 재활치료는 게임을 통해 상지근육을 활성화하고 시

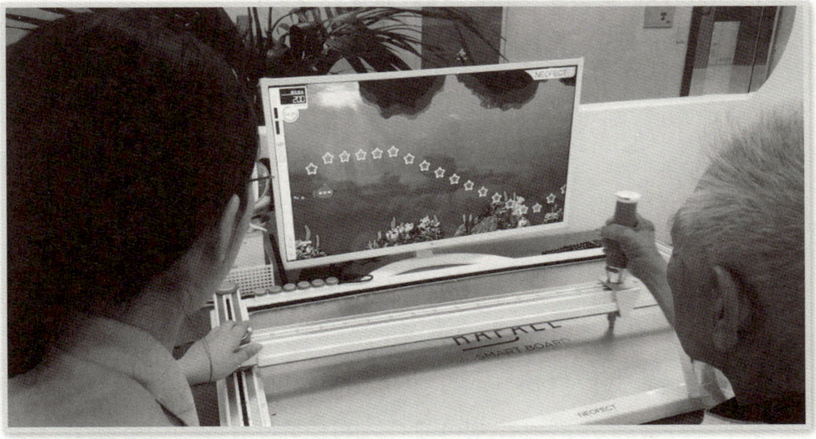

상지 가상훈련 치료

각과 청각을 자극하여 인지기능을 강화함으로써 환자들의 손상된 운동능력의 회복에 도움을 주며 측정한 데이터를 바탕으로 환자들에게 가장 적합한 훈련 게임을 제공하게 된다. 라파엘 스마트 보드는 어깨와 팔꿈치의 기능적인 움직임을 훈련하며, 라파엘 스마트 글러브는 전완 및 손가락의 움직임을 반복적이고 직접적으로 훈련하는데 중점적으로 적용한다.

상지 가상현실 재활치료는 치료사와 1:1로 30분간 치료 시 반복되는 운동에 대해 지루해하거나 힘들어 하는 경향을 게임을 통해 동기를 유발하여 능동적으로 참여할 수 있도록 하며, 고도의 집중력을 제공할 수 있다는 큰 장점을 가지고 있다.

이렇듯 로봇치료와 상지 가상현실 치료는 앞으로도 지속적으로 개척해 나아가야하는 치료 분야 중 하나이다. 환자의 문제점을 파악하고 문제 해결을 위해 로봇 재활기기의 장점을 활용하는 것은 치료사의 몫이며 치료사의 경험과 지식이 환자에게 더 나은 효과를 가져올 수 있기 때문에 새로운 재활의 한 분야로 자리 잡을 것이다.

퇴원환자 가정 복귀를 위한 주택 개보수 사업

환자분이 열심히 운동하여 독립적으로 생활할 만큼 많은 회복이 되면 퇴원을 하게 된다. 퇴원을 앞둔 환자 분의 집은 주택 2층으로 약 45 °의 경사가 있는 계단 15개를 오르고 내려야 하는 상황으로, 집으로 돌아가면 이 환자분은 바로 새로운 환경에 직면하게 된다.

환자분의 상태는 지팡이를 짚고 걸을 수 있는 정도였으나 그 계단은 정상인이 오르기에도 위험해 보였으며 주위에 잡을 수 있는 것도 없어서 외출이 힘들 것이다. 다른 누군가의 도움이 없다면 집 밖으로 나가는 것은 생각도 하지 못하고 매일 집안에서 생활해야하며 움직임의 양이 줄게 되고 점점 좌식생활을 하다 다시 와상상태로 입원하게 될 확률이 높아진다. 많은 환자의 경우 퇴원을 하였지만 사회적으로 스스로 활동하지 못함으로 다시 비용을 지출하게 되어 누구에게도 유익하지 않게 된다.

그래서 본원에서는 주택개보수 사업을 진행하고 있다. 주택개보수는 환자가 퇴원 1개월 전 담당 물리치료사, 작업치료사, 사회복지사, 영선기사가 환자의 집을 방문하여 그 환자분이 가정에 돌아가서 잘 적응하게 하

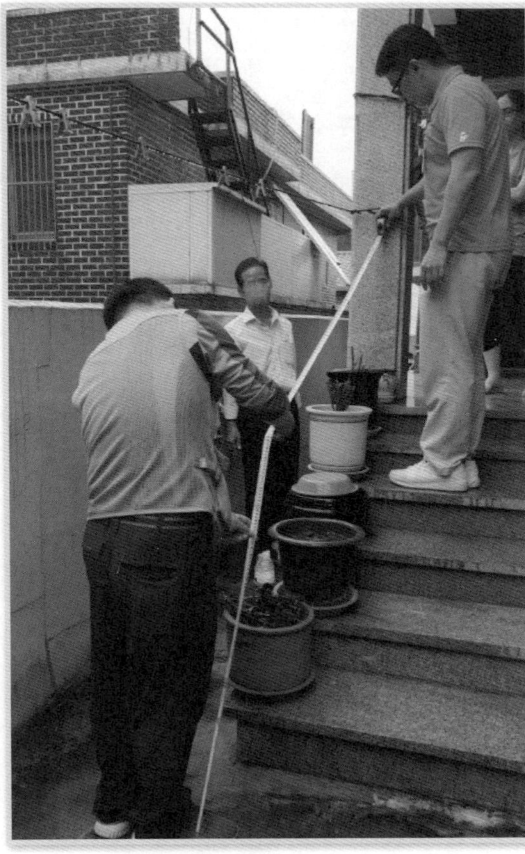

주택개보수 사업을 위한 환자주택 사전답사

기 위해서 시행된다. 집 구조를 변경하거나 안전 바를 설치하며 위험요소를 제거하여 지속적으로 집 안팎에서 활동할 수 있도록 하기 위한 목적으로 운영된다.

주택개보수 팀에서 물리치료사는 마비 측에 따른 자세변경 및 이동에 중점을 두고 접근하여 주택의 구조를 제안하고 집 구조에 맞추어 운동을 재설정하며, 작업치료사는 기능적 일상생활동작 측면에서의 정보를 제공하고, 집 구조에 맞추어 일상생활 훈련을 실시하게 된다. 사회복지사는 전반적인 업무를 추진하고 정보를 제공 · 공유한다. 영선기사는 정보를 취합하여 설치하고 서비스를 제공하게 된다.

이를 통해 환자분이 가정으로 복귀하였을 때 가정과 사회에서 생활을 통하여 일상적이고 정상적인 생활을 통해 제2의 인생을 누릴 수 있도록 하는 것을 목표로 한다. 물리치료사들도 환자가 퇴원 후 가정에서 독립적인 생활을 하기 위한 운동과 교육에 더욱 관심을 가져야 할 것이다.

병원에서의 치료 업무도 중요하지만 제2의 인생을 영위할 수 있도록 환자의 기능개선을 위해 힘써야 하는 부분은 더욱 더 확대되어야 할 것이다. 실제로 재활의 범위는 넓고 그중 물리치료사는 가장 중요한 역할을 맡고 있다고 해도 과언이 아니다.

산의 정상, 목표는 한곳이지만 오르는 길과 방법은 무수히 많기 때문에 환자 분이 산을 오르는데 있어 쉬어가더라도 내려가지 않고 계속 오를 수 있도록 방향을 설정하고 조력, 지지하고 응원하는 것이 물리치료사의 역할이라고 생각한다. 오늘도 이 일을 위하여 고민하고 즐겁게 일할 수 있는 물리치료사로서의 삶에 큰 보람을 느낀다.

Chapter 3

특수분야 물리치료사

1

나는 뼛속까지 트레이너

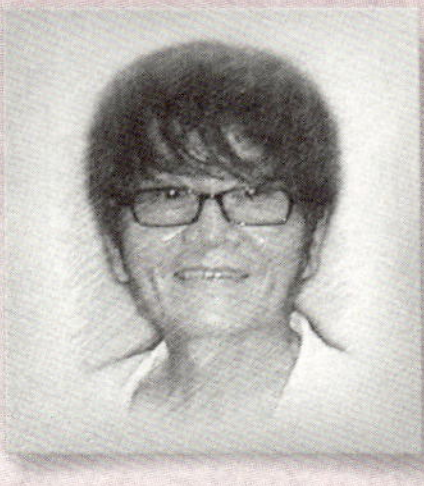

최주영

병원에서 물리치료사로 근무하다가 1982년 카타르배구대표팀에서 선수트레이너로 10년 동안 활동하였다. 1994년 대한축구협회의 의무팀장으로 대표팀에 합류하여 19년 동안 근무했고, 대한선수트레이너협회 회장을 하였으며 '최주영 스포츠재활센터'를 운영하였고 2019년 베트남 축구대표팀에서 트레이너로 일하고 있다. 2013년 『300번의 A매치』를 출간하였다.

나는 뼛속까지 트레이너

내 직업은 선수트레이너이다. 나를 지칭하는 수많은 표현 중 내가 가장 좋아하는 말이다. 나는 정말 그러한 사람이 되려고 노력했다. 선수들이 그라운드에 쓰러지면 100m 스프린터 못지않게 달려 나갔고, 재활훈련을 하는 선수가 있으면 그저 지켜보는 것이 아니라 함께 땀을 흘리면서 그 마음속의 상처까지 치유하려고 노력했다.

사람들은 대한민국 국가대표 축구팀의 의무팀장으로 나를 알고 있지만, 그것은 직함이지 직업이 아니다. 의무팀장이라는 직함 때문에 종종 전문의로 오해를 받기도 한다. 언론의 기사를 보면 내 직함과 직업이 여러 번 바뀌기도 한다. 물리치료사에서부터 트레이너, 재활 트레이너, 팀 닥터까지 나를 지칭하는 말이 다양하다. 축구 전문 기자들도 이러한데, 일반인들에게 선수트레이너라는 직업이 낯설게 느껴지는 것도 당연하다. 그도 그럴 것이 선수트레이너는 특별히 조명을 받는 직업이 아니기 때문이다.

선수트레이너는 선수를 위해 온전히 자신을 버릴 수 있는 사람이다. 기자들은 간혹 '숨겨진 주역'이라는 말로 나처럼 눈에 보이지 않는 곳에서 일하는 사람을 주목한다. 하지만 나는 주인공이 되고 싶은 생각은 꿈에도 없었다. 선수들을 관리하고, 최상의 컨디션을 유지할 수 있게 돕고, 부상을 하루빨리 털어내고 경기를 뛸 수 있게 해주는 것, 그 역할만으로 만족했다. 내가 치료를 해주고, 함께 고통스러운 재활훈련을 이겨내고, 심리적 압박까지 떨쳐내고 경기에서 골을 넣거나 선수 스스로가 만족할 수 있는 플레이를 펼칠 수 있으면 그만이다.

선수트레이너는 선수들의 건강을 총괄적으로 관리해주는 역할을 한다. 부상을 예방하고, 부상이 발생했을 때 응급처치를 하고, 정상적으로 활동할 수 있도록 치료와 재활을 수행한다. 흔히, 선수트레이너와 물리치료사를 혼동하기도 한다. 물리치료는 말 그대로 치료의 한 방법을 의미하고, 물리치료사는 손상 부위를 물리적인 방법으로 치료해주는 역할을 한다. 하지만 선수트레이너는 예방, 응급처치, 재활, 선수관리, 식단관리에 이르는 광범위한 역할을 한다.

그러나 물리치료사라도 팀에 들어오면 트레이너란 명칭으로 불리고 선수트레이너의 역할을 담당하게 된다.

그렇다면 팀 닥터와 선수트레이너는 어떻게 다른 걸까? 팀 닥터는 의사면허증이 있는 전문의를 말한다. 축구협회에는 의무분과가 있다. 그 파트에는 주치의 위원이 열여섯 명이 있는데, 이들은 보수를 받지 않는 명예직이다. 정형외과, 재활의학과, 신경외과 등 각 분야의 전문의들이 축구대표팀의 경기가 있을 때마다 선수단과 함께한다. 대부분 대학병원이나 개인병원, 대형 종합병원에 근무하고 있으면서 그때그때 각 경기에 참가한다. 팀 닥터는 경기마다 한 명씩 배정을 받는다. 눈썰미가 있는 축구 팬이라면 국제대회나 A매치 경기 도중 선수가 부상을 당하면 부리나케 달려가는 나 이외의 한 사람을 더 보았을 것이다. 그가 바로 팀 닥터이다. 의무팀장과 팀 닥터는 부상당한 선수를 치료하고 경기를 계속해서 뛸 수 있는지를 판단한다.

축구대표팀 의무팀장이었던 나는 수석트레이너로 선수트레이너들을 총괄하여 모든 대표팀 선수들을 관리하였다. 의무팀에는 선수트레이너가 나 이외 일곱 명이 있었다. 남자 다섯 명, 여자 세 명으로 구성된 의무팀이 나와 함께 선수들의 건강을 책임졌다. 여자 트레이너들은 청소년, 20세 이하, 성인 팀 등 모든 여자대표팀을 맡고, 남자 트레이너들은 나이별 각각의 모든 남자대표팀을 맡았다.

나는 주로 성인대표팀을 맡았다. 올림픽과 아시안게임, 아시안컵과 월드컵과 같은 A매치에 참가했다. 성인대표팀의 경기가 있을 때는 나 외에 두세 명의 선수트레이너들이 함께 배정되어 선수들을 철저하고 세밀하게 관리하였다. 대체로 내가 속한 팀에서 나는 선수들을 총체적으로 관리하며 주로 치료, 재활을 중점적으로 하면서 선수들의 식단 관리가 나에게는 대단히 중요한 업무였다. 영양공급을 잘 해주면서 최적의 컨디션을 만들어주어야 하고, 선수들의 입맛도 신경을 써야 해서 매번 식단을 정하는 일은 두 번, 세 번 고민을 하게 했다.

선수트레이너들은 선수들과 마찬가지로 함께 소집되어 동고동락하게 된다. 팀 닥터와 선수트레이너의 가장 큰 차이가 바로 이것이다. 팀 닥터는 경기가 있을 때에만 선수들을 찾아오지만, 선수트레이너들은 대표팀 관리가 곧 직업이었기에 소집이 되면서부터 선수들과 함께한다. 선수들이 훈련을 받을 때 함께 그라운드에 나가고, 전지훈련도 함께 가며, 숙소에서 같이 생활하면서 선수들의 건강을 면밀하게 살핀다. 장기간 훈련을 하다 보면 선수는 최적의 몸 상태를 유지하기가 어렵다. 선수트레이너는 선수에게 발생할 수 있는 부상을 예방하고, 컨디션을 유지할 수 있도록 도와주어야 한다. 더불어 손상되거나 뭉친 근육을 풀어주는 등 치료를 하고, 부상 부위의 근력을 강화시키거나 부상 부위에 따라 깨질 수 있는 몸의 밸런스를 유지할 수 있는 훈련을 병행한다. 특히 수술과 같은 전문적인 치료를 받은 선수는 면밀하게 체크하고 관리하면서 재활의 성공을 향해 최선을 다 해야 한다. 이때 중요한 것이 육체적인 부상뿐 아니라 심리적인 부상도 헤아려야 한다는 점이다. 힘든 재활을 이겨낼 수 있도록 독려하고, 재활의 확실한 목적을 강조하며 동기부여를 하기도 한다. 긍정적인 마인드를 심어주어 다시 그라운드로 돌아가 예전처럼 뛸 수 있다는 생각을 심어주어야 한다. 한 마디로 선수트레이너는 병원에서의 진단 및 수술 등 그 이외의 모든 것을 선수와 함께한다. 마치 어머니가 자식들을 보살피는 것처럼 선수들 곁에서 그들을 보살핀다.

수술을 하거나 병원에서 장기간 치료가 필요한 선수는 대표팀에 합류하지 않는다. 부상이 심각한 선수는 소속팀으로 돌려보내 치료하도록 한다. 대표팀에는 대체로 훈련에 참여할 수 있을 만큼 부상 정도가 경미한 선수, 혹은 곧 재활을 마무리하고 훈련에 참여할 수 있는 선수가 선발된다. 이들에게 자기의 몸은 소속팀뿐 아니라 자신의 가족, 자기 자신에게 소중한 자산이다. 행여 대표팀에 소집되었다가 부상이라도 당하면 참으로 안타까움은 이루 말할 수 없다. 그렇기 때문에 나는 대표팀에 선발된 선수들의 건강을 더더욱 유의하여 관리했다. 매일 긴장의 끈을 놓지 않고 선수들의 몸 상태를 체크하였다. 그래서 내가 스스로 늘 혼자 하는 말은, '빈틈없이'라는 말이다. 물론 지금도 그 말을 항상 되뇌이고 있다. 2002년 이후 의무팀은 더욱 안정되었고, 업무도 체계화되었다. 3~4명이 담당하던 것을 8명이 담당하게 되었으니 많은 변화가 아닐 수 없었다. 선수트레이너는 각 선수의 특성에 따라 치료와 재활에 능해야 하며, 그 선수의 성격이 내성적인지 외향적인지, 이전에 부상 전력이 있는지, 선수 심리는 어떠한지를 파악할 줄 알아야 한다. 한 마디로 '종합 맞춤 관리'라는 표현이 맞을 것 같다. 선수에 따라서는 80% 정도 몸 상태를 되찾았다고 판단되면 피지컬 트레이너에게 트레이닝을 받도록 하기도 한다. 하지만 피지컬 트레이닝에 들어갔다고 해서 선수 관리가 끝난 것은 아니다. 피지컬 트레이너와 함께 선수의 몸 상태를 점검하고, 최종적으로는 팀 훈련에 합류하고 경기에 뛸 수 있을 때까지 체크해야 한다.

애정이 없으면 3개월도 버텨낼 수 없는 직업이 선수트레이너이다. 이러한 일을 하기 위해서는 "선수들과 함께 하겠다."는 다짐은 물론, 체력도 준비되어 있어야 한다. 자기 몸 관리에 선수 못지않게 철저해야 한다. 하루 종일 선수들의 일거수일투족을 지켜보며 그들과 함께 훈련한다. 선수들이 잠이 들면 그제야 눈을 붙일 수 있고, 선수들이 일어나기 전에 먼저 일어나 하루 업무를 체크한다. 대표팀은 모든 큼직한 A매치 대회를 앞두고 소집된다. 나라를 대표하는 선수들이 모이다 보니 관리에 더욱 철저할 수밖에 없었다. 대표팀을 담당하는 선수트레이너에게 강인한 체력은 필수이다. 강인한 정신력 또한 필요하고, 봉사와 희생정신은 기본이다. 하지만 정신력은 다짐만으로 한계가 있다. 1년, 2년을 정신력으로 버티기에도 무리가 있다. 따라서 일정 부분 타고나는 성격과도 잘 맞아야 한다. 어떻게 하루하루를 남(선수)에게 맞출 수 있는지, 피곤한데 어떻게 항상 웃는 낯으로 선수들을 마주할 수 있는지 물을지도 모르겠다. 그런 생각을 하는 사람은 선수트레이너를 할 수 없다. 아무리 피곤하더라도 선수들이 치료실에 들어서면 활짝 웃으며 선수들을 맞아주고 완벽하게 치료해 주어야 한다. 그래야만 선수들도 안정을 되찾고 다음 경기를 위해 최상의 컨디션을 유지할 수 있다. 내가 뼛속까지 트레이너라고 말하는 것은 바로 이런 것을 의미한다. 직업이 아닌 100%의 선수트레이너가 되어야 한다. 선수트레이너는 시간을 대부분 선수들과 함께하기 때문에 자신의 사생활을 누리기가 쉽지 않다. 선수 관리는 시간과 공을 들여도 마음대로 되지 않는다. 그러다 보니 가족들에게 소홀해질 수밖에 없다. 내가 나이를 먹을수록 아내 또한 나이가 들어가고, 아이들은 커간다. 그 시간 동안 나는 남편으로서, 아빠로서 함께 추억을 공유할 시간이 부족했다. 내가 좋아하는 일을 하고 있지만, 가족들에게 어찌 미안하지 않을 수 있겠는가! 돌이켜보면 내가 30년 동안 선수트레이너를 할 수 있었던 것도 아내와 아이들의 든든한 후원이 있어서 가능했다. 좋은 선수트레이너가 되기 위해서는 개인의 열정 못지않게 중요한 것이 있다. 바로 가족들의 응원과 후원이다.

대표팀 선수들이 소집되는 당일, 나는 선수들을 일일이 체크한다. 부상이 있거나 통증 부위가 있는 것을 확인한다. 물론 소집된 선수들은 훈련에 합류할 수 있는 상태이지만, 간혹 경미한 부상을 안고 소집되는 선수도 있다. 치료가 필요하지만 팀 훈련을 병행할 수 있는 선수도 있고, 하루 이틀 정도 치료에 집중을 하고 훈련에 참여할 수 있는 선수도 있다. 부상이 있는 선수에게는 언제 다쳤는지, 현재 어떤 상태인지, 정상적인 운동이 가능한지, 치료는 어떻게 해왔는지를 파악해 감독에게 보고한다. 그리고 선수에게 맞는 치료와 재활프로그램을 만들어 선수와 훈련에 돌입한다. 경기 중 선수가 부상을 당하면 교체 여부를 결정하는 것도 수석 트레이너가 한다. 함께 나간 팀 닥터와 상의해서 결정한다. 선수가 그라운드에 쓰러지면 주심은 선수를 살펴 본 후 필요한 경우 해당 의무팀에게 사인을 보낸다. 선수를 살펴보는 시간도 길어지면 주심은 팀 닥터와 선수 트레이너에게 선수를 데리고 사이드라인으로 나갈 것을 지시한다.

선수들의 심신 부상에 대처하기

여러 가지 방법이 있겠지만 한 가지 예를 든다면, 타박상으로 근육을 다친 선수에게는 다친 부위에 힘을 주어 보라고 하는 것이다. 근육에 힘을 줄 수 있는지 없는지를 파악하는 것이 중요하다. 냉각 스프레이를 분사 후 "힘주어 봐."라고 요구했을 때 선수의 대답이 "힘이 안 들어가요." 이런 경우에는 바로 교체를 해주어야 한다. 온전히 힘을 주고, 걸을 수 있는 상태라면 가볍게 뛰어보라고 한다. 그 상태에서 큰 통증 호소가 없으면 다시 경기에 투입한다. 그러나 중요한 것은 그 선수의 뛰는 모습을 어느 정도는 관찰해 보아야 한다는 것이다. 약간이라도 절면서 움직인다면 교체해 주는 것이 좋다. 발목에 부상을 당했을 때는 냉각 스프레이를 뿌려주고 다친 부위를 움직일 수 있는지 확인한다. 단순히 통증이 있는 것인지 체중을 실어서 걷지 못하는 것인지 파악하는 것이 중요하다. 만약 부상을 당한 쪽에 체중을 싣지 못하면 선수를 교체해 주어야 한다. 경기 중 심각한 부상을 입은 것으로 판단되면 선수를 벤치가 아닌 라커룸으로 옮긴다. 팀 닥터가 선수의 증상을 확인해 병원으로 보낼 것인지를 판단한다. 이때 나는 라커룸으로 들어가지 않는다. 또 다른 부상 선수가 생길 것을 대비해 벤치에 남아 경기를 지켜본다. 만약 라커룸으로 옮긴 선수가 부상이 심해 병원으로 이송되면 선수트레이너 한 명이 동행해 상황을 나에게 보고한다. 경기를 치른 날 밤이면 치료실은 선수들로 가득 찬다. 가벼운 부상을 당했거나 통증이 느껴지는 선수는 물론, 근육이 뭉쳐있는 선수와 피로를 느끼는 선수가 치료를 받는다. 내가 부상 부위에 손을 조심스럽게 가져다 대지만 선수들의 얼굴은 일그러진다. 나는 선수들의 부상 부위를 손으로 만져서 정확한 위치를 확인하고 근육과 힘줄 등 문제가 있는 부위는 촉진하여 치료한다. 발목 염좌와 같은 부위도 손으로 하는 수기치료가 효과적이다. 요즘은 고주파 치료기, 레이저 치료기, 충격파 치료기와 같은 치료 장비들을 활용한다. 부상 부위와 정도에 따라 장비를 사용해 예전에 비해 더 좋은 치료 효과를 기대할 수 있다. 하지만 전적으로 장비에 치료를 맡길 수는 없다. 인체는 평면적이지 않다. 가령 복숭아뼈의 경우 도드라진 부위와 굴곡진 부위가 있는데, 이렇게 입체적인 부상 부위는 장비보다 사람의 손으로 치료해주어야 효과적이다.

육체적인 부상과 통증은 수기치료와 치료 장비를 통해 치료할 수 있다. 그러나 의학적인 치료 외에도 심리치료가 필요하다. 물론 심각한 심리치료는 심리치료사에게 의뢰해야 한다. 선수트레이너가 할 수 있는 심리적인 치료는 심리치료사와 다르다. 정확하게 말하자면 심리치료가 아니라 심리적인 안정을 되찾을 수 있게 도와주는 것, 조금 더 나아가면 많은 경험을 통한 경미한 심리치료는 가능하다는 것이다. 부상을 당한 선수가 재활훈련을 하는데, 훈련 중 트랙을 뛰어야 한다고 생각해보자. 트랙을 한 바퀴 도는 데 40초 정도 유지하라는 지시를 하고 나는 타임워치만 들고 있다면 선수는 어떤 마음이 들까? 매일매일 트랙을 계속해서 돌다 보면 지루할 수밖에 없다. 게다가 머릿속에는 몸이 완쾌될 수 있을지, 예전처럼 제 기량을 발휘할 수 있을지 불안함과 초조함을 떨쳐낼 수 없을 것이다. 나는 선수와 함께 트랙을 달린다. 트랙을 달리며 선수에게 들려주는 말은 비슷한 부상을 경험하고 회복해서 뛰고 있는 나름 유명한 선수들이 열심히 재활에 임했고 땀을 흘려 이렇게 뛰었다는 이야기들이다. 또한 더욱 용기를 내고 끈기를 잃지 않고 성공적인 재활이 될 수 있도록 힘을 내자는 말을 하면서, 나 자신도 "으쌰 으쌰" 힘을 내곤 하였다. 재활훈련을 거치면 예전 같은 몸을 되찾고, 오히려 더 좋은 활약을 할 수 있다고 말하며, 이것이 오히려 선수에게는 좋은 찬스라는 것을 은연 중에 불어넣어 주고 긍정적인 미래를 심어주려고 한다. 더불어 선수가 너무 빨리 뛰거나 너무 느리게 뛰지 않게 속도를 조절해준다. 곁에서 함께 땀을 흘리며 뛴다는 것만으로도 선수는 지루해하지 않는다. 재활이라는 긴 터널 같은 시간을 함께 버텨주면서 선수가 팀 훈련에 참가할 때까지 힘을 불어넣어 주는 것이다.

물론 부상 그 자체에 심리적인 부상이 동반된다. 만일 1개월 이상 재활이 필요할 정도로 큰 부상을 당한 선수는 심리적으로도 큰 부상을 입게 된다. 같은 부위를 또다시 다치게 되면 선수생명이 끝날지도 모른다는 두려움에 완쾌되더라도 그라운드에서의 몸놀림이 소극적이거나 둔해질 수도 있다. 나는 부상을 당했던 선수와의 대화를 통해 부상당한 부위가 완전히 치료되었고, 오히려 재활 훈련을 통해 이전보다 더욱 건강한 상태가 되었다는 것을 주지시킨다.

부상 회복을 위한 재활프로그램

큰 부상을 입어 수술을 경험한 선수에게는 기본적인 재활프로그램을 순차적으로 진행한다. 가장 기초적인 재활은 치료를 받는 침상 위에서 시작된다. 부상 부위에 힘이 부과되지 않게끔 눕거나 앉아서 여러 가지 동작을 취하게 한다. 부상 부위에 자신의 체중을 실을 수 있을 만큼 호전되면 관절의 운동범위를 늘여준다. 부상을 당하면 관절이 꺾이는 각도가 현저하게 줄어든다. 재활 초기에 각도를 잡아주지 않으면 나중에 교정하기가 쉽지 않다. 그러고 나서 몸의 유연성을 길러주는 훈련을 실시한다. 부상 주위의 유착되고 긴장됐던 힘줄이나 근육이 유연해질 수 있도록 회복해주는 것이다. 유연성을 되찾으면 몸 전체의 고유 감각 기능도 되찾게 된다. 동시에 근력을 회복시켜 주어야 한다. 근력을 회복시킬 때에는 아주 가벼운 무게로 운동을 시작한다. 근육이 키워졌으면 트레이닝 장비를 이용한다.

이런 과정으로 재활훈련을 수행해 나간다. 가벼운 러닝도 무리가 가는 선수에게는 수중훈련을 실시한다. 수중에서 심폐기능을 향상시키고, 근력을 키우는 운동을 한다. 이후 민첩성을 키우고, 축구선수의 기본인 주력을 단련하는 훈련을 한다. 이 단계까지 선수가 무리 없이 따라오면 기능훈련과 체력훈련, 각종 스포츠에 맞는 기술훈련을 병행한다. 그리고 나면 팀 훈련에 합류시킨다. 축구공으로 신체 부위를 이용하는 기술훈련을 할 때 통증 없이 모든 기술을 발휘할 수 있다면 재활훈련이 끝나는 것이다.

재활훈련은 다친 부위에 따라 그 부분 위주로 재활을 하지만 다른 부위나 병력이 있는 부위, 역학적으로 문제가 있는 모든 부분들에 대해서도 회복이 되어야 한다. 만일 발목이 다쳤다면 발목 부근의 근육을 단련하게 하면서도, 허벅지와 종아리 근육도 함께 단련시킨다. 또한 정상적인 컨디션을 유지하기가 어렵다면 몸의 밸런스를 맞춰주면서 모든 부위의 컨디션을 최고의 상태로 만들어주는 것이 재활 프로그램이다.

내가 계획한 재활 프로그램에 따라 함께 땀 흘리던 선수가 완치되었다는 의학적 판결을 받는 것만으로도 기쁘기 그지없다. 그런데 그 선수가 그라운드에서 멋진 활약을 보인다면, 그 선수와 내가 동일시되는 듯한 느낌을 받는다. 말로 표현할 수 없는 벅찬 감정에 몸이 떨린다. 선수트레이너로서 그보다 더 행복한 순간이 있을까? 그 뿌듯함과 기쁨이 선수트레이너로서 살아갈 수 있는 힘이 된다.

부상 방지를 위한 네 가지 원칙

축구는 전쟁이다. 아름다운 전쟁이다. 그라운드에는 수많은 부상의 위험이 도사리고 있지만, 공이 네트를 가르기까지 선수들의 몸놀림으로 이어지는 과정은 가히 예술이다. 그 아름다운 전장의 한가운데서 부상 선수가 생기면 나는 지체 없이 달려가야 한다. 누구보다 빨라야 한다. 간혹 우스갯소리로 하는 말이 있다. 내가 평상시에는 100m 달리기 세계 최고의 선수인 우사인 볼트와 상대가 되지 않겠지만, 많은 관중이 모인 그라운드의 100m 앞에서 부상당한 선수가 있다면 나는 그 선수보다 빨리 달릴 것이다. 내가 그라운드에 모습을 보인다는 것은 우리 선수가 부상을 당했다는 것을 의미하기 때문이다. 축구는 '그라운드의 전쟁'이라고 불릴 만큼 몸싸움이 심하고, 체력의 한계도 경험하게 되는 스포츠이다. 심판의 마지막 휘슬이 울리기 전까지 한시도 긴장의 끈을 놓을 수 없다. 순간의 방심이 큰 부상으로 이어진다. 또한 아무리 몸을 풀고 대비를 해놓았다고 부상이 피해가지도 않는다. 나는 매 경기마다 마음속으로 기도했다. 우리나라를 대표해 경기에 임하는 선수들이 다치지 않기를 빌고 또 빈다.

예기치 못한 부상은 피할 수 없겠지만, 그렇더라도 부상을 방지하는 몇 가지 원칙이 있다. 부상 방지를 위한 네 가지 원칙만 지킨다면 어느 정도 부상을 예방하거나 최소화할 수 있을 것이다.

집중한다 부상을 예방할 수 있는 가장 중요한 원칙은 바로 집중력이다. 집중력은 선수들이 지녀야 할 가장 중요한 덕목이다. 경기에 집중하지 못하는 선수는 결코 좋은 선수로 성장할 수 없다. 언제 어떤 상황이 벌어질지 모르는 것이 바로 축구이다. 또한 심판의 판정이나 코칭스태프의 말에도 귀를 기울여야 한다. 경기가 진행되는 동안 모든 감각을 열어두고 몰입해야만 한다.

마찬가지로 부상을 예방하는 데도 집중력이 중요하다. 경기에 집중하는 선수는 상대 선수의 움직임을 읽을 수 있고, 예측할 수 있다. 상대 선수의 움직임을 알면 부상당할 확률이 현저히 낮아진다. 대비가 가능하기 때문이다. 집중력을 잃고 순간적으로 방심하면 상대 선수의 움직임을 볼 수 없다. 거친 태클이나 공중 볼을 다툴 때 순간적인 방심은 부상을 초래하거나 상대 선수에게 심각한 부상을 안겨줄 수 있다. 경기에 완전히 몰입해서 상대 선수의 움직임을 예측하고 스스로를 보호하는 것인 부상 방지를 위한 가장 중요한 원칙이다.

컨디션 좋은 날을 조심한다 선수들에게는 컨디션이 좋은 날이 있다. 유난히 컨디션이 좋은 날은 괜스레 마음이 들뜨고, 일도 잘되고, 몸도 가뿐하다. 컨디션이 좋은 선수들은 평상시에 하지 못하던 동작을 해낸다. 공으로 하는 기술적인 동작들이 평소에는 10번 중 3~4번 성공했다면 컨디션이 좋은 날은 8~9번 성공하는 것이다. 그런 날은 경기 중에도 기술적인 동작을 자주 하게 되고, 1대 1 대결에서도 자신 있게 돌파하게 된다.

컨디션이 좋은 날 조심해야 하는 이유 두 가지는 먼저 몸놀림이 예사롭지 않다는 것을 간파한 상대선수들에게 표적이 될 수 있다는 점이다. 상대 선수들은 맹활약할 기미가 보이는 선수를 거칠게 압박한다. 다른 하나는 스스로 무리를 하게 되어 부상을 당할 수 있다는 점이다.

A매치는 대부분 사전에 상대 선수들에 대한 분석이 면밀하게 이루어진다. 어떤 선수가 어떤 플레이를 할 수 있는지 인지되어 있다. 경기를 하다 보면 컨디션이 좋은 선수를 금세 구별할 수 있다. 그때부터 상대 선수들의 마크가 거칠어진다. 상대가 자주 몸을 부딪쳐오고, 태클을 건다. 컨디션이 좋은 선수를 주눅 들게 만들려는 의도이다. 이러한 상대의 압박에 대비해 몸을 조심해야 하는데, 컨디션이 좋기 때문에 더욱 적극적이 된다. 지나친 적극성은 부상으로 가는 지름길이다. 거친 마크를 스스로 돌파하려는 것보다 지혜롭게 동료를 이용하는 것이 좋다.

컨디션이 좋을 때는 잘 안 되던 동작도 가능해진다. 하지만 평소 잘 되지 않았던 동작을 하다 보면 근육과 힘줄에 좋지 못한 영향을 줄 수 있다. 가령 턴 동작을 할 때 상대 선수보다 움직임의 제동이 잘 걸려서 드리블로 상대 선수를 제치고 앞으로 나아가려고 할 때 근육이나 힘줄 등에 무리가 갈 수 있다. 무리한 플레이는 자신의 몸을 혹사시킨다. 경기 중에는 몰랐지만, 경기가 끝난 다음 부상이 발견될 가능성도 있다. 컨디션이 좋은 날 부상을 당한 선수들은 하나같이 말한다. "선생님, 오늘 진짜 컨디션이 좋았어요." 억울함이 잔뜩 묻어 있다. 일상생활에서도 컨디션이 굉장히 좋은 날은 스스로 절제해야 한다.

약한 부위는 철저하게 보강한다 운동선수가 부상을 당하는 상황은 두 가지이다. 하나는 상대 선수와 부딪쳐서이고, 다른 하나는 혼자 부상을 입는 경우이다. 상대방과의 충돌 없이 혼자서 부상을 당하는 이유는 또 두 가지로 나눌 수 있다. 무리한 동작을 했거나 평소 약한 부위를 보강하지 않은 것이다. 자신의 약한 신체 부위를 지속적으로 보강하는 것만으로도 부상을 방지할 수 있다. 평상시 발목을 자주 접질리는 사람은 발목 주변의 근육을 강화시켜주어야 한다. 작은 튜브를 가지고 다니면서 시간이 날 때마다 발목 주변강화 운동을 하면 접질리는 횟수를 줄일 수 있다.

스스로 훈련하는 것이 어렵다면 선수트레이너를 통해 프로그램을 짜서 보강훈련을 실시해야 한다. 약한 부위이기 때문에 다치는 게 당연하다고 생각해서는 안 된다. 단점을 장점으로 바꾸기 위해 노력해야 한다. 수술을 했던 부위도 보강훈련을 해주어야 한다. 재활훈련이 끝났다고 수술했던 부위를 방심해서는 안 된다. 꾸준히 보강훈련을 해서 근력을 키워주었을 때 진정한 재활이 완성되는 것이다. 또한 수술한 부위는 심리적인 불안감까지 남아 있다. 보강훈련을 통해 자신감을 북돋아주는 것이 좋다. 수술하기 전 혹은 부상을 당하기 전보다 더욱 튼튼하게 만들어 단점을 보완하는 동시에 장점으로 승화시킬 수 있는 선수 개인의 노력이 필요하다.

작은 부상도 소홀히 하지 않는다 선수들은 자신들의 몸 상태를 가장 잘 알고 있는 동시에 잘 모르고 있다. 자신이 어디가 아픈지에 대해서는 알고 있지만, 정확히 어떤 곳이 어떻게 잘못되었는지에 대해서는 모른다. 그러다 보니 작은 부상에 대해서 별것 아니라 치부하고 대수롭지 않게 생각한다.

간혹 중요한 경기가 끝나고 이튿날이 되어 아프다고 찾아오는 선수들이 있다. 경기 직후에 경미한 통증이 있는 것을 당연하게 여기고 '금방 낫겠지'라고 생각했는데 다음 날 통증을 참지 못하고 찾아오는 것이다. 통증이나 부상을 스스로 판단해서는 절대 안 된다. 경기가 끝나고 다음 날 아프다고 나를 찾아오면 안타깝기 그지없다. 경기 중에는 선수들끼리 무수히 부딪치기 때문에 선수 한 명 한 명의 통증이 있을 만한 곳을 알 수는 없다. 경기 다음 날 찾아와 "여기 아파요, 선생님."하고 말하면 나는 "거기가 왜 아파?"라고 말할 수밖에 없다. 경기가 끝난 직후 혹은 저녁에 말했다면 더 정확히 상황 설명을 들을 수 있고 빨리 치료할 수 있는데 말이다.

통증이 있는 부위는 간단한 치료로도 상당한 효과를 볼 수 있다. 또한 경미한 부상이라고, 가만히 놔두어도 괜찮아질 거라 생각하면 큰 부상을 초래할 뿐이다. 그래서 중요한 것은 어느 연습이든지 경기 중이든지 조그만 부상이었다 하더라도 트레이너들은 꼭 기억을 해서 운동 후나 시합 후에 선수가 괜찮다고 말해도 반드시 치료를 해주어야 한다. 이제는 선수 대부분이 컨디션이 얼마나 중요한지를 깨달아 모든 면에서 프로로서 작은 통증도 관리하는 것이 자신을 위하는 것이라는 사실을 잘 알고 있다. 선수는 스스로 자신의 몸을 소중하게 생각해야 한다. 그렇지 않으면 아무리 좋은 환경에서 체계적인 관리를 받아도 무용지물이 된다.

트레이너 입장에서 위의 네 가지 원칙만 잘 지켜도 선수생활을 보다 원활하게 할 수 있다고 본다.

선수트레이너가 되려는 후배들에게

선수트레이너가 되려는 후배들이나 대학에서 내 수업을 듣는 학생들에게 나는 항상 '열정'에 대해 이야기한다. 열정이라는 말이 모호하게 들릴지 모르겠지만 완전히 몰입해 최선을 다하는 것, 그것이 바로 열정이다. 내 의지가 아니라 나도 주체하지 못하는 '그것', 아무리 피곤해도 그들 앞에 서면 잠자던 나의 '그것' 바로 그 '열정'이 나도 모르게 솟구쳐 오는 것 말이다. 선수트레이너라면 자신이 맡은 일, 즉 선수들을 위해 '충분'하게 일하려 하지 말고 '완벽'하게 일하려는 자세를 갖추어야 한다. 그러기 위해서는 끊임없이 공부하고, 연구해야 한다. 그저 선수들을 치료하고, 재활을 돕는 것만으로도 충분히 제 역할을 하는 것이라고 생각하면 안 된다. 선수들을 빈틈없이 관리하고, 부상 부위를 완전히 치료하고, 재활을 통해 이전보다 몸을 더 튼튼하게 만들어주려는 '완벽'을 지향하는 태도가 필요하다. 이러한 태도는 자신이 지닌 열정에서 나올 수 있다.

선수트레이너는 조명을 받는 직업이 아니다. 트레이너는 선수들이 조명을 받을 수 있도록 도와주는 역할을 한다. 때문에 선수에 대한 애정이

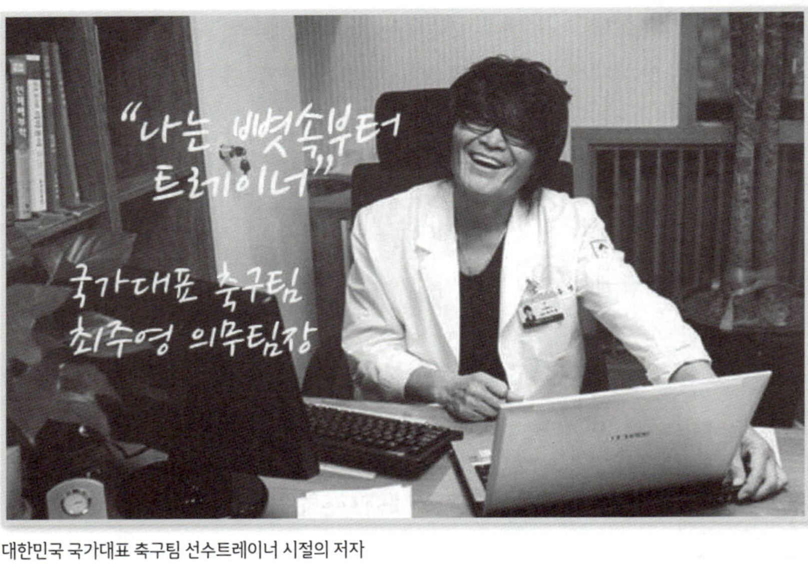
"나는 뼛속부터
트레이너"
국가대표 축구팀
최주영 의무팀장

대한민국 국가대표 축구팀 선수트레이너 시절의 저자

필요하다. 애정이 없으면 선수트레이너는 직업인이 되고, 직업인이 되어버린 선수트레이너는 즐기면서 일을 할 수 없다. 선수들에 대한 사랑과 애정이 가득해서 아무리 피곤해도 선수들을 보면 힘이 나야 한다. 내게 직업은 없다. 오직 그들 곁에 내가 있으므로 행복하고 가슴이 두근거릴 뿐이다. 내 손과 발, 마음을 힘차게 뛰게 만드는 그들이 있을 뿐이다.

선수를 치료할 때는 열정과 사랑으로 대해야 한다. 자신이 알고 있는 지식으로만 치료하고 재활훈련을 지시하면 선수들은 선수트레이너에게 마음을 열지 않는다. 머리로만 치료하는 것이 아닌, 마음으로 전달되는 치료를 해야만 선수들도 마음을 열고 다가온다. 선수들이 마음을 열고 다가올 때 더 좋은 치료가 가능해지며 재활도 순조로워진다.

나 역시 사람이기에 피곤하면 얼굴이 까맣게 변하고, 표정도 어두워진다. 자꾸 눕고 싶어진다. 하지만 선수가 치료실 문을 열고 들어오면 언제 그랬냐는 듯 나도 모르게 얼굴 표정이 밝아진다. 사실 이러한 마음은 의지를 지닌다고 되는 일이 아니다. 얼마 동안은 의지만으로 가능하겠지만, 그러한 태도를 이어나가기는 어렵다. 진정한 마음에서 우러나와 의식이 아닌 무의식적으로 표출되어야 한다. 왜 지금에서야 왔느냐고 하며 선수에게 다가가면 선수들은 어리광을 부리듯 문제를 자세하게 털어놓는다. 선수트레이너의 진실한 마음은 고스란히 선수에게 전해지기 마련이어서 유대감을 형성하기 위해서는 사랑과 애정이 필요하다.

천직이라는 말이 있다. 하늘이 내려준 나에게 꼭 맞는 직업이라는 뜻이다. 선수트레이너는 직업이라는 말에서 벗어날 때, 보다 완벽에 가까운 선수트레이너가 될 수 있다. 직업인이란 관점으로 생각하면 선수트레이너는 어느 시점에서 너무나 힘들다는 것을 느끼게 된다. 직업인이 아닌 스포츠를 사랑하는 사람이 되지 않는다면 선수트레이너의 삶을 완전히 살아내지 못한다. '나는 스포츠가 너무 좋다. 선수들이 너무 사랑스럽다.' 이것이 선수트레이너가 지녀야 하는 마음이다.

자신 안에서 솟아올라 억제하지 못하는 뜨거움과 열정이 있어야 한다. 만약 내가 가르친 제자가 5년, 10년이 지난 후에도 내가 가르친 그대로 그 방식대로만 선수를 치료하고, 재활프로그램을 적용한다면 내 마음은 무척 안타까울 것이다. 물론 항상 새로워야 하는 것은 불가능하지만 최소한 무엇인가 발전된 모습이 있어야 한다. 그저 자신이 아는 것만으로도 선수를 관리하기에 '충분'하다고 생각하는 것은 올바르지 못하다. 선수트레이너는 열정과 사랑은 물론, '완벽'을 향해 나아가야 한다. 지난 30년간 쉬지 않고 달려온 선수트레이너로서 나의 삶이 그러했다. 쉽게는 맛볼 수 없는 선수트레이너의 즐거움을 알게 된다면 이 직업을 사랑하지 않을 수 없게 될 것이다.

지난 2018년 12월 아시안 게임 4강과 스즈키 컵을 우승시킨 베트남 국가대표팀 박항서감독의 콜 앞에 나는 주저하지 않았다. 중간 중간 달려가 베트남 선수들을 치료하고 재활을 도왔다. 우리나라 선수가 아니어도 내가 도움을 줄 수 있다면 그저 좋을 뿐이다. 그래서 반드시 필요한 사람이 된다는 것이 얼마나 중요한 것인지 모른다. 그것에는 그것이 주는 기쁨을 만끽하는 행복이 있다.

나는 오늘도 어린 선수들과 만나 이야기를 나누고, 웃고, 땀 흘린다. 즐거움은 찾아오는 것이 아니라 찾아가는 것이라는 단순한 사실을 알게 된 순간부터 선수들을 만나는 것이 더욱 즐거워졌다. 지금도 선수트레이너로 지내는 하루하루가 즐겁고 행복하다. 늘 하나님께 감사드리며 이 모든 영광을 하나님께 드린다.

2

즐거움과 가능성을 일깨워주는 수중운동

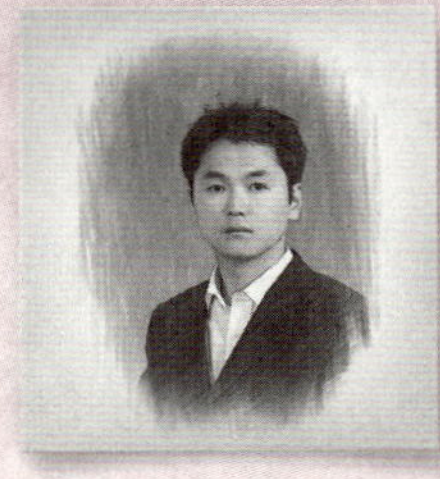

이제욱

대구대학교 물리치료학과를 졸업한 후 장애인복지관에서 수중치료사로 근무하였고, 2013년에 이즈원 수중운동연구소를 설립했다. 대구대학교 대학원에서 물리치료 석사학위, 동대학원에서 재활산업학과 박사과정을 수료하였다.

한 아이와의 만남

대학교 3, 4학년이 되면 캠퍼스의 낭만에서 멀어지고 취업에 대한 압박감이 다가온다. 나의 경우도 졸업하면 무엇을 할지 갈피를 못 잡은 상황이었다. 그러던 중 대학교 3학년 때 한 아이를 만났다. 그 아이는 뇌성마

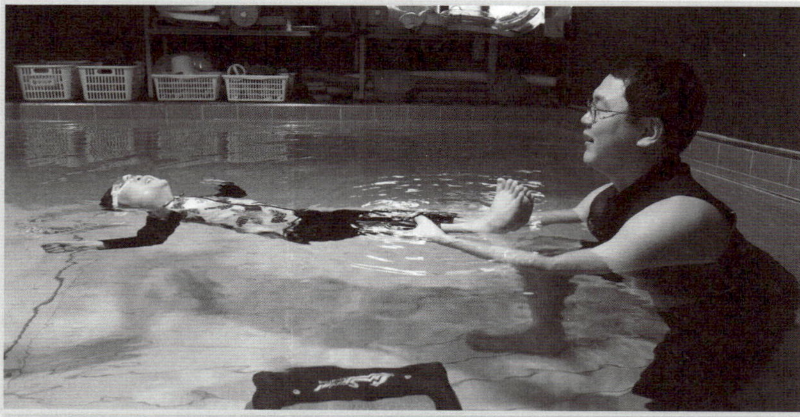

물속 적응훈련

비 아동으로 혼자 걸을 수 없어서 엄마가 뒤에서 안듯이 잡아주어야 간신히 걸을 수 있었다. 그 아이는 수영을 배우고 싶어 했다. 하지만 그때가 2003년도 가을 즈음이니 서울 · 경기 지역에는 종합병원이나 장애인 복지관에서 수중물리치료를 하는 곳이 있었지만, 대구에는 아직 수중물리치료 서비스를 제공하는 곳이 없었다.

아이의 엄마는 여기저기 수소문하며 관련 정보를 찾았지만 마땅치 않았고 결국 수영장에서 수영을 가르쳐주고 보조해줄 선생님을 구하게 되었다. 하지만 아무 선생님에게 아이를 맡길 수는 없었고 장애아동에 대한 이해와 기본적인 물리치료에 대한 지식을 알고 있는 선생님을 찾게 되었다. 그래서 그 아이를 치료하고 있는 선배가 학과 홈페이지에 글을 올리게 되었고 나는 그 글을 보자마자 망설임 없이 연락하게 되었다.

수영은 고등학교 때부터 시작해서 꾸준히 해오고 있었기 때문에 자신 있었다. 그래서 그 아이에게 단계적으로 아주 쉽게 가르쳐 주었지만 생각보다 쉽지 않았다. 일단 물의 온도가 낮아 아이가 추워했고 경직으로 뻣

뻣한 몸이 물속에서 더 뻣뻣해졌다. 폐활량이 낮아 호흡 조절을 잘하지도 못했고 머리를 숙이고 엎드려 떠 있는 상태를 오랫동안 유지하기도 힘들어 했다. 자세 조절도 힘들어 작은 물결에도 아이의 몸은 휘청거렸고 첨벙거리는 물이 얼굴에 튀면 아이는 많이 놀랐다. 왁자지껄한 소음도 아이에게 긴장감을 더해주었다. 모든 환경이 낯설고 두려웠지만, 다행히도 아이 얼굴에는 호기심과 즐거움이 간간이 꽃 피었다.

물은 잘 모르면 두렵지만 잘 알면 재미있다. 아이가 할 수 있는 목표를 설정하고 단계적, 반복적으로 훈련한 후 그 과제를 완수할 수 있도록 하였다. 그런 과정이 아이에게 성취감을 주었다. 성취감은 자신감이 되어 새로운 과제에 도전할 수 있는 힘이 되었고 스스로 할 수 있다는 믿음이 생겨 모든 활동에 동기부여가 되었다.

한 가지씩 과제를 완수할수록 아이가 느끼는 내적 성취감뿐만 아니라 외적 신체 기능이 좋아지는 걸 볼 수 있었다. 누가 손을 잡아줘야만 간신히 걸을 수 있었던 아이가 물속에서 혼자 걸을 수 있게 되었고 자유롭게

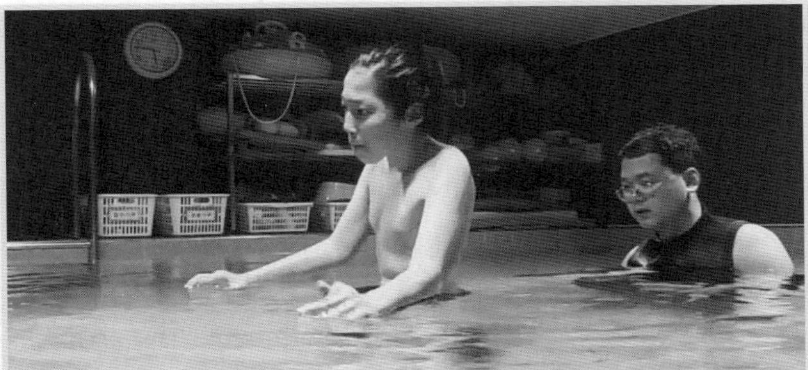

수중 독립 보행훈련

유영할 수 있는 단계가 되면서 물 밖에서도 혼자 걷기 시작했다. 자세 조절과 균형 능력이 좋아지면서 훨씬 안정감 있게 걷기 시작했다. 아이 엄마는 더는 아이 뒤에서 안듯이 하고 걸을 필요가 없게 되었다.

일주일에 한 번, 매주 토요일마다 아이를 지도했지만 아이는 그 시간을 무척 기다렸다. 입소문을 타고 어느새 지도해야 할 아이가 2명, 3명씩 늘어났지만 힘들다기보다 새로운 일을 한다는 자부심과 누군가에게 도움이 된다는 보람이 결합하면서 이 일이 나에게 운명이라는 느낌이 들었다. 나는 곧 수중물리치료학회 교육과 관련 교육을 이수하고 수중물리치료 전공 서적을 찾아 읽기 시작했다. 그리고 졸업하면 꼭 수중물리치료사가 되고 싶다는 마음을 품게 되었다.

병원이 아닌 장애인 복지관으로

물리치료학과를 졸업하면 대부분 병원 쪽으로 취업을 생각한다. 나도 졸업하면 당연히 병원에 취업해야 하는 줄 알았다. 내가 학부를 졸업할 당시가 2005년도이니 국내에 수중물리치료를 할 수 있는 곳은 그렇게 많지 않았다. 이 분야는 서울 · 경기 지역에 밀집되어 있었고 취업을 하려면 종합병원이나 장애인 복지관으로 취업을 해야 했다. 아주 운이 좋게도 내가 졸업할 시점에 대구의 한 장애인 복지관에서 수중물리치료사를 뽑는다는 구인 공고가 올라왔다. 대구에서도 처음으로 수중물리치료 풀을 개장하게 된 것이다.

대부분 장애인 복지관의 경우 신입 직원보다 경력직을 선호한다. 복지관은 병원과 달리 치료사가 사업계획서까지 작성하고 치료, 상담, 행정 업무까지 의료 재활 관련 사업을 도맡아서 하므로 관련 업무를 능숙히 다룰 수 있는 사람을 선호한다. 하지만 수중물리치료 쪽은 관련 전문가가 거의 없었다. 이 때문에 나는 신입이었지만 장애아동을 수영장에서 지도한 경험을 인정받아 정규직으로 곧바로 입사하게 되었다.

수중물리치료 서비스를 제공하려면 풀장과 샤워실, 기계실 등을 갖출 충분한 공간과 예산이 필요하다. 매월 전기세와 수도세, 인건비 등 운영 유지비도 굉장히 많이 든다. 그래서 일반 개인병원에서 운영하기에 어려움이 있고 대학병원이나 시에서 보조금 지원이 가능한 장애인 복지관에서 수중물리치료 서비스를 제공하고 있다. 내가 복지관에 입사할 때는 대구에서 처음으로 개장했지만, 현재는 5개의 기관에서 수중물리치료 서비스를 제공하고 있을 만큼 그 수가 점점 늘어나고 있다.

장애인 복지관에서는 일반적으로 2~5명 정도의 물리치료사가 작업치료사, 언어치료사 등과 팀을 이루어 일하고 있다. 또한 음악치료, 놀이치료, 조기교육, 미술치료 등 다양한 치료 서비스 프로그램을 제공하고 있다. 장애인 복지관에서 치료사로 근무할 경우 여러 장점이 있다. 내가 근무한 복지관은 일단 안정적이면서 업무 강도가 크게 높지 않았다. 출퇴근

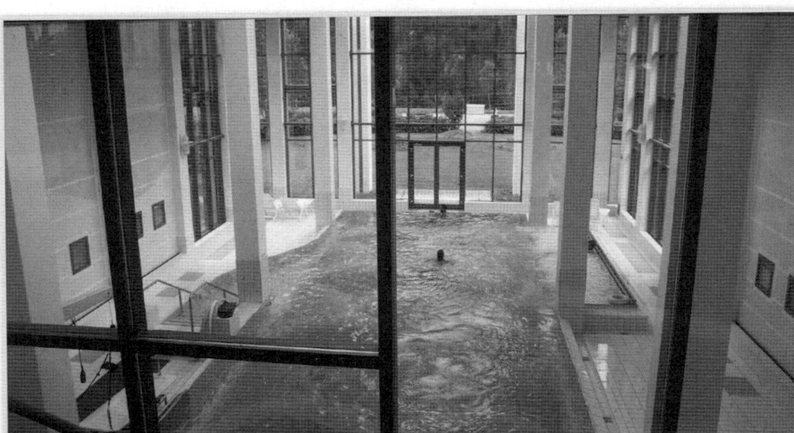

스위스 Valens Clinic의 수중물리치료 풀

시간이 명확하고 주 5일 근무여서 개인 여가 생활을 하거나 공부를 하기에 굉장히 좋은 조건이었다. 그래서 나는 복지관을 다니면서 석사과정을 마칠 수 있었고 출강과 특강도 나갈 수 있었다.

하루 치료 환자 수도 병원보다 적어 여유가 있고, 급여 조건도 호봉제라 매년 급여가 인상되고 상여금 등을 더하면 근무 조건보다 급여가 좋은 편이었다. 또한 여름 2주, 겨울 2주간의 방학이 있어 이 기간에 치료사는 개인 휴가를 길게 보낼 수 있다. 나는 방학 동안 해외 연수를 다녀왔다. 스위스, 노르웨이, 일본 등 해외 여러 재활 병원을 견학하면서 그 나라의 선진화된 의료재활 서비스를 배우고 다양한 수중치료를 할 수 있는 풀도 볼 수 있었다.

복지관과 병원과의 차이점이라면, 복지관에서는 치료사가 의료재활 사업을 도맡아서 하므로 그에 따른 업무 분담으로 서류 및 행정 업무가 뒤따른다. 또한 다른 사업팀을 위한 행사와 업무 지원 등 부가적인 일이 있을 수 있다. 하지만 사회복지 전반적인 사업에 대한 통찰력을 키울 수 있고 사업 계획서 작성과 같이 서류 업무에도 강해져 사회복지 공동 모금회나 각 재단에서 시행하는 지원 사업을 통해 해보고 싶었던 새로운 사업을 추진해볼 수도 있다. 나도 한 재단에서 시행하는 장애인 재활장비 지원 사업에 선정되어 고가의 수중재활장비를 지원받은 적이 있다. 물론 이 모든 업무가 나의 적성에 맞았고 내 스스로 관심 가는 일이었다. 하지만 이런 부가적인 일보다 치료에만 열중하고 싶다면 복지관보다는 병원 쪽이 나을 수 있다.

개인의 적성과 성향을 파악해서 진로를 결정하면 되지만, 물리치료사는 병원뿐만 아니라 복지관에서도 자신의 역량을 펼칠 수 있다는 사실을 안다면 자신의 진로에 대한 다양한 선택권을 갖게 될 것이다.

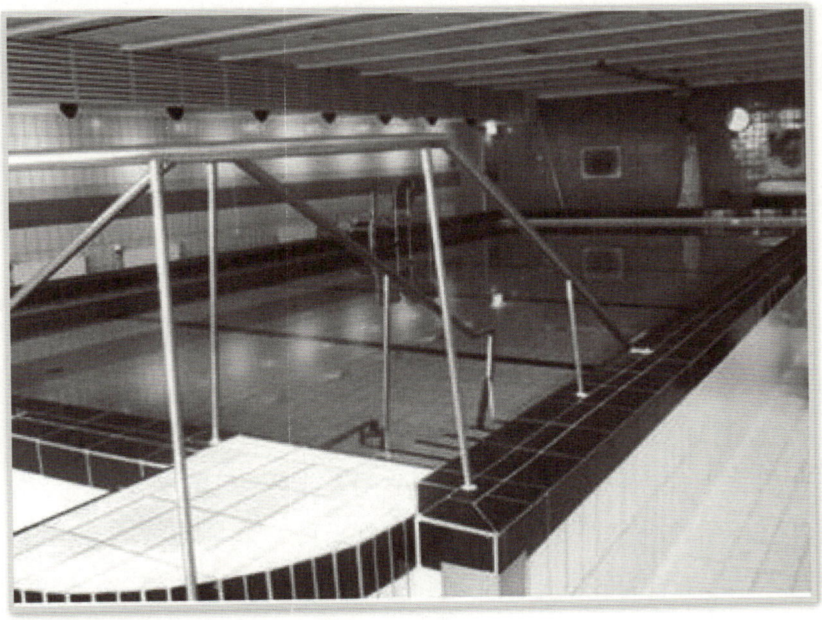

노르웨이 Sunnas Rehabilitation Hospital의 수중물리치료 풀

물의 매력적인 특성

물은 지상에서 할 수 없는 것을 수행할 수 있게 해주는 다양한 특성이 있다. 특히 부력이 가장 중요한 특성 중의 하나인데, 부력은 유체(기체와 액체)에 잠긴 물체가 중력과 반대 방향인 위 방향으로 힘을 유체로부터 받게 되는 힘이다. 이 부력의 도움으로 항중력근이 약한 뇌성마비 아동의 경우, 지상에서 수행하기 어려운 움직임을 수중에서 훨씬 쉽고 자유롭게 할 수 있다. 또한 물의 높이에 따라 체중 부하량도 적절하게 조절할 수 있어 땅에서 서고 걷기 어려운 아이들도 물속에서는 혼자서 서거나 걷는 게 가능하여 재활에 대한 동기부여를 높일 수 있다.

또 다른 특성으로는 점성이 있다. 점성은 액체의 끈끈한 성질로 유체의 흐름에 대한 저항을 말하며, 수중에서 운동을 수행하는 동안 운동속도에 따라 일정하게 저항을 받을 수 있다. 따라서 근지구력 강화에 도움이 되고 약한 근육 군에도 단계적인 등속성 훈련을 할 수 있다. 그 밖에 정수압의 영향으로 심혈관계나 호흡 등 인체의 생리학적인 효과에 영향을 미치고, 미지근하고 따뜻한 온도는 경직을 완화하고 관절 가동범위 향상과 스트레칭 효과에 도움을 줄 수 있다. 이렇게 다양하고 복잡한 물의 특성으로 인해 물속에서는 신체적인 제약이 있는 장애아동에게 훨씬 더 자유롭고 독립된 환경을 제공할 수 있다.

이 외에도 내가 가장 중요하게 여기는 점이 있다. 그것은 바로 물에 대한 감각과 즐거움이다. 물의 부드러운 감촉과 출렁이는 물결, 물방울의 접촉, 움직일 때 피부에서 느껴지는 물의 압력, 졸졸졸 흐르는 물소리와 뽀글뽀글 거품 소리 등 물의 다양한 자극은 아이의 감각을 깨우고 흥미를 유도하기에 충분하다. 물은 아이의 손짓과 발짓에 바로바로 반응하고 떠오름과 가벼움 등 아이에게 새로운 감각을 제공한다. 그로 인해 아이는 물속에서 시간가는 줄 모르고 물을 즐기면서 탐색한다. 이러한 즐거움은 수중물리치료 시간 동안 장애아동에게 매우 큰 동기부여가 된다. 아이가 수중 환경에서 스스로 주체가 되게 하고 모든 과제에 더욱 적극적으로 임하게 한다. 또 치료를 하나의 재미있는 놀이로 받아들임으로써 서로 협동하고 경쟁하며 새로운 과제에 도전할 수 있는 용기도 제공한다.

더 건강하고 행복하기 위해 치료를 받고 있지만 아이들은 바로 지금 물속에서 즐거움과 행복감을 맛보고 있다. 어떤 목적이 전제되어 있다기보다 그 순간, 그 자체를 즐거워한다. 즐거움 속에서 운동하며 아이의 신체 기능도 개선되어가고 있다는 것, 나는 이것을 수중물리치료의 가장 큰 매력으로 꼽는다.

수중물리치료를 넘어 수중재활 산업을 이끌 전문가로

주변에서는 15년 동안 수중물리치료를 계속해오니, 어렵고 힘든 일이 없느냐고 묻는다. 세상에 쉬운 일이 어디 있겠느냐마는, 수중물리치료사는 많은 시간을 물속에 있다 보니 몸이 피로할 수 있다. 또한 감기에 걸리지 않도록 건강관리를 잘 해야 하고 물속에서는 몸이 가볍다가 물 밖에서는 몸이 무거울 수 있어 지상운동도 병행해서 체력관리를 해야 한다.

물속에 오래 있으면 피부가 아주 연해진다. 뾰족하거나 조금 날카로운 곳에 피부가 닿으면 금방 상처를 입는다. 상처를 가지고 물에 들어가면 감염의 위험이 있고 쉽게 낫지도 않는다. 그래서 몸을 다치지 않게 평소에 조심해야 한다.

일과 관련된 부분에서는 수중치료만 생각해서도 안 된다. 24시간 물을 정수하면서 온도도 33~35℃ 내외로 유지해야 하기 때문에 수질은 괜찮

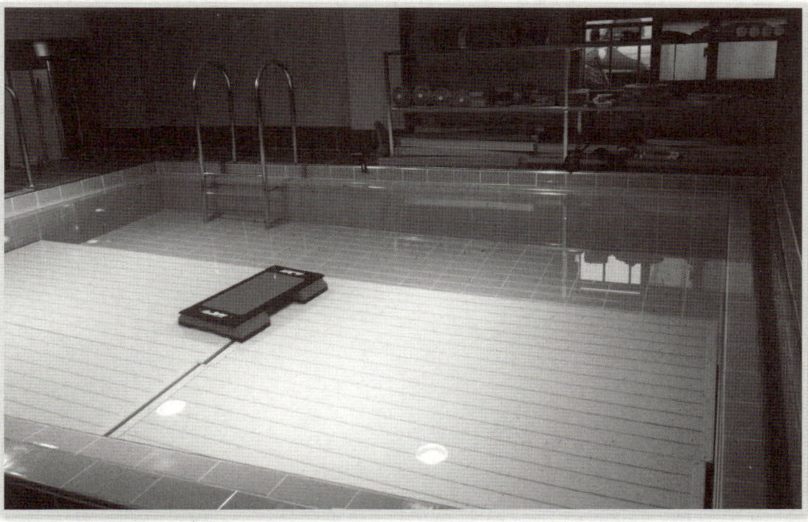

이즈원 수중운동연구소 풀

은지, 온도가 일정하게 유지되고 있는지, 꾸준히 정수장비 시스템을 관리해야 한다. 또한 습기가 많기 때문에 치료실 내부를 청결하고 쾌적하게 유지해야 한다.

복지관을 퇴사하고 2013년도에 이즈원 수중운동연구소를 설립했다. 현재는 발달재활바우처 제공기관, 특수교육청 치료지원기관으로 장애아동 수중치료뿐만 아니라 수중재활 산업을 활성화하기 위해 수중 운동 교육 콘텐츠를 개발하고 수중 운동기구 및 장비도 개발하고 있다.

물리치료사의 삶과 일에서 치료는 아주 중요한 부분이다. 하지만 장애아동 당사자에게는 치료는 삶의 일부분이다. 그 아이에게는 놀이도 중요하고 운동도 중요하고 친구도 중요하다. 커서는 직업도 사랑도 중요하다. 나는 치료사지만 아이의 몸과 움직임만 바라보지는 않는다. 그 아이의 삶과 환경 전반을 살펴본다. 아이의 현재와 미래를 바라보면, 우리나라 현실과 주변 환경은 아직 빈약하고 많이 부족하다.

물을 닮고 싶다. 장애를 가진 아이들이 딛고 설 세상에 아이들이 더 쉽게 서고 더 쉽게 다가가고 더 즐거움을 느낄 수 있도록 그리고 온전하게 제약 없는 자유를 느낄 수 있도록….

3

대한민국 경제, 우리 손에서부터

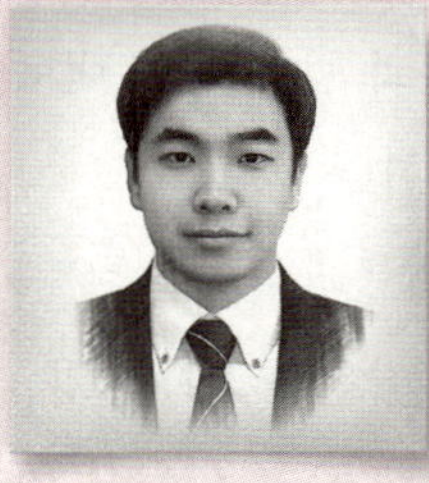

김윤철

경남대학교 물리치료학과를 졸업한 후 2017년 현대중공업에 입사하여 현재까지 산업체 근로자를 위한 물리치료사로 일하고 있다. 대학 재학 중 미국 로마린다대학과 호주 멜버른 대학에서 전공 관련 교육을 수료하였고, 한마의료봉사단 회장으로 네팔 대지진 시에 의료봉사를 하였다.

봄에서 여름으로 넘어가는 2017년 어느 날, 나에겐 너무 과분한 곳이라 생각하며 기대도 없이 지원했던 기업에서 합격 알림 문자가 왔다. “현대중공업 합격을 진심으로 축하합니다.” 이 기업은 1970~1980년도 대한민국 경제성장에 큰 기여를 하였으며, 지금의 대한민국 조선업 수준을 세계 최고로 끌어올리는데 선봉장 역할을 했던 기업이다. 이런 기업에 내가 입사를 하게 된 것이 첫 출근하는 날까지 믿기지 않았다. 긴장감과 설레는 감정을 가득 안고 첫 출근을 했는데 대기업답게 보안이 철저하였다. 사원증이 없는 나는 출입이 불가하여 면회실에서 인사담당자를 기다렸다가 함께 들어가야 한다고 경비관리자가 말을 하였다. 그렇게 인사담당자를 면회실에서 기다리고 있는데, 말끔한 정장을 차려입은 외국인 세 명과 유창한 영어로 그들과 대화하는 한국인이 함께 면회실에 들어왔다. 그리고 출입 기록지를 작성하고 그들과 함께 회사 내로 들어갔다. 짧은 순간이지만 아직도 그 순간을 잊지 못한다.

잠시 "과연 내가 저런 사람들과 함께 같은 회사에 다닐 수준인가?"라는 생각이 들었다. 그렇게 위압감을 느끼다가 다시 이런 생각이 들었다. 저들은 지금 본인 관련 업무를 하고 있어서 비전공자인 내가 보았을 때 위압감과 선망의 감정이 들 수 있다. 그러나 저들에게는 물리치료라는 분야가 생소할 것이다. 그렇다면 나도 4만 명의 임직원들에게 저들과 같은 전문적인 모습을 보여준다면 지금 내가 느끼는 이 감정들로 나를 바라보지 않을까? 생각하며 나의 업무에 최선을 다하자고 다짐하며 첫 출근도장을 찍었다. 그랬던 것이 한 해가 지나 어느덧 2년을 향해 달려가고 있는 이 시점에서 내가 입사하여 경험하고 느꼈던 일들을 자세하게 이야기하려고 한다. 그럼 산업체에서 물리치료사가 맡은 업무가 무엇인지, 산업체에서 치료하는 환자는 어떤 케이스인지, 산업체 물리치료가 더 발전하기 위해 어떤 노력을 해야 하는지에 대해 순차적으로 알아 볼 것이다.

경제활동의 3주체 기업, 가계, 정부

우리 회사의 엔지니어는 배를 설계하는 업무를 수행하고, 용접기술사는 사용자의 요구에 맞게 용접 작업을 한다. 모두 각자에게 주어진 업무를 수행함으로써 급여를 수령하게 된다. 이런 활동은 가계에 재화를 습득할 기회를 주고, 이를 통해 가계는 경제활동을 할 수 있다. 또한 국가는 가계나 기업에게 세금을 거두어 필요한 곳에 공공서비스를 제공한다. 기업은 노동자의 노동활동을 통해 이윤을 창출하여 가계 유지와 국가 발전에 이바지하는 역할을 한다. 이렇듯 각 주체는 서로 연결이 되어 하나의 유기체와 같이 활동한다.

위의 세 주체를 유기체라고 표현한 이유는, 각 주체에 중심에 있는 것이 바로 사람이기 때문이다. 사람이 가계를 이루고 그들 중 일부 구성원들이 모여 하나의 기업을 이룬다. 그리고 그들을 대표하여 공적인 업무를 수행하는 집단을 우리는 정부라고 말한다. 이렇게 사람이 중심인 유기체에서 한 부분이라도 문제가 생긴다면, 마치 작은 톱니바퀴 하나가 빠져 작동하지 못하는 시계처럼 경제활동의 주체가 본연의 역할을 수행하지 못하여 경제에 큰 타격을 입힐 수 있다. 그 예로, 사람이 상해나 질병 등의 원인으로 출근을 못하게 된다면 가계는 물론 기업과 크게는 정부에 타격을 줄 것이다. 이런 것을 미연에 방지하는 것이 가장 중요하지만, 어쩔 수 없이 질환이 발생하게 된다면 차선책으로 양질의 의료 서비스를 환자에게 제공하여 하루 빨리 사회로 복귀할 수 있도록 도와주어야 한다. 이런 역할을 산업현장의 최전선에서 수행하는 것이 바로 산업체 물리치료사의 업무가 아닐까 생각한다.

산업체 물리치료사도 '의료기사 등에 관한 법률 시행령'에 근거하여 "신체의 교정 및 재활을 위한 물리요법적 치료에 관한 다양한 업무를 수행하는 자"라고 하는 위의 개념을 따른다.

나의 경험으로 보았을 때, 산업체 물리치료사는 근골격계 질환을 호소하는 환자를 치료하는 경우가 대부분이다. 따라서 연구하고 공부하는 분야가 대부분 근골격계 관련 질환이 주를 이룬다. 적어도 이 분야에서 만큼은 뛰어난 물리치료사가 되어 환자에게 좀 더 질 높은 치료를 제공해주기 위해서 나는 근골격계와 관련된 다양한 교육을 계속 이수하고 있다. 그뿐만 아니라, 근거중심치료를 행하기 위해서, 근거 수준이 높은 논문을 읽고 치료에 적용하려고 노력하고 있다.

더 큰 의미에서 산업체 물리치료사는 환자의 치료뿐만 아니라 노동 시 발생할 수 있는 상해나 손상을 미연에 예방하는 역할을 수행하여야 한다. 그 예로, 현대중공업은 회사 차원에서 여러 가지 안전 프로그램을 실시한다. 그중 물리치료사는 각 부서에 적절한 '근골격계질환 예방운동'을 개발하고 교육 자료를 제공한다. 이로 인해 부상의 정도가 얼마나 감소하였는지 추적조사는 하지 않았으나, 현장에서는 반응이 매우 좋았다고 한다. 또한 이런 자료를 물리치료실에 오는 환자들에게 교육하고, 배포했을 때 환자 만족도도 상당히 높았다.

위와 같이 작업 현장에서 일하는 사람들을 위한 치료 혹은 근골격계손상 예방활동을 하는 것도 물리치료사로서 우리나라 경제성장에 일조하는 것이라고 생각한다. 부상이나 손상으로부터 발생할 수 있는 노동력 손실을 미연에 방지하거나 빠른 시일 내 현장으로 복귀하는 데 함께 할 수 있으니 말이다. 이 분야에서 일하는 물리치료사가 자신의 업무에 더 큰 자부심과 긍지를 가지고 환자를 치료했으면 좋겠다.

호수 위 백조가 아름다운 이유

산업체 물리치료라고 하면 다소 생소하게 다가올 수 있다. 그 이유는 아마 접근성으로 산업체 물리치료가 도입된 지 그리 오래되지 않은 것에서 그 이유를 찾을 수 있을 것이다. 일반 물리치료실은 종합병원뿐만 아니라 개인병원에서도 의사의 처방만 있다면 누구나 이용 가능하다. 그러나 산업체 물리치료실은 다르다. 가장 큰 차이점은 이용자가 사내 임직원에 국한되어 있다는 것이다. 그리고 회사의 보안상 이유로 치료실의 모습을 외부로 노출하기가 어려웠는데, 이 책을 발간하면서 관계자의 동의를 얻어 치료실의 모습을 이 책에서 공개할 수 있어서 다행이다. 치료실은 크게 두 곳으로 나누어진다. 물리적 인자를 이용하여 환자의 통증을 경감시켜 주는 물리치료실과 환자에게 운동치료를 하여 더 나은 상태를 만들어주는 재활치료실이 있다. 치료실의 명칭은 1980년도에 부쳐져서 지금의 개

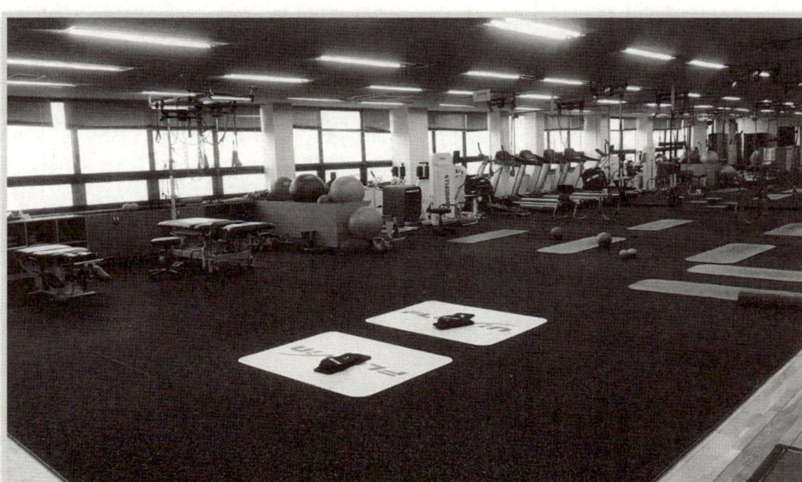

물리치료실

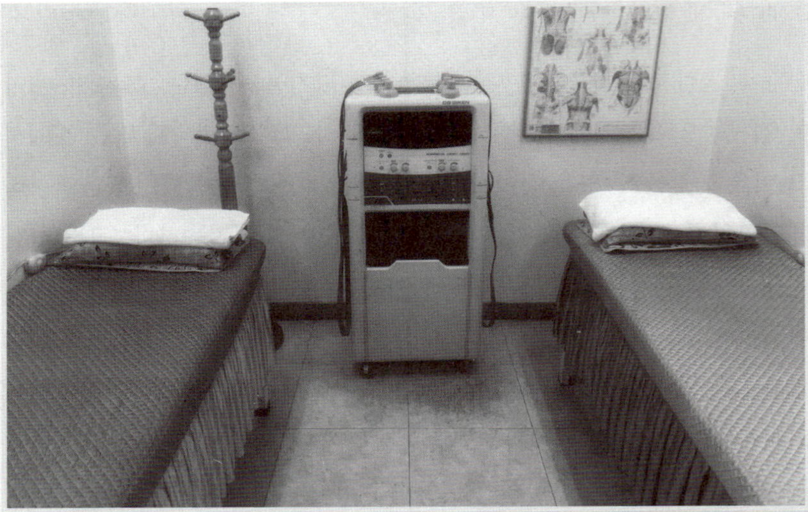

재활치료실

념과는 다소 차이가 있을 수 있다.

우선 물리치료실에는 대부분 병원에서 찾아볼 수 있는 치료기구가 구비되어 있다. 우리 물리치료실에서도 외부 병원과 같이 회사 내 의원에서 의사의 물리치료 처방을 받은 사람에게 다음과 같은 기구를 이용하여 물리치료를 해준다. 필요하다면 도수치료 및 테이핑, 운동 교육도 실시한다.

재활치료실도 물리치료실과 마찬가지로 의사의 처방을 받은 사람만 이용이 가능하다. 재활치료실에서는 각종 도구와 장비를 이용하여 환자를 치료한다. 도구와 장비는 웬만한 상급병원에 버금가는 수준을 자랑한다.

우선 현대중공업은 누구나 아는 글로벌 기업으로 그에 걸맞게 치료실에 방문하는 환자의 국적도 다양하다. 미국, 호주, 독일, 노르웨이, 싱가포르 등 대부분 배를 수주한 회사에서 파견 나온 감독자들도 방문을 한다. 단순히 이들의 국적만 보았을 때, 이들은 자국에서 수준 높은 물리치료를 받았을 것이라고 생각할만 하다. 이유는, 대학에 다닐 때는 미국 및 호주에 있는 대학에서 물리치료 수업과 지역 병원을 방문하여 현지 시스템이 어떤지, 치료실이 어떻게 운영되는지 관찰한 적이 있다. 이런 경험으로 그들 나라에서 실시하는 물리치료에 대해 잘 안다고 생각했다. 그들은 과학적으로 접근하는 것을 좋아하고, 불필요한 치료를 하는 것은 시간낭비라고 생각한다는 것을 안다. 따라서 그들에게 실시하는 치료가 과학적으로 검증된 방법이고, 필요에 따라 왜 하는지 논문까지 보여주며 설명해주었다. 그랬더니 노르웨이 환자는 "내가 그동안 다녔던 병원들은 너무 답답했다. 왜 이런 치료를 하는지 설명을 안 해준다. 그러나 당신은 이렇게 친절하게 설명을 해주니 믿음이 간다."라고 하였다. 치료사에게 이보다 더 좋은 칭찬이 있을까 하는 생각을 했다.

또 다른 환자의 경우, 당일 바이어와 중요한 미팅이 있는데 허리가 너무 아파서 의자에 앉아 있지 못해 회의에 지장이 있을 것 같다고 하였다. 그러면서 한 시간만이라도 앉아 있을 수 있게 도와 달라고 하였다. 히스토리를 들어보니 어제 저녁에 취미로 골프 연습을 하다가 허리를 삐끗했던 것이다. 여러 가지 검사와 촉진을 통해 요추염좌라는 물리치료 진단을 내렸다. 급성기이고 치료 기간을 길게 설정해야 되는 상황이었지만 시간이 없었다. 그래서 할 수 있는 모든 방법을 총동원하여 치료를 하였다. 그럼에도 불구하고 환자는 여전히 통증을 호소하였다. 더 이상 방법이 없겠다고 낙담하던 찰나, 예전에 테이핑교육을 들었던 것이 기억이 났다. 비탄력 테이프를 이용하여 골반의 안정성을 제공하는 방법이었다. 지푸라기라도 잡는 심정으로 당시 교육에서 배웠던 방법을 총동원하여 환자에게 적용하였더니 기적적으로 환자의 통증이 줄어들었다. 그리고 어쩌면 앉아 있을 수 있을 것 같다고 했다. 물론 진통제도 복용하였고, 에어파스도 뿌린 상태였다. 따라서 전적으로 테이핑의 효과라 장담하기는 힘들다. 그러나 한 가지 확실한 것은 테이핑 전후로 환자의 상태가 눈에 띄게 호전되었다는 것이다. 그리고 환자는 사무실로 복귀하였다. 다음날 치료실에 방문한 환자는 성공적으로 미팅을 끝마쳤다며 감사의 인사를 전했다.

호수 위 백조가 아름다운 것은 수면 아래에서 필사적으로 발을 젓는 노력이 있기 때문에 우아한 자태를 뽐낼 수 있는 것이다. 이와 마찬가지로 현대중공업이 세계 무대에서 뛰어난 기량을 발휘하는 것은 보이지 않는 곳에서 열심히 자신의 몫을 다하는 근로자들이 있기 때문이다. 또한 그들 뒤에서 묵묵히 도와주는 역할을 하는 사람 중에 하나가 바로 산업체 물리치료사라고 생각한다.

Global 기업! Global 물리치료사!

산업체에서 물리치료사로 근무하다 보면 앞서 말했듯이 다양한 국적의 환자를 접할 기회가 많다. 따라서 기본적인 의사소통이 가능하여야 한다. 물론 전문 통역사를 동원하여 내원하는 환자도 있지만, 이는 극히 일부이다. 그렇기에 대표적인 비즈니스 언어인 영어 능력이 필요하다. 물론 대화 없이 손짓 발짓으로 치료를 할 수도 있지만, 이는 환자에게도 치료사에게도 썩 유쾌한 상황이 아니라고 생각한다. 환자 입장에서는 자신의 상태를 물리치료사에게 정확하게 전달하고 싶을 것이다. 물리치료사도 효과적인 치료를 위해 환자의 상태를 누구보다 정확하고 세밀하게 파악할 필요가 있다. 나아가 치료실 이용 시간과 Home Exercise 교육, 금기해야 할 동작 등을 설명하려면 좀 더 높은 수준의 영어 실력이 필요하다.

그러나 아무리 의사소통이 잘 되더라도 물리치료사가 치료를 못하면 소용이 없다. 나도 이 말에 100% 동의한다. 앞서 말했듯이 다양한 교육을 이수하였으나, 산업체 환자들에게 특성화된 교육이 있으면 좋을 것 같다. 예를 들어, 산업체 환자들이 많이 호소하는 VDT 증후군(visual display terminal syndrome)이 있다. 이는 컴퓨터와 같은 장비를 오랫동안 사용해서 생기는 어깨, 목의 통증과 자세의 변형 등을 칭하는 용어이다. 또한 팔을 머리 위로 들고 장시간 작업을 하는 직업군에게 자주 발생하는 어깨 질환, 망치질이나 진동기구를 이용하는 분야에서 발생하는 손상 등이 있다. 이런 질환에 대한 물리치료 진단 및 치료방법이 좀 더 산업체 환자에게 적합한 치료지침으로 제공된다면, 치료의 질뿐만 아니라 환자의 만족도도 높아질 것이다.

마지막으로 산업체 물리치료의 질을 높이기 위한 지속적인 연구가 필요하다. 이를 위해서 가장 중요한 것은 산업체 물리치료사의 연구지향적 태도가 우선시되어야 하고, 기업의 인식변화도 필요하다. 현대중공업에 입사하고 어느 정도 적응이 된 상태에서 있었던 일이다. 회사의 단체 하계휴가 기간 전후로 환자의 수가 대폭 감소하여 환자를 치료하는데 시간적 여유가 생겼다. 그렇다면 시간적 여유가 있으니 최소한 평소에 했던 만큼의 노력이나 그 이상 더 치료를 하는 것이 당연한데, 환자 수가 줄어드니 오히려 '이 환자 치료를 빨리 끝내고 쉬자'라는 생각이 들었다. 물론 생각만 하였지만 어쨌건 이런 생각을 했다는 것 자체로도 문제가 있다. 좀 더 적응하게 된다면 실행에 옮길 수 있다고 생각하니 아찔하였다. 입사하는 날 외국인들을 보며 나도 저들과 버금가는 수준으로 회사에 기여하겠다고 다짐했던 물리치료사는 사라지고, 편안함에 익숙해져 나태한 생각을 하게 된 나 자신을 반성을 하게 되었다. 그래서 초심을 되찾자고 생각하며 환자를 치료할 때 더욱 근거 중심적인 치료를 하려고 노력한다. 이런 마음가짐이 산업체 물리치료의 수준을 높이는 밑거름이라고 생각한다. 하지만 산업체에서는 병원에 비해서 질높은 치료를 위한 연구지원이 거의 없다. 산업체 근로자 치료에 꼭 필요한 전문적인 교육과 연구의 기회가 더 많아지면 좋겠다. 이런 부분들이 개선되고 변화된다면 대한민국의 산업체물리치료는 더 높은 단계로 도약할 것이다.

산업체 물리치료사 입사 과정

단계	과정	내용
1	서류심사	회사 홈페이지를 통해 자기소개서를 제출한다.
2	필기시험	전공 관련 내용을 면접과 함께 필기시험 형식으로 진행한다.
3	실기시험	전공 관련 내용을 면접과 함께 실기시험 형식으로 진행한다.
4	면접심사	임원 및 인사담당자, 의사로 구성된 면접관이 면접을 진행한다.
5	신체검사	면접심사를 통과한 자에 한해서 신체검사를 실시한다.
6	최종합격	신체검사까지 통과한 자에 한해서 최종합격을 통보한다.

* 참고로 위 과정은 2017년에 실시한 현대중공업 물리치료사 입사 과정이므로 지금과는 다소 차이가 있을 수 있으며, 나의 경험을 토대로 정리한 내용이다.

4

'치료와 교육'을 학교에서 한번에

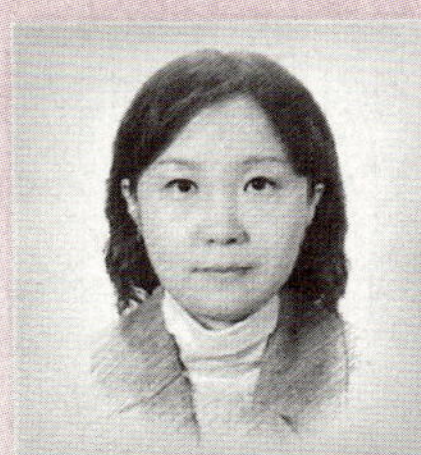

송선화

부산가톨릭대학교 물리치료학과를 졸업하고, 울산에서 정형외과와 신경외과병원에서 근무하였다. 2011년 울산광역시 교육청 특수지원센터에 교육 공무직으로 임용되어 현재는 울산시 관할 고등학교 특수교육대상 학생들의 운동재활사업을 수행하고 있다.

물리치료사가 학교로

학교에서 치료사가 근무하게 된 배경을 살펴보면, 2005년 「특수교육진흥법」에서 특수교육대상자 중 치료교육의 요구가 있는 대상아동에게 치료-순회교육을 실시하고 7차 교육과정에서 제시된 8개(언어치료, 청능

훈련, 작업치료, 물리치료, 감각운동지각훈련, 심리행동적응훈련, 보행훈련, 일상생활훈련) 영역 중 학교의 실정과 학생의 장애특성에 맞게 치료관련 전공 및 교직을 이수한 사람들이 임용고시에 합격 한 후 일반학교 특수학급 및 특수학교에서 치료교사로 근무하였다. 그러나 2007년 '장애인 등에 대한 특수교육법' 제28조에 따라 물리치료, 작업치료 등 치료지원을 필요로 하는 특수교육 대상아동에게 의료기사 등에 관한 법률 제4조에 따른 면허 또는 자격 기본법 제 19항에 따라 주무장관이 공인한 민간자격을 소지한 사람이 치료지원을 제공하도록 개정되었다.

특수교육 대상자가 치료지원을 받기 위한 방법으로는 치료사배치, 유관기관 활용, 바우처 활용 등이 있다. 울산광역시 교육청에서는 2008년부터 치료사를 고용하여 관내 특수학교 및 일반학교(유 · 초 · 중 · 고등학교)에 배치되어있는 특수교육대상자 중에서 치료지원이 특별히 필요한 아동들을 대상으로 진단평가 후, 치료지원을 직접 실시하고 있다. 울산, 경남, 제주 등 타 시도 교육기관에서도 특수교육지원센터에 치료사를 고용하여 지원하고 있지만, 대부분의 교육기관에서는 장애인종합복지관, 병원, 복지법인 등과 같은 기관과 협약을 체결한 뒤 유관기관과 연계하여 치료지원을 하거나, 월 일정금액의 치료지원비(시도별로 다름)를 개인별로 지원하기도 한다. 따라서 전국적으로 특수교육지원센터가 운영되고 있지만 치료사가 모두 고용되어 치료지원을 시행하고 있지는 않다. 현재 치료사가 근무하고 있는 울산광역시의 경우에는 치료사들이 특수교육지원센터 및 관내 거점치료실, 특수학교 등에 배치되어 있다.

치료지원의 방법을 보면, 특수학교에서는 해당 학교의 학생들을 대상으로 각 영역별 치료사가 학교에 상주하여 개별 치료지원실에서 치료지원을 하고 있다. 반면, 특수교육지원센터에 고용된 치료사들은 치료지원 대상자의 학교에 방문하여 각 학교에서 마련한 치료실을 사용하는 학교 방문치료 및 특수교육지원센터 및 거점치료실에 마련된 치료실을 사용하는 내방치료의 방식으로 치료지원을 실시하고 있다.

학교에서 치료지원을 받는 대상은 2008년 개정된 특수학교 교육과정의 연차적 적용에 따라 2013년부터 유치원과정 및 초 · 중 · 고등학교에 걸쳐 전 학년에서 실시되고 있으며, 특수교육대상자의 개별적인 특성에 적합한 지원이 될 수 있도록 진단평가를 실시하고 선정방법은 각 시도교육청의 운영계획에 따라 다르게 진행된다. 울산광역시교육청에서는 관내 유 · 초 · 중 · 고등학생의 전 학년 중 물리치료가 필요하다고 신청접수한 특수교육대상자 중에서 물리치료 진단평가 결과에 따라 대상자로 선정된다. 울산광역시 강남 교육지원청에서 물리치료 대상자를 선정하는 진단평가 도구를 보면 대동작기능평가서, 버그균형검사, 협응검사, 관절가동범위검사, 도수근력평가검사, 상지기능 검사, 보행 검사와 같은 평가도구들을 이용하여 치료지원 대상자를 선별한다.

치료지원 대상자 선정은 매년 달라지지만, 치료사의 수에 비해 신청자 수가 많기 때문에 진단평가를 통해 대상자를 선정하여 지원하고 있다. 장애의 정도가 심한 경우에는 평가 점수가 높아서 치료지원 대상자로 선정될 확률이 높지만, 이에 비해 장애의 정도가 심하지 않은 경우에는 선정되지 못하는 상황이 생기므로 학부모들에게서 민원이 들어오기도 한다.

학교에서의 치료지원은 다양한 영역에서 이루어지고 있는데, 울산광역시교육청에서는 물리치료, 작업치료, 언어치료, 심리상담 등이 지원된다. 다양한 장애유형의 치료지원 대상자들이 학교에서 치료를 받고 있으며, 그중에서 물리치료 대상자들을 보면 지체장애와 뇌병변장애 아동들이 주로 신청을 한다. 보통 치료지원 대상자들은 일반학교 특수학급 및 순회학급에 소속되어 있는데, 순회학급은 일반학급의 아동보다 장애 정도가 심하여 등하교가 어려운 경우이므로 특수교사 및 치료사가 가정을 방문하여 교육과 치료를 동시에 진행하게 된다.

중증 장애아를 위한 가정방문

중증 장애를 가진 아동의 경우, 학교생활을 하는데 어려움이 있거나 힘들다고 판단되거나, 부모의 요청이 있을 경우 학교에 직접 출석하지 않아도 순회학급에 소속되어 특수교사와 치료사가 가정을 방문하여 학교수업을 대체하게 된다. 모든 부모님들에게 자식은 그 무엇과도 바꿀 수 없는 존재이겠지만, 중증 장애아를 키우는 부모님은 우리가 상상하지 못할 정도로 아픈 아이를 위해 헌신하며 돌보는 경우가 많다.

중중 장애아의 경우, 유아기 동안에는 장애의 정도가 심해도 아이를 이동시키고, 목욕을 하고, 밥을 먹는 기본적인 활동을 할 때 부모만으로도 케어가 가능하지만, 아이가 점점 커가면서부터는 성인과 다를 바가 없는 신장과 체중을 가진 아동이 많기 때문에 부모가 돌보는 것이 결코 쉽지 않게 된다. 따라서 국가에서 지원하는 장애인 활동보조 지원제도와 같은 다양한 제도를 활용하는 경우가 많다. 하지만 내가 가는 가정방문 치료의 경우에는 아이가 불편해하고 아이를 방치할까봐 두려워서 신청을 하지 못하는 경우도 있었다. 이런 경우에는 아이와 함께 항상 지내다 보니 아이가 커가는 동안 바깥활동은 거의 하지 못하고 집 앞 마트 정도만 겨우 다니는 정도여서 교사와 치료사의 방문 그 자체를 무척이나 반기는 분들이 있다. 어떤 학부모님은 우리 아이의 치료와 교육을 집에서 해주는 것도 참 좋지만, 아이를 위해 대화를 할 수 있는 사람이 집으로 오는 것만으로도 감사하다고 하였다. 24시간을 중증 장애를 가진 아동과 함께 있다 보면 사회와 단절된 기분이 들기도 하고, 잉여인간이란 마음으로 심한 우울증을 겪게 되는 경우도 종종 있다. 내가 본 중증 장애아의 어머니는 심한 우울증으로 본인도 모르는 사이 아이를 안고서 베란다에서 뛰어내리려고 하다가 아이가 심하게 울어서 정신을 차렸다는 이야기를 들은 적이 있는데, 그때 나도 모르게 눈물이 핑 돌았다. 이후 아이를 위해서라도 적극적으로 우울증으로부터 빠져나오도록 노력했다고 하셨다. 또 다른 장애아의 어머니는 아이가 몸이 강직이 심해 바닥에 누울 수가 없어서 어머니가 아이를 10살이 될 때까지 안고 함께 앉아서 주무셨다고 하였다. 어머니에게 너무 많이 힘드셨을 것 같다고 말씀드렸더니 지금은 아이가 누워서 잘 수 있으니 얼마나 행복하냐는 이야기를 들으면서 치료지원 대상자들의 삶은 보호자들의 무조건적인 헌신으로 유지되는 것 같다.

중증 장애아의 경우는 병원이나 학교에서 하는 모든 치료가 힘들겠지만, 어떤 경우보다도 학교생활에 잘 적응할 수 있도록 도와주는 것이 중요하므로 물리치료사의 직접적인 책임이 더 크게 느껴진다.

빈 교실에서 운동재활을 시작

이전 근무지에서 유아 및 소아들을 대상으로 치료를 해 왔기 때문에 학령기학생들을 대상으로 한 치료수업도 큰 차이가 없을 줄 알았다. 그런데 막상 학교라는 다소 생소한 곳에서 학생과 내가 단둘이서 정규 수업과 같은 40분 동안 치료수업을 하니 병원에서처럼 전기치료기구도, 치료 베드도 없이 치료하는 것이 오랫동안 병원생활을 한 나에게는 어색하기 그지없었다.

거점치료실이 있어 치료실이 따로 마련된 학교에서는 그곳에서 치료를 하면 되지만, 대다수의 학교에서는 활용도가 낮거나 빈 교실을 치료실

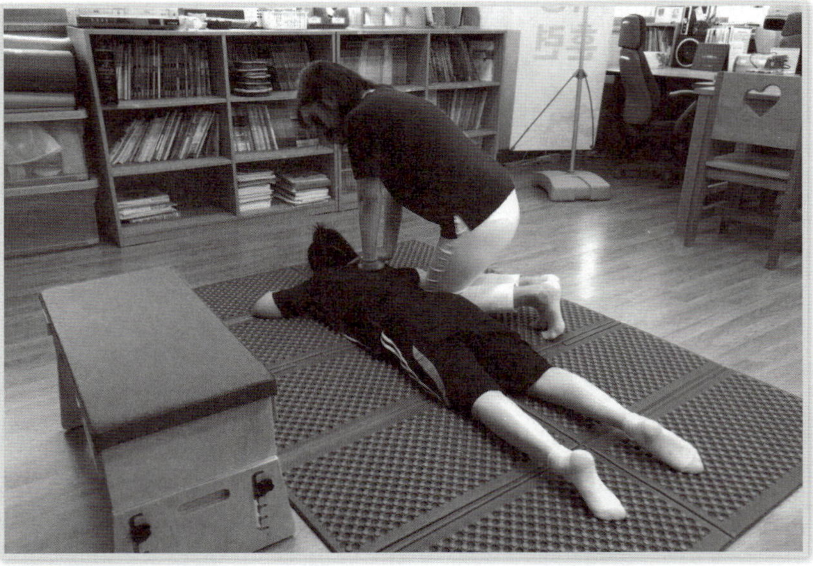
자세교정을 위한 매트치료

로 사용한다. 또한 하루에 평균 2~3곳의 학교로 이동해야 하고, 학교마다 치료 장소가 모두 다른데다, 치료지원 대상 학생들에게 맞는 치료교구들을 매번 들고 다녀야 했기 때문에 처음에는 준비하는 것이 꽤 어려웠다.

학교 물리치료는 병원에서와는 다르게 교실, 운동장, 체육관 같은 학교 내의 자연스러운 환경에서 치료지원 대상아동을 정규 교육과정에 성공적으로 참여시키는 데 목적이 있으며, 학교생활에 잘 적응할 수 있도록 치료지원의 방향을 잡는 것이 필요하다.

학교 수업 중에 아이가 앉기만 하면 졸아서 도저히 수업을 할 수 없고, 걸음걸이도 이상해서 물리치료를 시작한 경우도 있었다. 알고 보니 이 학생은 뇌병변으로 인한 약을 먹고 있어서 수시로 조는 것이었다.

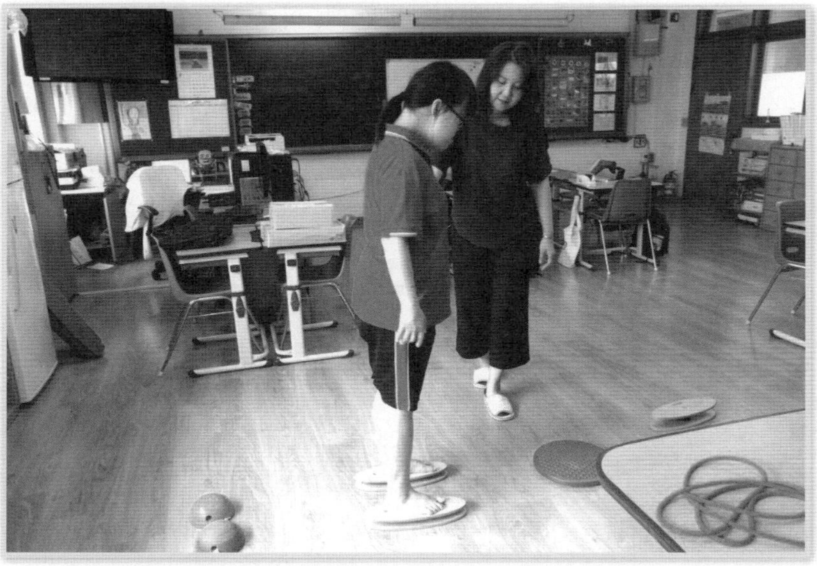

다운증후군 아동의 보행훈련

어느날 치료실로 들어오는 아이가 목을 60° 정도 숙이고, 무릎은 거의 굽힌 상태로 보행을 하는 데도 보호자는 아이가 걸을 수 있으니 물리치료가 필요하지 않다고 생각하였다. 일직선의 선을 밟지도 못하고, 한쪽 하지로 체중을 지탱하여 설수도 없었으며, 편평족이 심한데다 족관절 외반 및 척추측만증이 상당히 진행되고 있는 상태였다. 이럴 때는 보호자의 관심과 치료지원에 대한 정확한 이해의 부족이 아쉽다. 아이는 새 학기에 물리치료 대상자로 선정되어 신체의 균형, 유연성, 협응성 등을 향상시킬 수 있는 재활운동 프로그램을 계획하고 치료를 진행하였다. 신체의 안정성이 점점 향상되면서 걸음걸이가 교정이 되고 조금씩 발전되는 모습을 보이면서 학교생활에서도 독립적인 활동영역이 넓어지는 것을 보니 기특하고 물리치료의 중요성을 다시 한 번 더 느끼게 되었다.

또 다른 아이는 처음 학교에 입학했을 때, 학교 급식실에서 식판을 혼자 들지 못할 정도로 상체가 심하게 흔들리는 보행패턴을 가지고 있었지만, 재활운동 프로그램을 꾸준히 한 덕분에 2학년이 되면서부터는 주변의 보조를 조금씩 줄이고 혼자서 식판을 들고 다닐 수 있게 되면서 자신감도 향상되었다. 가끔 과한 자신감으로 인해 자신의 능력보다도 더 많이 움직여서 다치는 경우도 있긴 하지만 말이다.

학교 물리치료사의 책무

특수교육지원센터의 치료지원을 받는 경우에는 직접 병의원이나 사설 치료기관을 찾아가지 않고도 직접 치료사가 학교를 방문한다는 장점뿐만 아니라, 학교생활 중에 일어날 수 있는 문제점들을 치료사가 보고 같이 해결해 나갈 수 있다는 점에서 학부모님들에게 좋은 호응을 받고 있다. 하지만 물리치료나 작업치료는 의료기사 등에 관한 법으로 의사의 처방이 있어야 하며, 의사가 같은 건물에 상주해야 한다는 조항이 있다. 이 때문에 사실상 2019학년도부터는 물리치료사와 작업치료가 감각통합운동으로 명칭이 변경되어 특수교육 대상자들의 재활을 담당하게 되었다.

학령기 장애아동의 치료와 교육은 교육기관 내에서 이루어지는 것이 바람직함에도 불구하고 법적인 측면에서 물리치료와 작업치료는 병원에서만 가능하게 되어 있다. 이것은 간호사들이 학교에서 근무하면서 치료와 교육을 둘 다 할 수 있는 것과는 차별된다. 학교생활 중에 일어날 수 있는 문제점을 파악하고 잘 적응할 수 있게 만들어주는 재활서비스가 학교 제도 안에서 이루어질 수 있게 되길 바란다. 교육환경에서 장애아동들이 비장애아동과 함께 최대한 적절한 교육을 받을 수 있도록 학교 물리치료사의 역할이 확대되는 그날이 빨리 왔으면 하는 바램이다.

5

통증이 사라지고 편하게 움직여져요

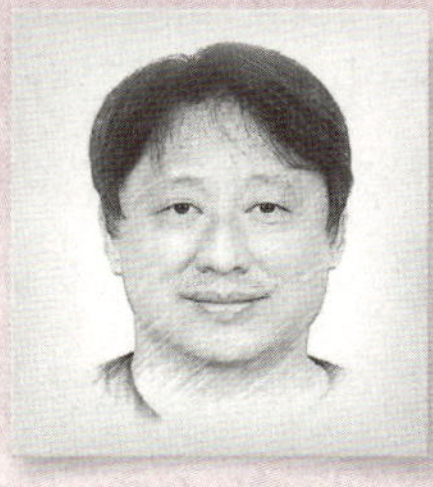

장준혁

부산가톨릭대학교 물리치료학과를 졸업하고 1999년 근로복지공단 창원병원에서 10여 년 간 산업재해 환자의 근골격계질환을 치료하였다. 2012년 대구대학교에서 박사학위를 취득하였고, 해운대 자생한방병원 척추건강팀 팀장을 거쳐 2016년 힐앤힐 밸런스센터를 운영하면서 부산가톨릭대학교 겸임교수로 재직 중이다. 중앙아프리카 공화국 및 벨기에 태권도 대표팀의 트레이너로 활동하였다.

물리치료사는 마술사?

지금까지 지나 온 시간들을 잠깐 돌이켜보면 물리치료사로 일을 한다는 것은 나에게 정말 매력적인 일이었다. 삼십 분 혹은 한 시간 전만 하더라도 어깨가 아프고 팔을 잘 올리지 못하던 사람이 물리치료사를 만나 치료를 받고 난 후 마법처럼 통증이 줄어들고, 편하게 움직일 수 있게 된다고 상상해보자. 아마 누구라도 “와~너무 신기해요, 꼭 마술 같아요.” 라고 말할 것이다. 그렇다. 이처럼 근골격계질환을 가진 사람들에게 마술 같은 일이 일어날 수도 있다. 이 역할을 주로 물리치료사가 하게 되는데, 나도 그중에 한 사람이다. 이런 드라마틱한 일은 체계적이고 과학적인 학문적 근거를 바탕으로 한 오랜 치료 경험을 통해 일어나는 것 같다. 그래서 물리치료는 경험이 축적될수록 더 공부하게 되고, 더 열정을 갖고 치료하게 만드는 묘한 학문이라고 생각한다. 학창 시절 정형물리치료 강의에서 담당 교수님이 강의 중에 하신 말씀이 아직도 생생하게 기억난다. “환자가 팔꿈치가 아프다고 팔꿈치만 치료하는 것은 증상만 치료하는 것이다. 목에서 나오는 신경이 눌려도 팔꿈치가 아플 수 있다. 여러분이 졸업 후 물리치료사가 되어 환자를 치료할 때, 보이는 증상만 보고 치

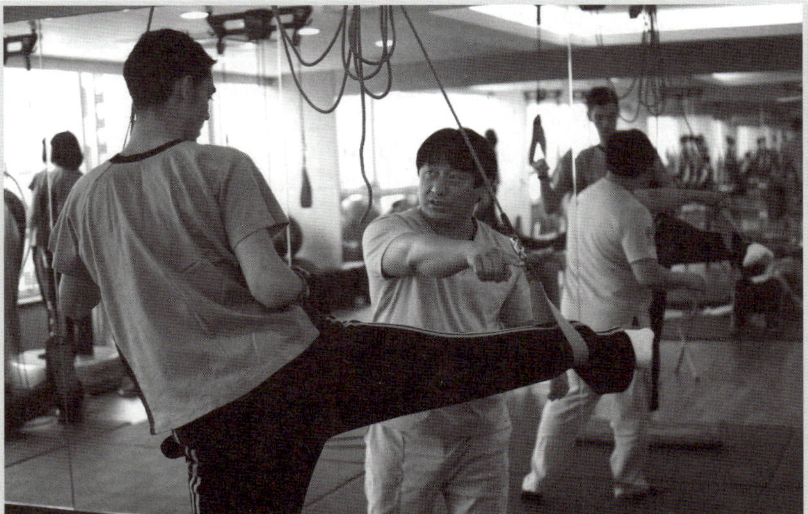

태권도 선수치료를 위한 훈련과 교육

료하지 말고 통증의 원인이 무엇인가를 찾는 것이 중요하다."라는 말씀이었다.

이 말의 중요성을 알고 있었지만, 나 역시 학교를 졸업하고 몇 년 동안은 증상에만 집중해서 실질적인 문제를 찾지 못해 어려움을 겪었다. 이 과정에서 가끔 슬럼프에 빠지기도 하고, 치료사로 일하는 것이 나의 적성에 정말 맞는 일인가 고민하기도 하였다.

그러면 근본적인 치료를 한다면 많은 사람들이 통증에서 벗어날 수 있을 것이다. 하지만, 이런 결과를 가져온다는 건 결코 쉬운 일이 아니다. 그럼, 아픈 사람들에게서 일어난 변화가 근본적인 치료와 관계가 있을까? 이 궁금증을 해결하기 위해서는 치료 사례를 통해 설명하면 좀 더 이해하기 쉬울 것 같다.

통증과 이별하세요

몇 년 전 손목이 아프신 분을 만나게 되었다. 그분의 이야기를 들어보니, 비행기 기내에서 가방을 내리기 위해 머리 위에 있는 짐칸의 문을 여는 순간 가방이 떨어졌다는 것이다. 그냥 놔두면 얼굴을 다칠 수 있으니깐 손으로 막았는데 그때 손이 뒤로 젖혀지면서 손목을 다치게 되었다. 손목 통증 때문에 정형외과 전문의에게 진찰을 받아 보니 의사는 "다행히 뼈에는 이상이 없습니다. 하지만, X-ray상에 퇴행성 변화가 있기 때문에 완전히 좋아지지 않을 것 같습니다."라는 소견을 들었다고 하였다. 1년이 지난 후에도 여전히 손목을 돌릴 때 손목 통증이 계속 있었지만, 의사가 이야기했듯이 퇴행성 변화가 있기 때문에 아픈 것이라 생각하고 있었다. 만약 당신이 물리치료사라면 이분의 손목 통증을 어떻게 치료할 것인가? 물론 치료사라서 많은 방법을 알고 있을 것이다.

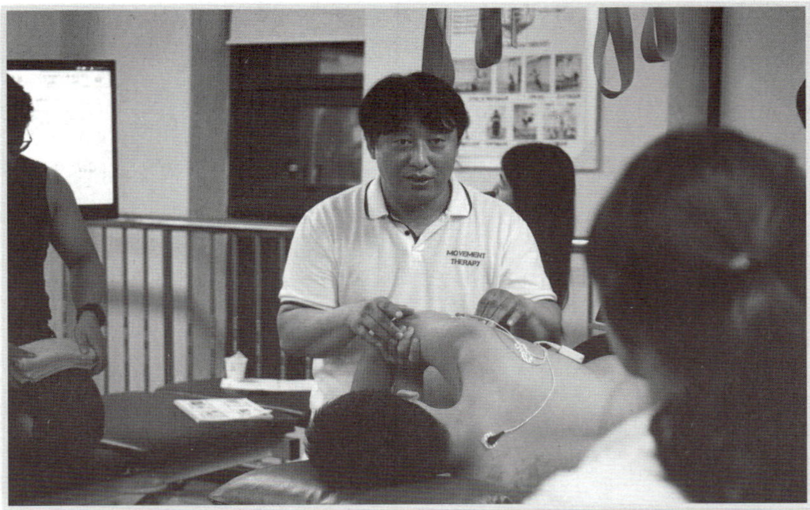

근골격계 물리치료

우선, 당신이 그분과의 대화에서 손목을 다쳤다는 말을 듣는 순간 당신의 눈앞에 손목과 관련된 뼈와 근육, 인대, 신경, 혈관 등이 눈 앞에 펼쳐지게 된다. 그리고 손목을 돌릴 때 움직이는 손목 관절의 모습과 근육들의 꿈틀거림을 상상할 수 있을 것이다.

일반적으로 사람들이 손목에 통증이 있어 병원에 치료를 받으러 가면 기본적인 검사를 하고 아픈 부위라고 이야기한 손목에 집중 치료를 할 것이다. 하지만 1년이 지난 지금에도 손목을 돌릴 때 지속적인 통증이 있다는 것은 손목의 움직임과 연관된 팔꿈치 관절 부위에 이상이 있는지 검사를 해 볼 필요가 있다. 정상적으로 손목을 돌리는 동작은 팔꿈치에 있는 뼈가 함께 움직여야 통증 없이 부드러운 움직임을 일으킨다.

그분의 팔꿈치를 천천히 살펴본 결과, 팔꿈치 바깥쪽 부위의 근육이 과도하게 긴장된 곳이 있다는 것을 확인하였다. 긴장이 많은 이 근육을 부드럽게 이완시켜주기 위해 근육을 늘려주는 신장(스트레칭)기법과 도수치료를 적용하였더니 신기하게도 통증이 절반으로 감소되었다. 지난 1년 동안 이분을 괴롭혔던 손목 통증이 한 번에 절반으로 감소되니 마치 마술처럼 신기하다고 하셨다. 그리고 두 번 더 치료를 한 후에 밤낮으로 붙어 있었던 손목 통증과 이별하게 되었다. 이 분은 한국 영화계를 대표하는 감독이었는데, 이때부터 좋은 인연을 맺게 되었다.

근육이나 관절에 통증이 있는 경우 근본적인 원인을 찾는 것은 쉬운 일이 아니다. 왜냐하면 사람마다 나이, 성별, 체형, 근육발달 정도, 직업 등 다양한 변수가 있기 때문이다. 한 번의 치료로 통증이 쉽게 없어진다면 얼마나 좋을까? 지금 당장 통증이 해결되지 않는다고 실망하지 말고 꾸준히 문제를 찾아야 한다.

우리나라의 빨리빨리 효과

나는 근로복지공단 창원산재병원에서 10여 년간 근무하였다. 산업체에서 발생된 재해로 인해 몸을 다친 분들을 치료하는 국가병원으로 지역별로 병원이 있다. 내가 근무하던 창원의 경우 산업체와 공장이 밀집된 지역이라 산업재해를 당하는 분들이 꽤 많은 편이었다. 그래서 하루에 많은 환자를 치료해야 하는 입장에서 빨리 치료를 하지 않으면 환자들의 대기시간이 길어지게 된다. 그래서 처음 입사 때부터 빨리빨리 치료를 해야 하는 부담감을 가지게 되었다.

우연히 외국에서 물리치료사로 일하고 있는 한국 사람을 만난 적이 있었는데, 외국의 경우 한국처럼 많은 사람들을 치료하지 않는다고 하였다. 그리고 한 사람을 치료하는데 충분한 평가와 치료 시간을 가지고 일한다는 이야기를 듣고 부러움과 동시에 사람들을 빨리 치료해야만 하는 현실에 불만이 생기게 되었다.

그러던 중 부산으로 직장을 옮기게 되었고 우연히 지인의 소개로 태권도 코치를 하시는 프랑스 남자 분을 만나게 되었다. 이분은 불어, 영어, 한국어, 스페인어, 아프리카어까지 5개 국어에 능숙한 분이었다. 그 당시 벨기에와 중앙아프리카 공화국 태권도 코치를 맡고 있었는데 자신이 훈련시키고 있는 벨기에 선수가 발차기 훈련 중 무릎을 다친 것이다. 무릎에서 '뚝'하는 소리가 난 뒤에 무릎을 움직일 수 없게 되자 프랑스 코치도 자신의 경험상 무릎 연골이나 인대가 손상된 것으로 생각하고 걱정 가득한 표정으로 나를 찾아왔다.

무릎 관절 주위 근육에 대한 근육길이검사, 도수근력검사와 인대검사를 해보니 다행히 연골에는 이상이 없었다. 하지만 무릎 측면 근육과 허벅지 근육의 긴장도가 많이 높아져 있어서 살짝 근육을 만져도 통증 때문에 괴로워하였다. 이 선수의 통증을 줄이고, 혼자 걸을 수 있도록 하는데 40분 정도의 시간이 걸렸다.

다음날, 그 선수는 혼자 걸어도 거의 통증이 없다면서 나를 보고 활짝 웃었다. 그일이 있은 이후, 벨기에와 중앙아프리카공화국 태권도 팀의 팀치료를 맡아 달라는 제의를 받고, 나는 선수들의 부상 예방과 치료를 위해 2012년 라스베이거스에 열린 'U.S. Open Taekwondo Championship' 대회에 참석하게 되었다.

나는 병원에서 빨리빨리 일하는 것에 대해 불만을 가졌었다. 아마 한국에서 물리치료사로 일하는 사람들이라면 나와 비슷한 생각을 할 것이다. 하지만 나는 가끔 이런 생각을 해 본다. '빨리 하는 것만큼 치료효과도 빠르게 나타난다면 좋은 일이 아닐까?'

무조건 빨리 일을 한다고 해서 그 효과가 빨리 좋아진다는 공식은 성립하지 않는다. 하지만 나는 이 공식이 성립되도록 해결하는 방법을 찾게 되었다. 그 비밀은 바로 '정확하게 빨리빨리'이다.

정형도수치료에 관심이 있는 분들에게

앞서 이야기 한 나의 글을 읽어보면 물리치료사는 아픈 사람들을 항상 빨리 좋아지게 하는 사람이라고 오해할 수도 있다. 이런 일은 통증의 근본적인 원인을 놓쳤다가 찾았을 때 생겨날 수 있는 일이다. 하지만, 통증의 원인을 알아도 손상된 조직이 회복되기 위해서는 상당한 시간이 필요하다.

짧아진 근육이나 늘어나 힘이 없는 근육이 한 번의 치료로 좋아지지는 않는다. 그래서 짧아진 근육을 늘리기 위해서는 스트레칭을 해야 하고, 근육이 늘어난 경우는 운동을 통해 근력을 강화시켜야 하는데, 몇 주 정도 시간이 걸릴 수도 있다. 그래서 꾸준히 운동하는 것이 통증을 해결하는 좋은 방법이기 때문에 너무 조급하게 생각할 필요가 없다. 단지, 최선을 다해 평가하고 치료를 하면 기대하는 좋은 결과를 얻을 수 있을 것이다.

도수치료에 관심이 있는 경우, 어떤 공부를 해야 하고 졸업 후 진로는 어떻게 선택할 수 있는지 알아보자. 우선 기본적인 도수치료에 대한 내용은 대학의 전공과목에서 이론 강의와 실습을 통해 배울 수 있다.

사람들의 자세와 움직임을 분석하는데 가장 기초가 되는 부분은 해부학 과목을 통해 배운다. 그리고 근육 상태를 진단하고 역학적인 문제점을 분석하는 것은 측정 및 평가, 임상 운동학, 근골격계진단 및 치료 등과 같은 과목을 통해 배울 수 있다. 그리고 임상 실습을 통해 근골격계 질환을 가진 사람들을 평가하고 치료하는 것을 관찰할 수 있다.

졸업 후 면허를 취득하게 되면 도수치료를 하는 관련 병원에 지원서를 낼 수 있다. 실제로 병원에서는 많은 환자들을 치료하면서 도수치료사가 되는 길로 들어서게 된다.

도수치료를 하는 물리치료사의 경우 힘든 점이 있다면, 직업상 손으로 사람들을 평가하고 치료하기 때문에 치료사 자신의 손이나 손목이 아플 수 있다. 나 역시 임상 초기 의욕에 넘쳐 손이 아팠던 경험이 있다. 물론 그때는 아는 것이 많이 없어 무조건 열심히만 하면 되겠지 생각하고 일을 하였기 때문일 것이라는 생각이 든다. 시간이 지나면서 치료에 대한 기술이 조금씩 좋아지면 무리하게 손을 써서 일을 하는 시간이 점점 줄어들게 된다. 그리고 도수치료를 하는 자신이 물리치료사이기 때문에 손이 아프면 스스로 관리할 수 있기에 이와 같은 일에 너무 큰 걱정은 하지 않아도 될 것이다.

많은 물리치료사들이 아픈 사람들을 치료하고 그 사람들이 회복되는 모습을 지켜보면서 큰 보람을 느낀다. 나 또한 이 일에 큰 기쁨을 느끼고 있으며 항상 즐겁게 일하고 있다. 환자의 문제점을 찾아 해결하는 마술을 부리고 싶어서 끊임없이 고심하며 노력하고 있다.

6

뇌성마비아동 부모교육의 중요성

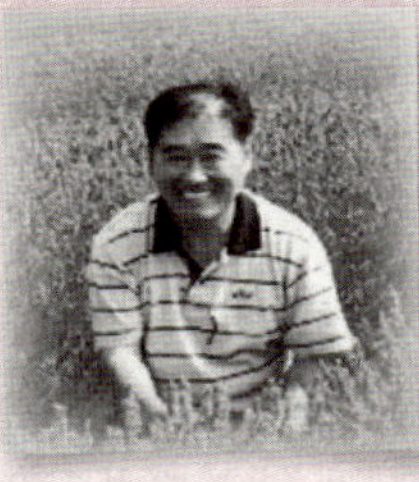

권경옥

부산가톨릭대학교 물리치료학과를 졸업하고, 마산의 홍익재활원에서 뇌성마비 치료를 시작하였고, 1997년 영국 보바스 센터에서 뇌성마비코스를 이수하였다. 영국에서 국제 아로마치료사 전문가과정을 이수하였고, 2002년 『아로마치료: 이론과 실제』를 출간하였다.

뇌성마비아동과의 인연

아침에 일어나면 습관처럼 아침기도를 올린다. 오늘도 새로운 하루를 감사하면서 날마다 나에게 오는 귀한 선물인 우리 아이들에게 최선을 다하자고 다짐한다. 이 다짐은 치료시간에 운동이 어렵고 힘들기만 한 아이들과 전쟁을 치르는 동안 어느새 멀리 도망가기 일쑤이지만, 나의 몸과 마음은 늘 그들과 함께 호흡한다.

올해 환갑이 되어 지난시간을 돌이켜 보면 뇌성마비 치료를 40여 년간 하였고, 그들은 마치 자식처럼 나의 일부가 되었다. 어느 날 9살짜리 승훈(가명)이가 서기훈련을 하다가 엉성하게 머리칼이 빠진 내 정수리를 내려다 보면서 선생님은 왜 머리에 머리칼이 없느냐는 질문에 배꼽 빠지게 웃었지만 나는 정말 기뻤다. 내 머리칼은 둘째고, 십년 가까이 치료한 아이가 커서 그것도 바로 서서 내 머리를 굽어보며 머리칼이 왜 없을까란 질문을 하고 넘어지지 않고 설 수 있는 능력이 생겼으니 말이다.

졸업하고 첫발을 디딘 곳이 오갈 때 없는 뇌성마비와 지적장애 아동들이 거주하며 치료 받는 재활원이었다. 지금은 병원도 갖추고 많은 치료사들이 일하는 곳이지만, 그 당시에는 햇병아리 물리치료사의 첫 일터로는 이상적인 곳은 아니었다. 졸업하기 전에는 흰 가운을 입고 병원 물리치료실에서 폼 나게 환자들을 치료한다는 꿈을 꾸기도 했지만, 막상 현실에서는 너무나도 다른 곳에 와 있었다.

처음에 이곳에 와서 한참 젊은 나에게 무엇보다도 힘들었던 것은 늘 침을 흘리면서 애절한 눈망울로 안기는 아이들이었다. 하지만 시간이 지나면서 어느새 아이들의 흐르는 침을 닦아 주고 순수하고 맑은 영혼을 가진 아이들과 눈을 맞추며 보듬고 살피게 되었다. 이곳을 떠나는 날, 지금도 잊혀지지 않는 장면들이 가슴을 저리게 만든다. 아이들과의 이별이 아쉬운 마음에 돌아보니 나의 등 뒤로 아이들의 어눌한 소리가 들려왔다. "선생님 잘 가셔요." 나는 순간적으로 흐르는 눈물을 보이며 그들과 작별을 고했다.

영국 보바스센터 연수

첫 직장에서 시작한 뇌성마비 아동과의 인연은 지금까지도 오로지 한 길을 걷게 만들었다. 아이들을 치료하면서 항상 갈증에 시달렸던 것은 뇌성마비 아이들에게 어떻게 하면 좋은 치료를 해줄 수 있을까였다. 이전에 근무하였던 곳의 물리치료실 주임으로 있었던 미국인 물리치료사(평화봉사단의 일원)로부터 뇌성마비 치료법을 배우기도 하였지만, 그 갈증을 채우기는 힘들었다. 매일 단순 운동과 스트레칭이 전부였던 치료에 한계를 느끼면서 영국에서 개발된 뇌성마비를 위한 보바스치료법에 대해서 알게 되었고, 언젠가는 나도 배우러 갈 것이라는 막연한 기대를 갖게 되었다.

재활원을 그만두고 가정방문치료를 하면서 영어 준비와 영국 보바스센터에 꾸준히 연락을 하였다. 매일 아침 영어 학원에 가고, 영어 테이프를 들으면서 연락이 오기만을 기다렸다. 그러던 중에 '무지개 장애어린이집'에서 소아물리치료사로 다시 일을 시작하였고 1996년, 드디어 영국으로 가게 되었다. 그때의 그 기쁨이란 이루 말할 수 없었고 런던의 자연환경과 여유로움을 만끽하면서 지금까지 힘들게 살아온 것이 이렇게 보상을 받는구나라는 생각을 하기도 했다. 6개월 가량은 영어학원에서 하루 종일 공부를 하였고, 저녁에 도서관에 들렀다가 집으로 향하면서 마음속 깊이 뿌듯함을 느꼈다. 영국에서 공부만 하면서 산다는 것은 내생애 처음 해보는 사치였다.

준비기간이 지나고 1997년 1월에 보바스 코스가 시작되었다. 수강생은 23명으로 물리치료사와 작업치료사가 대부분이었다. 물론 물리치료사가 월등히 많았다. 2달간 하루 8시간의 수업은 정말 힘들었다. 나름 열심히 영어공부를 하였고 자신도 조금 있었는데, 영어가 모국어가 아닌 나에게는 하루하루가 전쟁이었다. 옆자리 수강생에게 부탁해서 쉬는 시간마다 자료를 복사하고, 맨 앞에 앉아서 강사님께 부탁하여 수업을 녹음하기도 하였다. 한 수강생이 말하기를 그 자료와 녹음기를 너의 나라에 들고 가서 그대로 틀어놓고 코스를 진행해도 되겠다며 웃기도 하였다. 집에 와서는 새벽까지 복습하고 리포트를 정리하면서 너무 힘들어서 그냥 한국에 돌아갈까? 괜히 호기 부려서 온 건 아닐까?하는 여러 가지 복잡한 심정이 돌기도 했다. 그 당시에만 해도 물리치료사의 박봉 월급을 모으고 모아서 이곳까지 온다고 완전 빈털털이가 되다시피 했다. 무지개어린이집 원장님의 배려로 이곳에서 공부를 계속하게 되었지만, 가난으로 인해 짧은 유학생활이 되었다. 하루는 일주일치 식량을 사러 마트에 갔는데 은행잔고 부족으로 겨우 빵만 사들고 집으로 걸어오면서 하늘을 한번 쳐다보고 그냥 허허로이 웃었다. 하지만 지금 생각하면 그 시간이 너무나도 그립다.

아로마치료를 하는 물리치료사

어려운 8주 코스가 끝나고 한국으로 돌아오려니 아쉬운 마음에 평소에 눈여겨본 자연요법의 일종인 '아로마치료'를 몇 개월 동안 이수하고 자격증을 취득하였다. 유럽은 자연과 인간이 조화롭게 잘 공존하는 곳이었다. 공원 벤치에 앉아서 간식을 먹고 쉬고 있을 때 다람쥐가 다가와서 너무 놀랐다. 두 손을 모으고 달라고 하는 시늉을 하는 너무나도 귀여운 모습에 음식을 나눠주면 집어들고 얼른 나무로 달려간다. 따뜻한 날씨에 온갖 꽃과 식물들이 지친 현대인들의 삶의 쉼터가 된다. 이러한 환경 속에서 자연요법의 발달은 너무나도 자연스러운 것이었다. 아로마치료를 처음으로 접하게 된 것도 어찌 보면 자연스러운 것이었다. 내가 머물었던 민박집에서도 여기저기 아로마치료에서 쓰이는 에센셜오일을 흔히 볼 수 있었다. 그렇게 나의 관심사는 자연스럽게 아로마치료와 뇌성마비치료의 접목이 되었다. 시간이 날 때마다 여러 허브공원을 방문하였고 영국식물 박물관의 허브관에서 다양한 허브식물을 공부하기도 했다. 서점에서 아로마치료 책들을 구입하여 공부하면서 국제아로마치료협회(International Federation of Aromatherapists, IFA)에 등록된 학교에서 국제공인 아로마치료 전문가과정을 이수하였다. 풀잎과 꽃잎의 향기에 매료되어 생활 속에서도 잔병과 심신의 안정을 위해 나 자신은 물론, 주변 사람들에게 또 다른 치료를 선물하게 된 기쁨이 대단히 컸다. 한국에 돌아와서 다시금 장애아동의 물리치료와 아로마치료를 병행하면서 치료에 대한 자신감이 생겨 나름 열정을 가지고 치료를 하게 되었다.

뇌성마비 치료를 위해 계속 공부하기 위해서 2년 후 다시 영국 보바스 센터에서 보바스 리프레셔코스(Bobath refresher course)와 몇 해 뒤에 한국 보바스학회에서 개최하는 보바스 상급코스도 이수하였다.

뇌성마비 아동 치료의 포인트

뇌성마비 아동을 치료할 때는 아이의 신체 움직임의 제한만을 치료하는 것이 아니라 전반적인 문제를 다 살펴보아야 한다. 즉, 언어, 감정, 시각, 청각 그리고 인지능력 등 복잡한 모든 문제를 고려하는 '전인적 치료'가 되어야 한다. 그리고 무엇보다 중요한 것은 치료와 아이들의 일상생활이 효과적으로 연결되는 것이라고 할 수 있다. 엄마들은 무조건 아이들에게 많은 치료를 해주면 좋다고 생각하고 하루 종일 치료실을 찾아다니는 경우도 있다. 그 마음은 십분 이해하지만 과연 얼마만큼 아이들에게 효율적인가를 의심해 볼 필요가 있다.

뇌성마비 아동의 치료는 어떻게 보면 평생을 해야 할 큰 짐일 수 있다. 매번 아이들을 치료하면서 느끼는 것은 하루 종일 치료를 받으러 다니다 저녁에 집에 돌아오면 엄마나 아이나 둘 다 파김치가 되고 만다는 점이다. 사실 치료를 받고 나면 그것이 집에서의 생활에 적용이 되어 피드백이 있어야 아이들이 얼마나 변화가 있는지 알 수 있는데, 정작 집에서 보내는 시간이 부족하다. 여기저기 하루 종일 다니는 수고에 비하면 일상생활 동작에는 큰 변화가 없이 힘만 들게 되고 좋아지는 것이 미미하게 느껴지거나, 치료받고 있다는 것 자체로 위로가 될 때가 많다. 엄마들의 고민을 들어 보면 가족들, 특히 조부모들의 따가운 시선이 제일 힘들다고 하였다. 많은 비용을 들여 열심히 치료를 하는데 왜 아직 걷지 못하느냐고? 이것은 우리 치료사들의 딜레마이기도 하다.

소아물리치료사가 된후 지금까지 뇌성마비 아동의 움직임에 대한 생각들이 끊임없이 꼬리를 물고 나를 따라 다녔다. 한번은 성당 미사를 드리는 중에 앉아서 일어나는 동작을 하면서 이 동작은 너무나도 자연스러운데 우리 아이들은 왜 그렇게 어려울까? 일어서기 위해 필요한 근육의 조합과 중력에 대항해서 움직임을 배우는 과정은 수도 없이 반복해서 자기의 것이 되었을 때만이 일어날 수 있는 동작이다. 여러 번 반복하지만 그렇다고 다 성공하는 것은 아니다. 이미 그 아이들이 가지고 있는 비정상적인 패턴이 몸에 익어 버린 경우에는 완전히 성공하기가 어렵다. 치료만 받으면 다 제대로 걸을 수 있다고 믿는 부모에게 회복 가능성을 마음 아프지 않게 이해시키는 것은 대단히 힘든 일이다. 그래서 부모교육이 필요하다고 느꼈다. 조산에 의한 뇌성마비 아동은 자궁 내 환경에서의 감각운동 발달을 충분히 경험하지 못했기 때문에 새로운 환경에서의 적응이 떨어질 수밖에 없다. 많은 경험이 필요한 뇌성마비 아동과 어른의 뇌손상을 비교하면 회복하는 과정에서 차이가 많다. 내가 아이들을 치료하면서 나름대로 공부하고 경험했어도 여전히 힘들지만 시간이 지나면서 하나의 결론에 도달하게 되었다. 치료는 세 가지가 잘 조화를 이루어야 되는 것 같다. 치료사, 아이 그리고 보호자 이 세 사람의 연결고리가 잘 맞추어져야 한다. 그리고 중요한 것은 치료가 일상생활에 연장이 되어야 효과가 있다는 것이다. 그때부터 부모교육에 초점을 두고, 치료 중에 부모교육을 열심히 하게 되었다.

세상 최고의 치료실은 가정

부모들은 뇌중추신경계의 해부생리학적인 부분의 지식은 전문가의 영역이라고 생각하고 익히려 하거나, 이해하려고 하지 않는다. 하지만 우리가 건강한 자녀를 키우다 보면 월령별로 자라나는 것을 보면서 그 다음 단계가 무엇일까 관심을 가지고 또래와 비교하게 된다. 이처럼 건강한 아이들의 움직임을 관찰해보면 단계가 있다는 것을 눈치채게 된다. 바로누워 있던 아기가 머리를 가누고, 구르고, 배밀이를 하는 과정이 뇌성마비아동과 어떤 차이가 있는지 어떻게 움직여야 하는지를 알면 아이를 관리하기가 수월해진다. 치료 중 꾸준하게 부모(주로 엄마)에게 치료방법을 가르쳐 주지만, 여전히 실망스러운 부분이 많다. 아직도 엄마들의 생각은 하루에 여기저기 돌아다니며 많은 치료를 해주어야 된다는 생각들이 뿌리 깊이 박혀 있기 때문이다. 치료실에서 치료사와 함께 치료에 참여하면서 집에서 아까 배운 동작을 해보게 하는 것이 가장 바람직하지만 현실은 그렇지 못하다. 치료실에서 치료를 마치면 집에서 둘째나 맏이를 돌볼 시간, 매일 해야만 하는 가사가 고스란히 엄마 몫이고, 아이들은 점점 더 자라서 무거워지고 반대로 엄마들은 나이가 들어 힘이 빠지게 된다.

이렇게 아이가 일상생활에서 자주 움직이기 어려우면 치료효과를 보기가 어렵고, 스스로도 더 안 움직이게 된다. 엄마들은 어릴 때부터 좋은 선생님을 찾아서 열심히 치료를 했는데 다 소용이 없다고 말한다. 하지만 그렇지 않다. 이 세상에서 최고의 치료사는 엄마, 아빠이고 최고의 치료실은 가족이 함께하는 가정이다. 물리치료사는 치료계획을 세워 치료 방향을 안내하고 일상생활에서 어떻게 움직여야 하는지를 가르쳐 줄 뿐이다. 최고의 유능한 치료사에게 30분 치료 받고 집에서 방치해 버린다면, 치료 효과는 아주 미미해진다. 뇌성마비 아동에게도 기능적인 활동을 할 수 있는 잠재력이 있다. 그것은 치료를 통해 그 반응을 이끌어내고 비정상적인 반응을 변화시키고 조정해 주면 된다.

건강한 아동이나 뇌성마비 아동이나 성장하기 위해서는 많은 감각유입을 필요로 한다. 뇌의 고위중추에서는 잘 조절된 기능을 하기 위해 많은 정보를 끊임없이 조절하고 있다. 이 정보는 공간에서 몸통과 팔다리의 위치가 근육활동을 하기 위해 준비되어 있는지를 입력하는 과정이며 여기에 눈과 귀의 부가적인 정보를 제공한다. 이때 조절 중추는 몸의 자세 유지를 위하여 세밀한 자세정렬을 하도록 운동신경을 통해 근육에 신호를 보낸다. 이때 조절 중추는 바로 어떤 관절이 어떤 순서로 얼마나 움직여야 하는지를 계산하고 균형을 유지하기 위하여 몸을 정렬한다.

정상아동과 마찬가지로 뇌성마비 아동도 느끼고 시도하면서 배우게 된다. 정상아동은 실패를 통해 움직이면서 스스로 교정이 가능하지만 뇌성마비 아동은 그렇게 하기가 어렵다. 몇 가지 동작이 겨우 가능하고 그마저 부적절한 운동이 일어나서 나중에 어떤 운동을 배워도 틀에 박힌듯한 움직임으로 보인다. 이때 아이가 스스로 자세를 바꿔 움직일 수 없다면 자세가 굳어지고 관절 구축이 일어날 수밖에 없다. 조기치료를 해야 하는 이유가 여기에 있다. 초기에 원치 않는 동작을 최소화하고, 정상에 가까운 동작으로 이끌어서 다양한 움직임이 일어날 수 있도록 해주어야 한다. 이때 중요한 것은 어떠한 상황이든지 새로 습득한 기술을 이용하고 연습 할 기회를 끊임없이 제공해야 한다는 것이다.

자라는 아이의 뇌는 호기심이 많고, 흡수력이 높아 움직이려고 몸부림을 치고 있다고 생각하면 된다. 아이에게 스마트폰이나 TV는 오히려 아이를 더 움직이지 않게 하며 미숙한 뇌에 충격적으로 작용하여 엄청난 피로를 가져다 줄 뿐이다. 하루에 아이가 움직임을 통해 얻어야 할 소중한 경험을 그대로 놓치게 하는 것일 수도 있다.

그리고 또 한 가지 집에서 부모와 아이의 호흡이 맞지 않는 이유는 부모가 아이의 움직임을 이해하지 못하기 때문이다. 아이가 배운 동작을 익히려면 스스로 하도록 충분히 기다려 주어야 하는데 그것이 쉽지 않다. 대부분은 아이가 움직이기도 전에 벌써 엄마의 손이 아이의 할 일을 해버린다는 것이 문제이다. 이러한 악순환이 계속 되다 보니 아이는 스스로 움직일 의욕을 잃어버리게 되고 그렇게 한 해, 두 해 자라다 보면 아이의 몸은 비대해지고 만다. 때로는 아이들의 실패는 정말 실패한 것이 아니고, 부모와 치료사가 기준을 너무 높게 잡은 것일 수 있다. 아이가 배워나가는데 부모의 기대는 실질적이어야 하고, 기대 목표는 아이의 신체적 · 기능적 · 감정적 장애의 심한 정도에 따라 달라져야 한다. 아이에게 맞는 기대와 목표를 찾는 일은 전문가가 도와줄 것이다. 오랫동안 아이들을 치료하다 보니 중증 장애아동의 경우 집보다는 장애시설에 수용되어 지내는 것을 많이 보았다. 자식의 앞날을 위해서 열심히 몸과 마음 그리고 경제적으로도 힘들게 살아왔는데 정말 안타까운 일이다.

중증 장애를 갖고 있는 7세의 한 여아는 부모교육이 잘 이루어진 사례라고 생각이 된다. 처음 치료실을 방문하였을 때는 운동능력, 언어 그리고 섭식도 힘이 들었고 우유를 먹으면 올리기를 반복하는 참으로 힘든 케이스였다. 그러나 의사소통은 어느 정도 가능하였다. 치료를 하면서 제일 중요한 것은 아이들이 치료사의 가이드를 따라 움직임이 일어나야 하는데, 이 아이는 참으로 힘이 들었다. 그래서 아빠와 의논하고 부모교육 프로그램에 참석하게 하여 치료를 하는 동안에도 아이의 움직임에 대해서 계속 설명을 하였다. 지금까지 많은 부모들에게 교육을 시도하였지만 배우기는 해도 실제로 아이에게 적용을 하지 않아서 만족스럽지 못했는데, 이 아빠는 잘 따라 주었고 지금까지도 열심히 하고 있다. 물론 아이의 움직임은 충분하지 않더라도 서서히 변화되고 있다. 그러나 아빠와 아이의 치료적 움직임의 연속동작이 어느 장소를 가더라도 꾸준하게 이어지고 있다는 것은 대단히 의미 있는 치료의 연장이라고 볼 수 있다. 다시 말하면, 치료를 마치고 대기실에서 옷을 입고 간식을 먹는 동작을 일일이 아이가 할 수 있도록 도와주고 기다려 준다는 것이다. 물론 아이는 힘이 들어서 울기도 하고 때로는 혼도 나지만 이제는 적응을 잘 하고 있다. 치료사도 그렇지만 부모들도 뇌성마비 아이를 키우다 보면 많이 좌절하게 된다. 이럴 때 치료사의 역할은 그들이 앞으로 굳건히 나아갈 수 있도록 옆에서 용기를 주고 이끌어 주는 것이다. 이것이 한 아이의 인생을 위해서 가족과 치료사가 같은 목표를 향해 함께 나아가야 하는 이유이다.

그동안 나는 뇌성마비 아이들을 치료하면서 한 번도 직업이라고 생각하지 않고 일하였다. 돌이켜보니 나는 참으로 복이 많은 사람이라는 생각이 든다. 졸업하자마자 바로 취업이 되었고 처음부터 끝까지 뇌성마비 아동을 치료하였다. 요즘은 예전보다 장애아동에 대한 정부의 지원이 많아지고 그들을 바라보는 보는 시선도 많이 좋아졌다. 나의 바램은 뇌성마비 부모교육을 집중적으로 하면서 그들에게 조금이나마 보탬이 되고 싶다. 한편, 기회가 있다면 아로마 치료의 생활화를 위한 전문인력 양성에도 기여하고 싶다. 그리고 우리가 장애아동을 보는 시선을 장애(障碍)가 아닌 장애(長愛)로 보았으면 좋겠다.

부모는 아이의 가장 중요한 선생님

사회 적응은 아이가 최초로 그리고 가장 중요한 관계 형성을 하는 가족에서 시작된다. 조기 사회경험이 만족스럽다면 다른 사람과의 관계형성과 인격형성에도 도움이 될 것이다. 장애아의 욕구는 감정과 사회적인 측면에서 정상아와 같다. 장애아가 사랑과 보살핌을 필요로 하지만, 남보다 더 많은 사랑과 보호가 필요하다는 얘기는 아니다. 그들에게는 연민, 지나친 동정, 지나친 과잉보호가 필요하지는 않다. 물론 가까이에서 많은 신체적 접근, 부드러운 음성 자극과 전인적인 돌봄이 필요하다.

부모는 아이와 어떻게 놀아야 하는지에 대해서 모르는 경우가 많다. 아이는 어떤 일이 흥미롭고 즐겁다면 특별한 노력을 기울이지 않아도 그 일에 빠져들 것이다. 반면, 그 일이 지루하고 반복적이거나 너무 어렵다면 그것은 금방 힘든 일로 받아들여질 것이다. 그때는 외부적 압력 또는 보상이 필요하게 된다. 놀이는 재미있고 즐거워야 하고, 특히 부모와 아이가 서로 즐거워해야 한다. 아이가 어른을 보고 웃고 흥분해서 소리 지른다면 그는 놀면서 배우고 있는 것이다. 아이와 함께 있을 때에는 항상 말을 해야 한다. 절대로 조용하게 아이를 다루면 안 된다. 아이의 반응을 기다리는 점은 어떤 형식의 놀이나 배움의 과정에 있어서 매우 중요하다. 기다려줌으로써 아이가 스스로 시도하려는 의지를 키워줄 수 있고, 아이가 직접 참여하기 원하는 것을 아이 스스로 인식하게 한다. 만약 아이가 부모의 놀이나 소리를 따라하려고 하는 것을 발견하면 그 놀이나 소리를 반복해주고 다시 기다려서 아이의 차례임을 알게 한다. 아이의 정신적 혹은 신체적인 장애가 심할수록 아이의 참여를 유도하기 위해서는 더 많이 기다려야 한다. 너무 성급하게 진행하거나 빨리 반복하면 아이가 더 이상 노력하려는 의지를 무너뜨릴 수 있으며, 결국 부모의 노력에 대해 수동적인 자세로 관찰만 하는 상태가 될 수 있다.

부모가 아이의 장래에 대해 걱정하는 것은 당연한 것이다. '말을 할 수 있을까?', '걸을 수 있을까?', '학교를 갈 수 있을까?', '우리가 죽고 나면 아이는 어떻게 될까?' 등을 걱정하게 된다. 이 질문들에 대해서는 의사와 치료사로부터 정확하고 진실한 답을 들어야 한다. 그러나 너무 장래를 걱정하지 말고 현재 내 아이를 돕는 것에 집중해야 한다. 아이의 핸디캡을 극복하는 데 도움을 주기 위해 매일매일 부모가 일정하게 최대한 노력하도록 하는 방법 외에는 특별한 것은 아무것도 없는 것 같다. 회복이 매우 느리더라도 희망을 잃지 않고 기다려 주어야 한다.

전문가들이 도울 수는 있지만 부모의 일을 대신할 수는 없다. 부모는 전문가로부터 배운 것을 아이가 해 볼 수 있도록 가능한 모든 시간에 최대의 도움을 줄 수 있는 사람이다. 사실은 부모가 아이의 가장 중요한 선생님이다. 그리고 아기였을 때부터 아이에 대해 가장 잘 알고 가장 가까운 사람이기 때문에 아이에게 많은 것을 배울 수 있도록 가르칠 수 있다.

7

튼튼한 허리골반 만들기

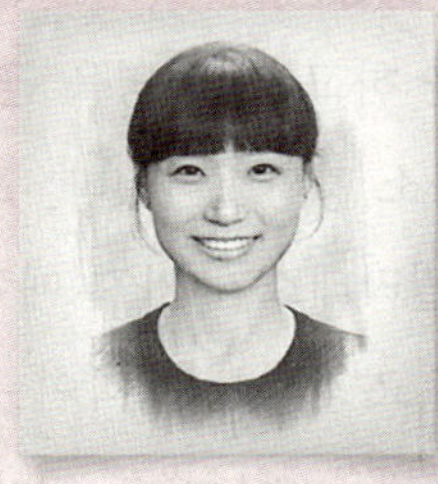

김문정

부산대학교 일반대학원 체육대학 무용학 석사학위를 받은 후 2009년 부산가톨릭대학교 물리치료학과를 졸업하고, 2017년 동대학원에서 박사학위를 받았다. 현재 모던필라테스 부산 경남지부장, 모던필라테스 교육이사, BBMP아카데미 연구소장을 겸하고 있다. APMA International instructor, MPI(Modern Pilates International) Master, Unit 1.2. 교육강사, MPI superviser 교육강사로와 물리치료학과 외래강사로 활동하고 있다.

필라테스 교육 강사 물리치료사

나는 사람들에게 좋은 자세와 움직임을 전달하기 위해 노력하고 있는 필라테스 강사이며 물리치료사이다. 날마다 이상적인 자세와 비이상적인 자세 그리고 정상적인 움직임, 비정상적인 움직임에 많은 관심을 가지고 끊임없이 연구하고 공부하고 있다.

요즘은 신체의 좋은 움직임과 자세를 배울 수 있는 운동이 여러 가지가 있고 선택의 폭도 넓어졌지만, 16년 전만 해도 좋은 움직임이란 개념보다는 즐거움을 주는 그리고 그 특정 포지션에 대한 기술을 연마하는 스포츠가 유행하던 시절이었다. 그때 다소 생소한 필라테스라는 운동을 접하게 되었고 처음 느낌은 어리둥절함, 그 자체였다. 그때 당시 나는 몸을 움직이면서 그 느낌을 찾아 추상적으로 표현하던 무용수였으므로 먼저 신체의 움직임에 대한 설명을 하고 그 설명을 근거로 생각하여 움직이는 필라테스가 너무 생소했고 다소 당황스러웠다.

그러나 시간이 지날수록 필라테스가 가진 매력에 조금씩 빠져들기 시작했고, 사람들에게 가르쳐주고 싶다는 생각이 솟아나기 시작했다. 필라테스를 가르치는 시간과 횟수가 늘어날수록 인체에 대한 지식 부족이 수업의 질을 떨어뜨린다는 자괴감이 들었면서 아무리 노력해도 채워지지 않는 부분들이 있었다. 그 때 지식의 목마름을 채워주는 오아시스와 같은 물리치료학과의 커리큘럼을 보게 되었고 아무런 망설임 없이 만학도의 길을 걷기로 결심했다.

한 집안의 며느리, 아내, 한 아이의 엄마 그리고 늦은 나이라는 주변의 우려는 나의 열정을 감소시키는 이유가 되지는 못했다. 그래서인지 나는 물리치료학과를 다니는 동안 너무도 즐겁고 행복했으며 감사했다. 더불어 필라테스 수업도 지속적인 발전을 하고 있음을 몸소 느끼고 있었다.

졸업 후 물리치료사로 병원에서 환자들에게 재활운동을 가르치는 것을 선택하기보다는 예방차원의 운동처방을 더 중요시하는 필라테스를 과학적이고 체계적인 운동 방법으로 발전시키기로 다짐하며 필라테스 센터 운영과 필라테스 강사들을 배출하는 일에 매진하게 되었다.

필라테스 강사들을 배출하면서 과학적 근거를 알려주고, 또한 그러한 의구심들을 직접 증명해 보이고자 싶은 오기까지 생겼다. 물리치료전공자 혹은 체육과에서 무용을 전공한 전공자들 중 흥미 있는 사람들을 위해, 그리고 오랜 세월 믿음과 신뢰를 가지고 나의 지도를 따라 열심히 운동하고 있는 분들에게 문제가 무엇인지 어떻게 해결하는 것이 최선인지를 확신을 가지고 설명하고 싶었다.

어려서부터 호기심과 궁금증이 많고 도전하는 것을 즐기는 나는 무엇인가에 꽂히면 끝까지 해내야 만족을 느끼곤 했다. 그리하여 또 다시 학문의 길을 걷고자 대학원 박사과정에 들어가게 되었고, 센터와 학업을 병행하게 되었다. 그 생활이 분명 녹록치는 않았으며 또한 현재 운영 중인 필라테스 센터에도 많은 지장을 주었다. 그러나 그런 어려움 보다는 만족감이 더 컸고 그때 당시 나는 물질의 풍족함보다는 지식의 창고를 넉넉하게 채우는 것에 더 행복함을 느꼈던 것 같다. 이런 성향 덕분에 무용수에서 물리치료사, 그리고 이학박사로 끊임없이 열정을 쏟으며 내가 원하는 일을 해낼 수 있었다. 또한 내가 선택한 필라테스가 과학적이고 체계적인 운동임을 자부하며, 이를 많은 이들에게 전달할 수 있는 원동력이 되어주었다.

올바른 자세와 움직임을 가르치는 것이 목적

필라테스는 원래 '조셉 휴벌터스 필라테스(Joesph Hubertus Pilates)'라는 창시자로부터 유래되어 왔으며 이후 제자들이 더욱 더 과학적인 증명을 해 오면서 많은 사람들에게 좋은 자세와 움직임을 만들어 주는 운동으로 인식되어 왔다.

병원을 찾는 근골격계 환자들은 주로 통증이 지속적으로 나타나 병적인 요소를 많이 가지고 있는 경우가 많고 진단받은 근골격계 질환을 치료하기 위해 노력한다. 그러나 환자들은 치료 전과 후 일상생활에서의 습관적인 자세나 움직임에 대한 관리 또는 가정 프로그램에 대해 처방을 받지는 못한다.

퇴원 후 환자들은 병원을 찾기 전의 신체 습관이나 환경으로 되돌아가는 경우가 대부분이다. 하지만 그때 적극적인 사후관리 또는 예방관리 프로그램을 적용시켜서 재발 또는 2차적인 문제가 발생되는 것을 예방할 수 있어야 할 것이다.

필라테스 센터에서 이루어지는 프로그램은 주로 근골격계 문제를 가진 대상자들에게 올바른 자세와 기능적인 움직임을 가르치는 것에 의의를 두고 있다. 그들이 보일 수 있는 2차적인 자세 변화나 움직임을 예방하기 위해서 필라테스 강사는 기본적인 해부학, 기능해부학 더 나아가 근골격계 병리적인 문제들까지 파악하여야 할 것이다. 또한 인체 해부학적인 면을 두루 파악한다 해도 신체의 자세와 움직임을 파악해내고 문제점을 해결할 이상적인 프로그램을 적용하는 것은 여간 어려운 일이 아니다. 그러므로 늘 연구하고 고심하는 시간을 가져야 한다.

필라테스 강사들을 교육하면서 가장 중요하게 강조하는 부분도 이러한 이론적 배경과 철학이고 현장에서의 가장 이상적인 프로그램을 적용하기 위해 노력하자고 말한다. 그렇기 때문에 대부분의 필라테스 강사들은 본인의 직업에 대한 큰 자부심을 가지고 있으며 그들의 삶의 일부로서 더 발전적인 미래를 위해 노력하는 모습을 많이 보인다.

그러나 요즘 필라테스를 가르치는 장소와 대상이 많아지면서 필라테스라는 같은 이름 아래 기본적인 철학과 근거가 바탕이 되지 않는 동작 나열식의 교육이 행해지는 것이 보여 매우 안타깝다. 필라테스를 배우

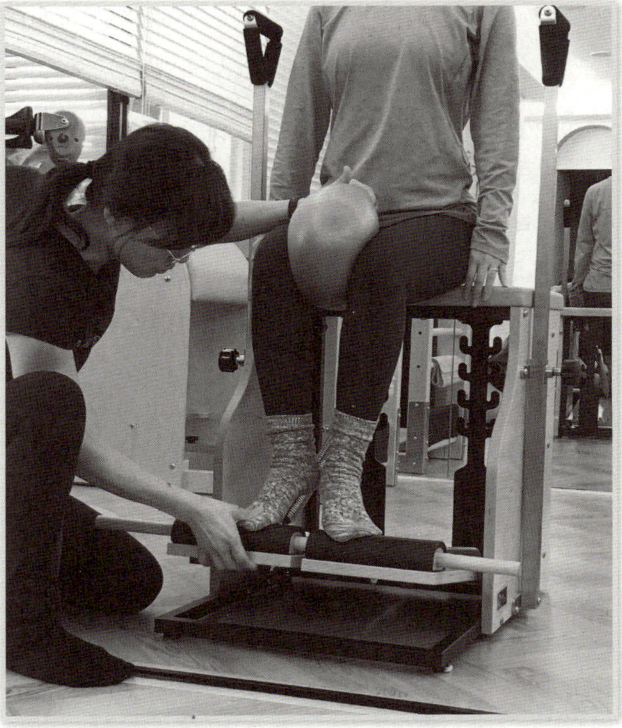

허리골반 강화운동

고, 가르친다는 것은 사람의 습관과 환경 그리고 그들이 가진 자세와 움직임을 늘 고려하여 이상적인 프로그램을 적용해 변화를 가져와야 한다는 것과 모든 신체 움직임을 잘 하기 위한 가장 기본적인 움직임이라는 것을 잊지 않았으면 하는 바램이다.

긴장으로부터 잠시 이완을

16년 전 필라테스 강사로 처음 활동하던 시절부터 지금까지 만나온 분들은 대부분 본인이 가진 습관 또는 환경 등에 의해 자세가 많이 변해 있었지만 그러한 면을 잘 인지하거나 의식하지 못했다. 그렇기 때문에 근본적인 해결책을 찾지 못하고, 신체의 구조적인 변화에 의한 통증이 생겨나면 순간적으로 통증을 조절하는 형태의 치료를 병행하고 있었다.

10년 전 필라테스에 대한 인지도가 낮은 때에 우리 센터의 문을 두드린 한 회원이 본인을 이렇게 소개했다. “저는 등이 뒤로 굽고 옆으로도 휘어 있어요. 그리고 골반도 많이 비뚤어진 것 같아요, 그래서 그런지 허리와 어깨가 많이 아파요.” 병원에서 이미 척추측만이라는 진단을 받은 상태였고 본인의 상태를 너무도 잘 알고 있었다. 다만, 그녀는 척추가 어느 지점에서 어떤 식으로 굽고 휘었는지 그리고 그로 인한 2차적인 문제점이 무엇이 있는지는 몰랐으며 이를 궁금해했다.

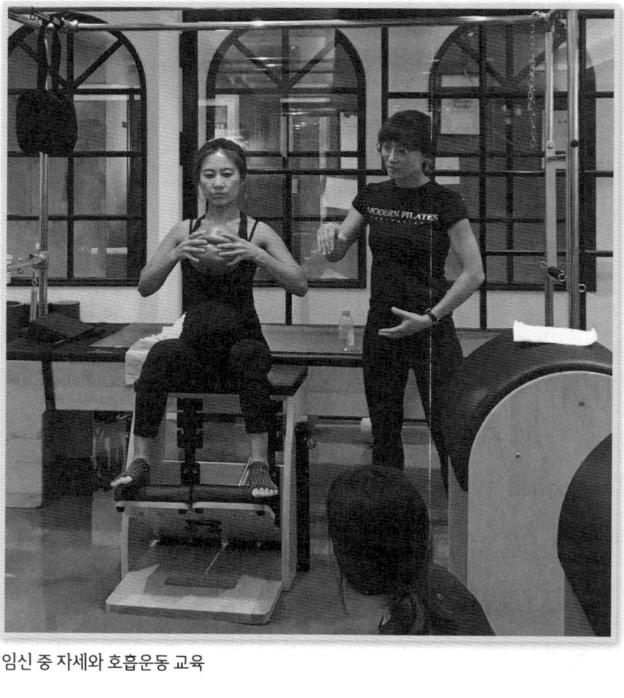

임신 중 자세와 호흡운동 교육

우선 나는 그 분이 하는 일 그리고 근무환경, 근무시간, 수면시간, 식습관 등 일상적인 습관과 패턴을 파악하기 위해 설문조사와 질문을 했고, 그것을 통해 대략적인 자세와 움직임의 형태를 머릿속으로 그려보았다. 그런 다음 정상적인 정렬 상태에서 앞, 뒤, 옆에서 얼마나 벗어나는지를 확인한 후 각 관절이 움직일 때 어떠한 특정패턴으로 움직이는지를 평가하였다. 그분은 직업의 특성상 고정된 자세와 동작을 하루 8시간씩 반복했다. 정신적인 스트레스까지 있어 신체의 정상적이고 기능적인 움직임이 일어나지 못해서 몸 전체 근육이 과긴장되어 있었다.

그때 당시 내가 할 수 있는 최선은 알고 있는 지식을 총 동원하여 과긴장된 근육을 이완하고 습관적 움직임과 패턴을 인지시키고 개선시켜가는 것이었다. 나의 노력 덕분인지 그분의 고질병이었던 허리통증이 서서히 줄고 만곡 또한 육안적으로 현저하게 감소되어 만족도가 높았다. 그러나 그 이후 어깨 통증이 나타나기 시작했고 또 시간이 흐른 뒤에는 날개 뼈 안쪽으로 허벅지 뒤쪽의 여러 곳에서 반복적으로 통증이 나타났다. 원인을 알 수 없었던 나는 당황하기 일쑤였고 그렇기 때문에 여러 시간 동안 문헌들을 참고하여 연구하고 고민할 수밖에 없었다. 지금 생각해 보면 그녀가 보인 통증들은 신체의 구조적 · 기능적 변화에 대한 많은 정보를 주고 있었다. 그분 덕분에 끊임없이 노력하는 필라테스 강사로 발전할 수 있었던 것 같다.

그래서 지금도 나는 여전히 그분이 일상생활을 좀 더 편안히 할 수 있도록 프로그램을 만들어서 이상적인 움직임을 가르치고 때로는 하지 말아야 하는 습관적 동작이나 자세에 대한 폭풍 잔소리도 마다하지 않는다.

그동안 많은 대상자들에게 필라테스를 가르치면서 나는 사람은 움직이는 물체이기 때문에 언제든지 자세와 동작의 변화로 문제가 발생될 수 있고 해결될 수도 있다는 것을 깨달았다. 그렇기 때문에 통증이 완화되었다고 해서 문제가 해결되었다고 속단하지 않고, 통증이 오래가더라도 끊임없이 연구하고 고민한 프로그램을 적용하는 것이 중요할 것이다.

요즘 들어 그분은 나에게 "저는 하고 있는 일 때문에 신체 곳곳이 아픈데도 그만둘 정도까지 아프지 않아 계속하고 있어요. 필라테스를 계속하지 않았다면 너무 아파서 이미 그만 두거나 휴직을 했을 텐데 감사드려요." 이 말은 곧 하루 종일 고정된 자세로 몇몇 관절만 움직이는 습관적 패턴이 개선되면 통증이 사라지고, 올바른 자세와 움직임으로 변화될 수 있다는 의미이다. 10여 년간 나와 함께 필라테스를 하면서 그분은 스스로 본인의 자세와 움직임을 인지하여 잘못된 자세와 움직임을 알아차리고 수정하는 능력이 생긴 것이다. 오래된 통증으로 해결이 어려운 근골격계 문제는 단번에 치료가 쉽지 않다. 이분처럼 스스로 규칙적으로 바른 자세 유지와 운동을 계속하려고 노력을 한다면 약에 의존하지 않으면서도 건강을 유지할 수 있다는 것을 확인할 수 있었다. 이렇게 치료사를 믿고, 힘이 들지만 끝까지 자신의 몸을 돌보는 이들이 있어서 나는 늘 용기가 나고 감사하다.

최적의 움직임을 만들어내는 능력 필요

신체에서 일어나는 문제점들을 해결하기 위해서는 부적절한 자세와 움직임의 원인을 잘 평가하고 최상의 프로그램을 적용하여야 한다. 그러한 노력에도 불구하고 명쾌하게 문제점이 해결되지 못하거나 다른 문제점들이 발견되기도 한다. 그 만큼 이상적인 맞춤형 프로그램을 만들어 낸다는 것은 쉬운 일이 아니다.

필라테스 강사를 물리치료사가 한다면 해부학, 기능해부학, 신경생리학과 같은 인체운동과 생리에 대한 기본적인 지식을 가지고 있으므로 더 정확하게 문제점을 찾고 설명을 할 수 있게 된다. 하지만 잘 안 되는 동작과 자세를 해결하기 위한 움직임을 직접 보여주어야 하는 것이 필라테스 강사에게는 중요한 일이다. 그렇기 때문에 필라테스 강사 교육과정에는 이론과 실기를 함께하고 충분한 연습이 필요하다. 교육과정 동안 완벽하게 실기를 시연해 보이기도 쉽지 않으며 이론적 지식을 설명하는 일 또한 여간 어려운 일이 아닐 수 없다. 필라테스 강사는 고객의 신체 문제를 찾아서 충분히 설명을 한 다음, 올바른 동작을 보여주고 따라 오게 할 능력을 갖출 필요가 있다. 왜냐하면 강사의 시연을 보고 최대한의 시각적 정보를 이용하여 습관적인 움직임을 깨고 올바른 자세를 찾기 위한 노력을 할 수 있기 때문이다. 필라테스 강사가 이상적인 프로그램을 만들어 내기 위한 노력의 일환으로 신체에 대한 해부지식을 향상시키는 것과 더불어 기능적인 움직임을 시연해 보이는 것도 매우 중요하기 때문에 두 가지를 모두 갖추어야 한다.

필라테스 강사의 유리한 점은 본인 의지에 따라 근무시간 조정이 가능하며 자율성이 부여된다는 것이다. 특히 물리치료사라면 환자의 문제점을 찾고 해결하기 위한, 충분한 시간이 있다는 점이 병원보다 매력적일 것 같다. 병원에서는 더 많은 환자를 봐야 하기 때문에 필요한 운동을 환자가 익힐 때까지 연습할 시간을 주기가 어렵다. 하지만 센터를 찾는 고객에게는 최선의 프로그램을 제공하기 위해서 치료사 스스로 고객을 평가하여 문제를 해결해야 하는 책임감이 뒤따른다. 어떻게 보면 시간의 자유가 있고, 본인의 노력 여하에 따라 높은 급여를 받을 수는 있지만 병원에서의 물리치료사보다 더 많은 시간과 노력을 해야 좋은 성과를 얻을 것이다. 왜냐하면 고객은 비용과 시간이 드는 치료에 대한 최대의 기능 개선을 원하기 때문이다. 치료 장소가 달라진다고 해서 물리치료의 목표가 달라지는 것은 아니라고 생각된다.

병원 물리치료사는 이미 손상이나 기능제한이 있는 환자들을 대상으로 물리치료 진단을 통해 기능 회복에 목표를 두고 있다면, 필라테스 강사는 이미 기능이 소실된 환자보다는 자세나 움직임에 이상이 있어서 통증이나 불편을 호소하는 고객을 예방차원에서 다시 재교육시키는데 목적을 두고 있다고 볼 수 있다. 외국에서는 물리치료를 마치고 나서 가정운동 프로그램으로 필라테스를 권한다. 그래서 많은 물리치료사가 필라테스 강사를 겸하고 있는 것을 보았다.

열정적이고 창의적인 성향으로 본인의 삶을 만들어 나가기를 즐기는 이들에게 필라테스 강사는 물리치료사로서 한 번쯤 도전하기에 충분히 매력적인 직업이므로 흥미가 있다면 또 다른 삶의 기회를 가져보기를 감히 권유해 본다. 어디에서 일하더라도 우리를 찾는 환자와 고객에게 최선을 다한다면 그 곳에 보람과 행복은 있기 마련이라고 생각한다.

8

반려동물 재활

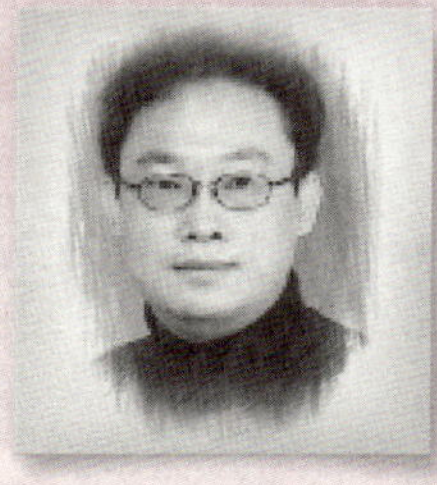

김진웅

안동과학대학교 물리치료과를 졸업하고 1994년 서울특별시 공무원으로 임용되어 현재 강북구 보건소에서 근무 중이다. 단국대학교 특수교육대학원에서 석사학위를 하였고, 2011년 건국대학교 수의과대학에서 박사과정을 수료하였다. 현재 동물재활학회 부회장이며, 을지대학교 물리치료학과와 평생교육원에서 동물물리치료 강의를 하고 있고, 서울의 R동물병원 자원봉사 및 자문을 한다. 동물물리치료 관련 30여 편의 저술물이 있다.

동물 물리치료라는 말은 최근 3~4년 사이 물리치료사들 사이에서도 언급되기 시작하였다. 하지만 내가 동물 물리치료와 인연을 맺은 2001년에는 석사학위 논문을 준비하던 중이었는데, 이 당시만해도 생소한 분야였다. 그 당시 석사학위 논문을 준비하면서 새로운 주제를 찾고자 하던 중

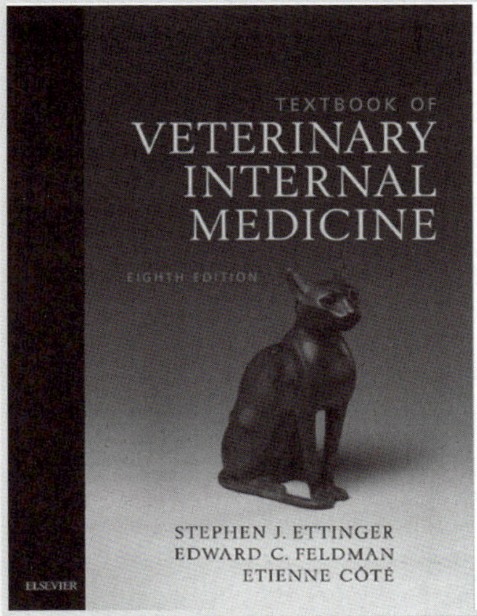

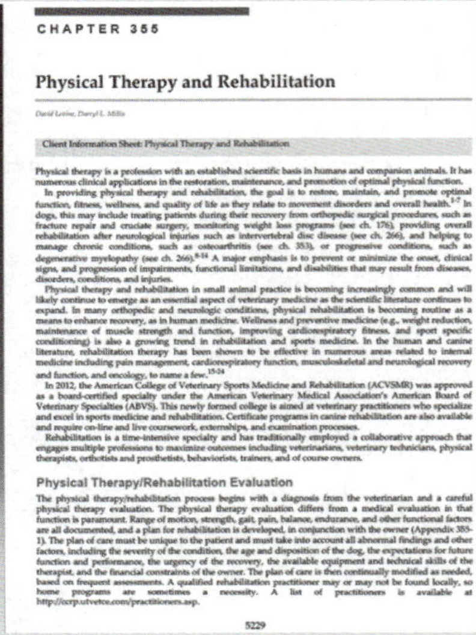

CHAPTER 355

Physical Therapy and Rehabilitation

David Levine, Darryl L. Millis

Client Information Sheet: Physical Therapy and Rehabilitation

Physical therapy is a profession with an established scientific basis in humans and companion animals. It has numerous clinical applications in the restoration, maintenance, and promotion of optimal physical function.

In providing physical therapy and rehabilitation, the goal is to restore, maintain, and promote optimal function, fitness, wellness, and quality of life as they relate to movement disorders and overall health.[1-7] In dogs, this may include treating patients during their recovery from orthopedic surgical procedures, such as fracture repair and cruciate surgery, monitoring weight loss programs (see ch. 176), providing overall rehabilitation after neurological injuries such as intervertebral disc disease (see ch. 266), and helping to manage chronic conditions, such as osteoarthritis (see ch. 353), or progressive conditions, such as degenerative myelopathy (see ch. 266).[8-14] A major emphasis is to prevent or minimize the onset, clinical signs, and progression of impairments, functional limitations, and disabilities that may result from diseases, disorders, conditions, and injuries.

Physical therapy and rehabilitation in small animal practice is becoming increasingly common and will likely continue to emerge as an essential aspect of veterinary medicine as the scientific literature continues to expand. In many orthopedic and neurologic conditions, physical rehabilitation is becoming routine as a means to enhance recovery, as in human medicine. Wellness and preventive medicine (e.g., weight reduction, maintenance of muscle strength and function, improving cardiorespiratory fitness, and sport specific conditioning) is also a growing trend in rehabilitation and sports medicine. In the human and canine literature, rehabilitation therapy has been shown to be effective in numerous areas related to internal medicine including pain management, cardiorespiratory function, musculoskeletal and neurological recovery and function, and oncology, to name a few.[15-24]

In 2012, the American College of Veterinary Sports Medicine and Rehabilitation (ACVSMR) was approved as a board-certified specialty under the American Veterinary Medical Association's American Board of Veterinary Specialties (ABVS). This newly formed college is aimed at veterinary practitioners who specialize and excel in sports medicine and rehabilitation. Certificate programs in canine rehabilitation are also available and require on-line and live coursework, externships, and examination processes.

Rehabilitation is a time-intensive specialty and has traditionally employed a collaborative approach that engages multiple professions to maximize outcomes including veterinarians, veterinary technicians, physical therapists, orthotists and prosthetists, behaviorists, trainers, and of course owners.

Physical Therapy/Rehabilitation Evaluation

The physical therapy/rehabilitation process begins with a diagnosis from the veterinarian and a careful physical therapy evaluation. The physical therapy evaluation differs from a medical evaluation in that function is paramount. Range of motion, strength, gait, pain, balance, endurance, and other functional factors are all documented, and a plan for rehabilitation is developed, in conjunction with the owner (Appendix 355-1). The plan of care must be unique to the patient and must take into account all abnormal findings and other factors, including the severity of the condition, the age and disposition of the dog, the expectations for future function and performance, the urgency of the recovery, the available equipment and technical skills of the therapist, and the financial constraints of the owner. The plan of care is then continually modified as needed, based on frequent assessments. A qualified rehabilitation practitioner may or may not be found locally, so home programs are sometimes a necessity. A list of practitioners is available at http://ccrp.utvetce.com/practitioners.asp.

5229

수의내과학 중 물리치료 및 재활편(2017년)

야후 포털 사이트에 정말 아무 생각 없이 dog physical therapy라는 단어를 검색해 보았다. 그런데 엄청난 자료들을 검색 결과물로 볼 수 있었다.

그때 '바로 이거다.'라는 생각이 떠올랐으며, 동물 물리치료를 주제로 학위 논문을 써야겠다고 결정을 했으나, 지도교수님도 잘 모르는 영역이므로 지도가 곤란하다고 말씀하셨다. 결국 석사학위 논문은 인의학 범위 안에서 마무리하는 것으로 하였다.

그 당시 미국 동물 물리치료 관련 협회에서는 물리치료사가 동물 물리치료를 하기 위해서는 수의학 관련과목의 이수를 요구하며, 수의사가 동물 물리치료를 하기 위해서는 물리치료 관련과목의 이수를 요구한다라는 조건이 명문화되어 있었다.

결국, 2001년 건국대학교 수의과대학 박사과정에 입학을 하였으며, 그때부터 동물 물리치료와 관련된 학문을 독학하기 시작하였다. 박사과정 입학 면접을 볼 때 수의과대학 교수님이 수의과대학을 지원한 이유를 물어보시길래 주저 없이 동물 물리치료를 하기 위해서 수의학이 필요하여 지원했다고 하니 수의과대학 교수님도 동물 물리치료에 대해서 듣지도 보지도 못한 것이라고 웃고 넘기셨다. 나는 그때 수의과대학 교수님께 10년 뒤면 제 말이 맞다는 것이 증명될 것이라고 장담했다. 현재 내가 예견했던 대로 동물 물리치료 관련 서적의 출간뿐만 아니라 수의과대학 교재(수의외과학뿐만 아니라 수의내과학)에도 물리치료 내용이 포함되어 있다.

동물 물리치료의 역사와 정의

동물 물리치료의 시작은 수의사가 아닌 물리치료사에 의해서 시작되었다. 1975년 오하이오 주립대학교 물리치료사인 Ann Downer가 「Veterinary Clinics of North America」지에 '소동물의 장골 골절 관리의 물리치료(Physical Therapy in The Management of Long Bone Fractures in Small Animals)'라는 논문을 처음으로 발표하였으며, 1978년 『Canine Physical Therapy』라는 책이 출간되었다.

동물 물리치료란, 수의학의 진료 대상인 동물들 중 근골격계, 신경계 그리고 기타 질환의 효율적인 치료, 관리 및 합병증 예방 등을 목적으로 물리치료를 수의학적으로 접근하여 의료적인 서비스의 한 형태로 제공하는 것이다.

동물 물리치료 전문가

동물 물리치료사란, 동물 물리치료를 직업으로 삼는 사람을 말한다. 최근 2018년 10월 4일자 어린이 조선일보에 미래를 여는 새로운 직업(미래로 가는 JOB)코너를 통해 동물 물리치료 전문가가 소개되었다(http://kid.chosun.com/site/da ta/html_dir/2018/10/23/2018102302062.html). 현재 선진국의 경우 동물 물리치료사의 활동은 활발한데, 미국의 경우 반려동물의 재활을 위해 물리치료사뿐만 아니라 마사지사, 운동처방사, 카이로프랙터까지도 같이 참여하고 있다.

동물 물리치료사가 되고 싶다면 반드시 관련 강좌를 이수해야 한다. 예를 들어 사람의 경추는 7개, 개도 7개이지만, 흉추의 경우 사람은 12개, 개는 13개, 사람의 요추는 5개, 개는 7개로 사람과 다른 해부학적 특성을 가지고 있다. 또한 사람의 견관절 굴곡은 개의 견관절 신전운동에 해당이 된다. 아무런 준비 없이 동물 물리치료사가 되고자 하는 것은 매우 섣부른 판단이다. 교육을 통해서든 독학을 통해서든 기본적인 수의학적 지식은 반드시 갖추어야 할 항목이라고 생각한다.

동물 물리치료사란 직업을 단순히 직업으로 생각하고 이 길로 접어든다면 실패할 확률이 크다. 기본적으로 동물을 좋아하고 동물에 대한 애정과 관심이 뒷받침되어야 하는데, 동물 물리치료를 하다 보면 동물의 배설물 등이 옷이나 피부 등에 묻는 경우는 다반사이고, 손과 같은 부위를 물리는 것도 아주 흔한 일이기 때문이다. 따라서 단순한 호기심이나 사람을 치료하는 것보다 쉬울 것이라는 생각은 아주 위험한 발상이다. 어떻게 보면 동물병원에서의 동물 물리치료사의 역할은 병원에서 환자를 치료하는 물리치료사보다 더 어렵다라고 할 수도 있다. 이미 알고 있겠지만, 동물병원에서 물리치료사에게 좋은 자리를 제공해 주기보다는 물리치료사 자신이 만들어가야 할 새로운 영역이다. 제 아무리 뛰어나 물리치료 기법을 가졌다고 하더라도 더 연구하고 케이스를 통해서 배우는 겸손한 자세로 일한다면 부족함과 실수를 최소화할 수 있을 것이라고 생각한다.

동물 물리치료사의 역할

동물 물리치료사의 역할은 일반 물리치료사와 유사하다. 수의사의 진단과 물리치료 의뢰를 통해 아픈 동물에게 물리치료를 적용한 후, 일정 시간이 지난 다음 수의사의 재평가 등을 통해 퇴원 및 외래 방문 등의 조치가 이루어지게 된다. 또한 필요에 따라 주치의와 상의하여 치료 기간의 연장 혹은 치료 방법의 변경뿐만 아니라 보호자와의 상담도 필요하다. 현실적으로 진단과 평가 등은 수의사의 영역에서 이루어지지만 실질적인 치료는 물리치료사에 의해 진행되므로 보호자와 좋은 유대관계를 형성하는것은 반려동물의 재활 결과에 많은 영향을 미치게 된다. 또한 필요한 경우 반려동물의 퇴원 후 집에서 할 수 있는 간단한 운동 등의 보호자 교육도 동물 물리치료사가 해야 할 아주 중요한 역할이다.

동물에게 어떤 종류의 물리치료를 적용하고 있는지 알아보면 다음과 같다. 사람에게 적용하는 모든 방법들이 동물에게도 다 적용된다고 볼 수 있다. 적외선치료, 전기치료, 운동치료, 도수치료, 카이로프랙틱 등 다양하다. 동물 물리치료 대상 질환은 사람과 마찬가지로 다양하다. 수술 후 통증부터, 디스크 질환, 뇌졸중과 같은 다양한 질환 등이 있다.

현재 한국에서 직간접적으로 동물 물리치료에 관여하는 종사자(수의사, 물리치료사 등)의 수는 정확하지 않지만, 대략 30여 명 정도로 추측된다.

수의학의 발달로 인해 고령의 반려동물이 증가하고 있다. 반려동물의

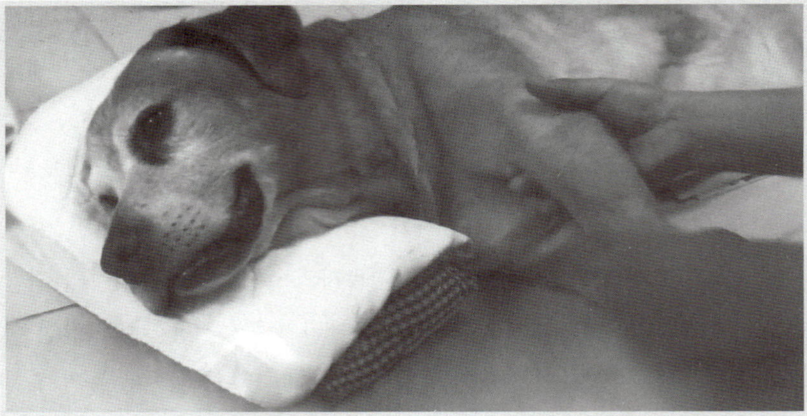

뇌졸중이 발생하여 좌측 편마비가 온 노령견의 물리치료

고령화는 사람의 노령화로 인해 나타나는 질환과 흡사한 양상을 보인다. 퇴행성 관절염, 알츠하이머와 같은 퇴행성 뇌질환이 반려동물에게도 나타난다.

선진국의 동물 물리치료는 정착이 되어 물리치료사의 역할이 자리잡고 있으나, 한국의 경우 이제 어느 정도 싹이 트고 있는 시기라고 할 수 있다. 앞으로 우리나라의 동물 물리치료사의 역할은 시간이 지날수록 더욱 커질 전망이므로, 관심 있는 물리치료사들의 준비가 필요한 시기이다.

기억에 남는 반야의 재활 과정

수많은 반려견을 치료해 봤지만 가장 기억에 남는 것은 '반야'이다. 물리치료를 통해 건강한 상태로 되돌아간 다양한 질환의 반려견의 회복률은 98% 이상이었다.

반야는 환축추불안정(Atlantoaxial Instability, Atlantoaxial Subluxation)으로 진단되어 고정 수술을 받은 후, 물리치료 의뢰가 온 사례였다.

반려견의 환축추불안정 수술 전후의 MRI 사진

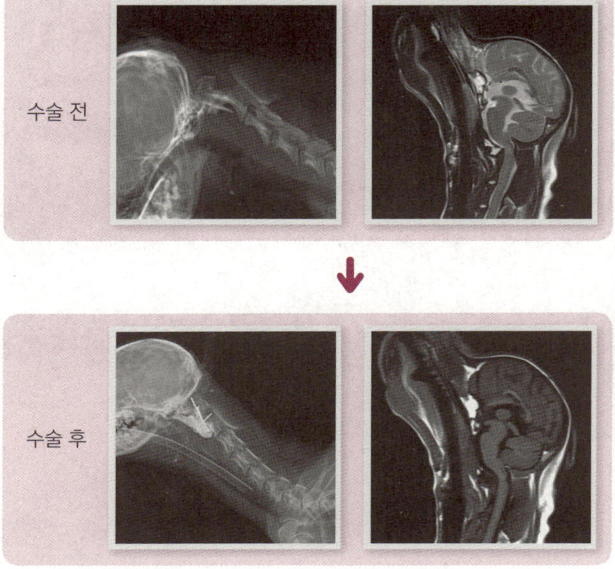

출처: 로얄동물메디컬센터

반야는 환축추불안정으로 인해 사지마비를 동반하였으며, 근력과 근긴장의 소실이 확연하였다. 일반적으로 수의학에서 이 질환의 예후는 좋은 편이 아니다. 예후는 신속한 진단, 수술 그리고 재활이 삼위일체가 되어야 최적의 결과를 가져올 수 있다.

반야는 초기에 전기치료와 심부건반사를 실시하였으며, 추후 체중부하 운동, 균형판 훈련, 신경발달치료 그리고 수중운동 등 다양한 물리치료 방법을 사용하여 결국 네발로 잘 걸어 퇴원했다.

실제로 동물 물리치료를 하다 보면 내가 생각하던 예후와 역방향으로 향하는 경우가 많다. 이러한 경우 물리치료사 스스로가 극복해야 할 방법을 찾아내야 한다. 그렇다고 해서 담당주치의에게 어떻게 할지를 묻기보

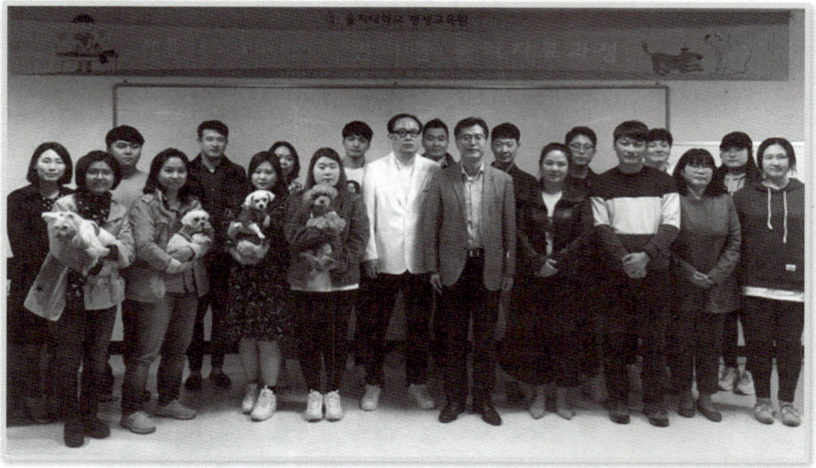

을지대학교 평생교육원 반려동물 물리치료 과정 수료식

다는 CT나 MRI를 통해 정확한 정보를 한 번 더 확인하고, 재활치료의 방향을 재설정하는 것이 가장 현명한 방법일 것이다.

동물 물리치료사의 전망

미국의 동물 물리치료사의 경우, 미국 물리치료사협회 내 정형외과분과 안에 특수영역으로 자리잡고 있다.

반려동물 관리분야는 꾸준히 성장하고 있다. 의료적인 측면의 물리치료뿐만 아니라 건강유지 및 관리라는 측면에서 건강관리사, 아로마요법사, 운동처방사, 놀이치료사 등과 같은 유사 분야로의 시장 확대도 생각해 볼 수 있다.

미국에는 경견(racing dog)이 경마와 같이 합법적으로 이루어지고 있다. 한국은 아직 경마처럼 경견이 합법화되지 않았다. 말의 경우 수억 대의 가격을 형성하므로 전담 물리치료사가 있는 경우가 많다. 우리나라의 경우 한국 마사회 안에 동물병원이 있으며 경주마의 진료와 물리치료를 수의사들이 직접 담당하고 있다.

한국에서도 경견의 합법화가 이루어지는 경우, 견주의 입장에서 경견의 최상의 상태를 관리하기 위해 개인적으로 수의사뿐만 아니라 물리치료사를 고용하는 수요도 많아질 것으로 생각된다.

미국의 경우 동물 물리치료와 관련된 자격증 취득 과정은 테네시대학교와 개 재활진료소(Canine Rehabilitation Institute) 두 곳에서 일정기간 교육을 받은 후, 시험을 통과하면 관련 자격증을 받을 수 있다. 하지만 자격증을 취득했다고 해서 곧 바로 동물물리치료를 하기에는 부족한 부분들이 있다.

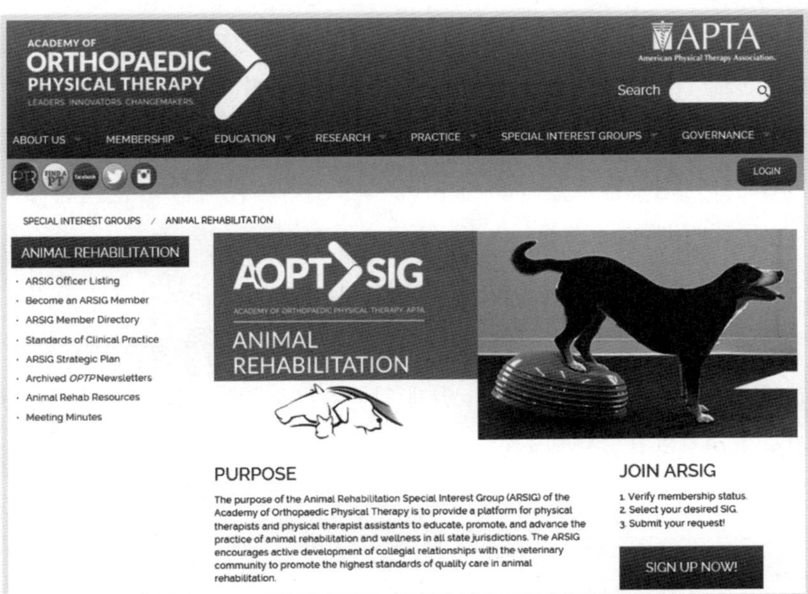
ACADEMY OF
ORTHOPAEDIC
PHYSICAL THERAPY
APTA
American Physical Therapy Association
Search
ABOUT US
MEMBERSHIP
EDUCATION
RESEARCH
PRACTICE
SPECIAL INTEREST GROUPS
GOVERNANCE
LOGIN
SPECIAL INTEREST GROUPS / ANIMAL REHABILITATION
ANIMAL REHABILITATION
ARSIG Officer Listing
Become an ARSIG Member
ARSIG Member Directory
Standards of Clinical Practice
ARSIG Strategic Plan
Archived OPTP Newsletters
Animal Rehab Resources
Meeting Minutes
AOPT SIG
ANIMAL
REHABILITATION
PURPOSE
The purpose of the Animal Rehabilitation Special Interest Group (ARSIG) of the Academy of Orthopaedic Physical Therapy is to provide a platform for physical therapists and physical therapist assistants to educate, promote, and advance the practice of animal rehabilitation and wellness in all state jurisdictions. The ARSIG encourages active development of collegial relationships with the veterinary community to promote the highest standards of quality care in animal rehabilitation.
JOIN ARSIG
1. Verify membership status.
2. Select your desired SIG.
3. Submit your request!
SIGN UP NOW!

미국물리치료사협회 정형외과 동물재활 분야

출처: www.orthopt.org

호주의 경우 퀸즈랜드대학교에 동물 물리치료 석사학위 과정이 있고, 로열멜버른공과대학교의 동물 카이로프랙틱 석사과정과 영국의 리버풀 대학교에 수의물리치료 석사과정이 개설되어 있다.

한국의 경우, 2016년부터 을지대학교(성남캠퍼스) 평생교육원에서 물리치료사, 동물병원 종사자를 대상으로 반려동물 물리치료 강좌가 개설되어 운영 중이며, 2018년 2학기부터 물리치료학과에 동물 물리치료학이라는 과목이 개설되었다.

선배 입장에서의 조언

동물 물리치료는 일반 물리치료보다 훨씬 더 많은 전문적 지식을 요구하는 분야이다. 사람은 언어와 표정, 몸짓을 통해서 많은 정보들을 표현하여 의사소통을 원활하게 할 수 있다. 하지만 반려동물의 경우, 그들의 보행과 움직임 및 행동 등을 통해 물리치료에 필요한 정보들을 찾아 낼 수 있는 능력이 필요하다. 그러기 위해서는 많은 경험이 요구되며 단순히 호기심이나 사람보다 동물 치료가 더 쉬울 것이라는 생각으로 동물 물리치료사가 되고자 한다면 몇 달 만에 포기하는 일이 빈번할 것이다.

동물 물리치료의 길은 일반 물리치료보다 훨씬 더 힘들고 근무 환경도 병원에 비해 현실적으로 열악하다. 하지만 내 자신이 이 길에 대한 확신과 먼 장래를 내다 보면서 의미 있게 일할 수 있다면, 동물 물리치료사의 길로 들어오라고 조언해주고 싶다.

9

운동 소외계층과 함께 운동해요!

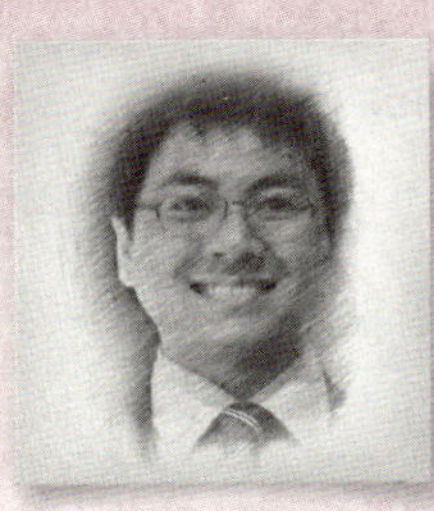

윤성영

부산가톨릭대학교 물리치료학과 졸업 후 좋은강안병원, 부산광역시의료원을 거쳐 2013년부터 소셜벤쳐 제너럴피트니스 운동센터를 운영하고 있다. 척수손상협회주민센터, 보건소 등과 연계하여 건강한 지역사회를 만들기 위해 노력하고 있다. 대한민국 최초로 BSPTS(Barcelona Scoliosis Physical Therapy School) C1, C2를 수료하여 척추측만증 운동의 보급과 개선에 힘쓰고 있다.

누군가에게는 정말 간절한 운동

최근 유튜브나 SNS를 통해 다양한 운동 영상과 정보를 얻을 수 있다. 운동 정보의 홍수 속에서 누구나 쉽게 운동을 접하거나 할 수 있다고 생각할 것이다. 하지만 장애가 있거나 운동이 어려운 분들에게는 생명과도 다름없는 것이 운동이지 않을까 하는 생각을 시작으로 현재 사회적 기업 형태로 운동센터를 열게 되었다. 그래서 나 스스로를 물리치료사 출신의 사회적 기업가라고 칭하고 있다. 다소 생소할 수도 있는 사회적 기업을 간략히 설명하자면, 영리기업과 비영리기업의 중간 형태로, 사회적 목적을 우선적으로 추구하면서 재화 · 서비스의 생산 · 판매 등 영업활동을 수행하는 기업을 말한다. 여기서 말하는 사회적 목적은 사회적 가치라는 표현으로 바꿀 수 있으며, 사회 문제점을 해결하거나 더 나은 사회로 만들어가는 일들이 여기에 포함된다. 현재의 운동센터를 열기 전에는 부산광역시의료원에서 근무하며 공공의료의 필요성을 몸으로 접하게 되었고 환자, 보호자 그리고 간병사분들과 이야기를 나누며 사회적인 문제점을 하나 둘씩 알게 되었다.

무엇보다 큰 문제는 뇌졸중, 척수손상 등 신경학적인 문제로 인해 장애가 있는 분들이 퇴원 후 마음껏 운동할 수 있는 공간과 프로그램이 없다는 것이다. 병원에 입원하더라도 각 질환마다 입원 일수가 제한되어 있어 막연하게 퇴원하거나 다른 의료시설로 전원하는 일이 빈번하여 재활난민이라는 용어까지도 생겼다. 이 부분은 너무 오래되었기에 당연한 일처럼 여겨진 것이 사회 문제라고 생각한다.

물리치료사의 새로운 시각

아픈 것을 참아가며 일하는 현대인들이 늘어가는 모습을 보며 물리치료사의 시각으로 사회의 문제점을 바라보게 되었다. 한 예로 자동차 공장에서 일하는 근로자가 허리를 반복해서 쓰는 일을 많이 해서 과굽음증으로 인해 대법원 산업재해 판결이 날 정도이다. 운동선수의 경우 각 종목에 맞는 운동 프로그램을 시행하는 이유는 손상 예방과 경기력 향상 그리고

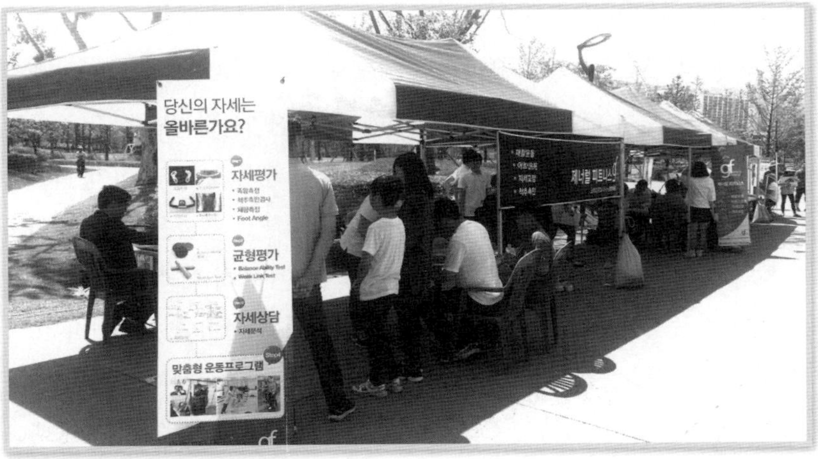

부산시민공원에서 부산시민 자세 및 균형검사 실시

오랫동안 선수생활을 하기 위해서이다. 하지만 산업체에서는 앉아서 또는 서서 그리고 무거운 물건을 많이 드는 일을 하거나 쪼그려 앉아서 일을 하는 등 각 근무 환경에 따른 근로자들을 위한 운동 프로그램이 부족한 것이 현실이다. 근로자들에게 운동이 필요한 이유도 운동선수처럼 산재 예방, 생산성 향상 그리고 정년까지 건강하게 근무할 수 있도록 하기 위해서이다.

또 다른 문제점으로는 초등학교에 입학해서 고등학교를 졸업하기까지 그 어떤 곳에서도 올바른 자세에 대해서 배우지 못하는 실정이라는 것이다. 청소년들이 나쁜 자세로 인해 20~30년 후 한참 나라를 이끌어 나가야 할 나이에 근골격계 질환이 발생하여 의료비 지출이 증가하거나 나라의 생산성이 떨어진다면, 나라의 발전에 악영향을 줄 것이다. 선진국에서는 이를 예방하기 위해 자세 및 움직임 전문가인 물리치료사가 학교에서 근무하면서 올바르게 앉는 방법, 물건 드는 방법 등을 가르친다고 한다. 우리도 국민건강 향상과 의료비 지출 감소를 위해서라도 초등학교에서부터 물리치료사에 의한 올바른 자세교육이 꼭 필요하다고 생각한다.

한편, 일본보다 빠른 초고령화 사회에 이미 접어들었지만 정작 노인들을 위한 운동 프로그램은 많이 없다. 노인들이 운동을 하고 싶어 시끄러운 헬스클럽이나 복지관에 가더라도 대부분 퇴행성 질환을 가진 노인에게 맞는 운동 프로그램을 이용해서 운동하기란 대단히 어려운 일이다. 노인 인구가 증가하면서 물리치료가 각광 받을 거라는 이야기는 이미 10년째 하고 있지만, 운동 프로그램은 많지 않고 그 역할을 제대로 못하는 것으로 보인다. 소수의 건강한 노인이라면 몰라도 그 피해는 고스란히 대다수의 노인들에게 돌아가지 않을까 생각된다.

앞서 이야기했던 몸이 불편한 분들이 마음껏 운동할 수 있는 공간이나 프로그램이 없다는 것, 아픈 것을 참아가면서 일하는 현대인들, 성장기 청소년들을 위한 자세교육 그리고 노인 운동 프로그램의 부재는 물리치료사라면 모두 공감하는 내용이다. 학부시절부터 졸업 후 병원에서 근무하기까지 교수님들과 선배들, 동기들, 후배들, 선임들, 후임들과 만나면 한탄하며 마치 술자리의 안줏거리밖에 안 되는 이야기였고 다음날에는 아무렇지 않게 잊혀졌다. 문제점은 분명 존재하는데 변화와 노력 없이 문제가 반복되는 것이 안타까웠다.

다른 이의 이야기를 듣다

어릴 적부터 다른 이의 이야기를 듣는 것을 좋아했는데, 이러한 특성은 회원들과의 상담 및 면담 시 도움을 주기도 한다. 특히 자기 계발과 관련된 성공한 이들의 글이나 강연을 많이 접하려고 하였다. 대표적인 예로 세계적으로 유명한 강연 프로그램인 'TED'이다. 우연한 계기로 제이미 올리버의 강연을 들었다. 영국 출신으로 미국에 넘어가 성공한 요리사이다. 탈선 청소년들에게 요리를 가르친 후 요리 대회를 열어 우승자에게는 자신이 운영하는 레스토랑에서 일할 수 있는 기회를 주며 탈선 청소년들의 사회 문제를 돕고 있다. 그뿐만 아니라 패스트 푸드, 인스턴트 푸드에 익숙한 청소년들에게 건강한 유기농 식단을 제공하며 비만 문제를 해결하려고 하고 있다. 그러면서 제이미 올리버는, 자신은 고급 의료 지식과 고가의 의료 장비를 가진 것도 아니지만, 자신이 잘하는 요리로 전 세계 사람들을 건강하게 만들고 싶다고 했다. 순간 내 머리가 번뜩였다. 물리치료사가 잘하는 자세와 움직임 분석 등 우리가 잘 알고 있는 지식으로 건강한 지역사회를 만들 수 있지 않을까 하는 생각을 했다. 앞서 이야기 했던 사회 문제점 해결의 중심에 물리치료사가 있다는 것을 깨달았다.

우리 이야기를 세상에 전하다

물리치료학과 후배 한 명은 졸업 후 전공과 무관한 카페 및 강연 관련 기업에 들어가서 자기만의 꿈을 펼치고 있었다. 때마침 그 친구가 주최하는 강연이 있었다. 창업과 소셜 벤처라는 주제의 강연이었는데, 후배가 주최하기도 하였고 궁금한 내용이라 일찌감치 신청을 한 후, 그 운명의 강연에 참여하였다. 당시 부산 사회적 기업 연구원의 강연이었는데, 소셜 벤처는 사회적 기업의 전 단계로, 정부의 인증은 없지만 좋은 사회적 가치를 지니고 사업을 이끄는 기업이었다. 다양한 사회적 문제를 없애는 기업을 알게 되었고 강연의 마지막에는 참여자들의 생각을 말하는 시간이 주어졌다. 물리치료사 입장에서 생각하는 사회적 문제점들을 설명한 후 그 문제를 해결하기 위한 이상적인 운동공간의 필요성을 말했다. 그 순간 연구원은 내 이야기에 공감을 하며 경연대회에 참가할 것을 권유했다.

'2012 소셜 벤처 전국경연대회'였다. 너무나 공감을 해주어 약간 어리둥절한 상태로 인사치레로 알겠다고 답했다. 문제는 단 한번도 사업계획서를 적어보지 못했는데 사업계획서 제출이 필수였다. 부랴부랴 자료를 찾았고 연구원뿐만 아니라 경영학을 전공한 친구에게도 사업계획서 작성 요령에 대해서 배웠다. 모든 물리치료사라면 생각할 수 있는 사회 문제점들을 찾고 해결할 수 있는 아이디어를 정리해 떨리는 마음으로 서류를 제출했다. 다행히 부산권역 서류심사에 통과하였고, 발표 심사를 준비하면서 조금씩 실감이 났다. 주어진 시간 안에 나의 생각을 말하고 이해시키기는 쉽지 않았다. 바짝 긴장해서 발표를 했는데, 결과는 부산권역 1등이었다. 그리고 전국권역에서 장려상을 수여받고 가슴이 터지는 줄 알았다. 나 그리고 우리 전체 물리치료계의 고민인줄만 알았던 사회적 문제점들을 다른 이들에게 알리니 모두 공감하고 해결의 필요성을 느끼는 모습을 보니 낯설었지만 대단히 기뻤다. 그렇다. 우리들의 이야기를 세상에 더 알려야 되고 또 세상에 나왔을 때 그 가치가 커질 것이라는 믿음이 생겼다.

사회적 기업가 육성사업에 참여

소셜 벤처 전국 아이디어 경연대회 입상 후, 아이디어로만 있던 계획들을 더욱더 구체화시켰다. 이때 제로 투 원의 저자, 피터 틸(Peter Thiel)의 강연을 듣게 되었다. 피터 틸은 미국의 유명 전자결재시스템인 페이팔을 공동 창업한 사람으로, 초기 규모가 작던 페이스북의 미래가치를 평가해 페이스북에 처음으로 투자한 사람이다. 이분이 한국의 강연 프로그램에 나와서 이런 이야기를 했다. "사업가가 되기 위해 창업을 해서는 안되고 다른 수단으로 해결할 수 없는 중요한 문제가 있을 때에만 창업을 해야 한다. 기존의 문제가 너무 관료적이거나 해결할 능력이 도저히 없을 때 변화를 위해서 창업을 해야 한다."라고 했다. 또 추가로 "전공 분야에서는 고도의 전문적인 기술을 습득하지만 정작 그 능력으로 더 넓은 세상에서 무엇을 할 수 있는지에 관해서는 아무것도 배우지 못한다. 전공이 정해주는 진로를 넘어서 스스로 만들어 갈 수 있는 더 넓은 미래를 볼 수 있도록 해야 할 것이다."라고 했다. 이 말들이 나를 움직였다.

그리고 다음 해인 2013년도 고용노동부와 한국사회적기업진흥원에서 주관하는 사회적 기업가 육성사업에 참여하였다. 물론 이때 부산의료원은 퇴사를 했다. 기존에 내가 가지고 있던 것을 버리고 새롭게 도전한다는 것은 결코 쉽지 않았다. 실패에 대한 걱정이 앞서기도 했다. 실패를 자유롭게 할 수 없는 사회, 그렇기에 도전도 자유롭게 할 수는 없었다. 그리고 막연한 도전이 아닌 도전의 배경이 중요한 것 같았다. 내가 전공

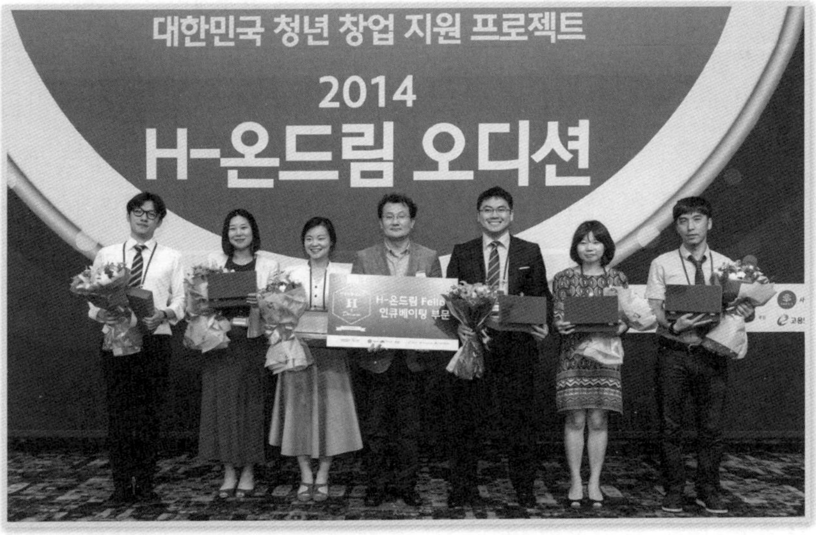

2014 H-온드림 오디션에서 인큐베이팅 그룹으로 선정

으로 하는 물리치료라는 학문을 더 넓게 전파시키고 싶은 마음과 나의 노력들이 더 나은 사회를 만들 수 있을 거라는 신념으로 시작하게 되었다. 이것이 지금까지도 센터를 운영하면서 나를 지치지 않게 하는 신념이기도 하다. 단순히 아이디어로만 있던 생각들을 실행에 옮기는 순간이었다.

사회적 기업가 육성사업에 참여하면서 1년 동안 사업비 지원뿐만 아니라 경영, 전략, 인사, 노무, 마케팅을 교육 받으며 진짜 기업가가 되는 과정을 차근차근 밟게 되었다. 물론 아직까지도 배워야 할 것은 많다. 1년 동안 복지관에 직접 찾아가서 지적 장애아동들을 위한 운동 프로그램을 운영했고, 대안학교, 보건소 등 올바른 운동을 전할 수 있는 곳은 거의 다 돌아다녔다. 1년 동안의 성과로 육성사업에 참여한 전국 350여 개의 팀 중 최우수상을 수상하였다. 그리고 사회적 기업가 육성사업의 후속 지원사업 중 하나로 현대자동차 그룹과 정몽구 재단이 선정한 팀에게 5천만 원에서부터 최대 1억 5천만 원까지 후원하는 '2014년 대한민국 청년 창업 지원 프로젝트 H-온드림 오디션'에서 당당히 인큐베이팅 그룹으로 선정되었다. 선정 팀 중에서도 상위권으로 지원을 받으면서 초기 운동센터의 기반을 마련하게 되는 중요한 계기가 되었다. 현대자동차그룹 사회문화팀을 이끌고 있는 분을 앞에 두고 근로 현장에 맞게 맞춤형 운동 프로그램의 필요성을 이야기하고 공감을 얻었을 때는 물리치료사로서 또 다른 보람을 느꼈다. 그 후에도 '우리은행과 함께하는 스타 사회적 기업가 발굴 프로젝트'에 선정되면서 내가 생각하는 것들에 힘을 실어 주었다.

물리치료사 출신의 사회적 기업가

2015년도에는 '예비 사회적 기업'으로 선정되어 지금까지 운동센터를 이끌고 있다. 이 일을 통해 내가 하는 일에 대한 가치를 인정받았음에 기뻤고, 예비 사회적 기업으로 선정된 이후에는 그 어떤 지원 없이 자립해서 사회적 가치를 계속 만들어내고 있다. 나는 내가 특별한 아이디어로 지금까지 왔다고 생각하지 않는다. 모든 물리치료사라면 생각할 수 있는 내용이었다. 단지 사회 문제라고 생각했던 내용들을 정리하고 해결할 수 있는 방법들을 세상에 알리려고 시도를 했을 뿐이다. 그 중심에는 물리치료사의 역할이 필요했고 우리가 할 수 있는 일들이 사회에 좋은 영향과 가치를 줄 수 있음을 증명 받았다고 생각한다.

이상적인 운동문화 공간 '제너럴피트니스'

지금의 아이폰을 있게 한 애플의 창시자 스티브 잡스가 스탠포드대학교에서 명예 졸업장을 받으며 했던 졸업 연설문은 유명하고 많은 어록을 남겼다. 그중에 하나가 점들의 연결(connecting the dots)이다. 잡스는 과거에 자퇴를 결정했던 순간부터 재미없는 공부가 아닌 흥미로운 것에 집중을 할 수 있었고 서체교육을 들었던 것을 10년 후 애플의 맥킨토시를 만들 때 응용하였다고 한다. 과거의 경험들이 지금하고 있는 일에 영향을 미치듯이 모든 경험(점)들이 하나씩 이어져 선처럼 다 연결되어 있다는 것이다. 더 나아가 현재하고 있는 일들이 미래와 연결되어 영향을 준다는 믿음이 있다면 현재에 더 충실하게 되고 자신감을 가질 수 있을 것이다.

고등학교 때부터 기타를 배웠고 대학에 들어가서 음악동아리 활동을 하며 공연을 이어갔다. 학부시절 종강시간에 기타 연주를 했는데, 담당 교수님들이 아직도 기억해 주신다. 워킹홀리데이로 떠난 호주에서 1년이라는 시간 동안 다양한 경험을 통해 새로운 것에 도전하는 법을 배울 때에도 기타를 놓지 않았다. 물리치료를 전공하고 물리치료사로서 임상에서 근무하면서도 음악치료사 자격증을 취득하였고, 제너럴피트니스에서 고객상담을 할 때도 종종 기타 연주를 한다. 기타 연주로 긴장을 완화하고 편안한 상태에서 더 많은 정보를 얻기 위함이다. 파킨슨 회원에게는 리드미컬한 연주와 함께 보행운동을 하기도 한다. 또 멘탈마사지라는 공연을 통해 회원분들과 지역사회가 함께 어울릴 수 있는 장을 만들고자 한다. 자세 및 움직임 전문가로서 올바른 운동을 통해 건강한 지역사회를 만들려고 한다. 음악과 물리치료 그리고 도전이라는 점들이 현재의 제너럴피트니스를 만들게 되었다. 내가 좋아하는 일과 잘하는 일을 함께 하며, 또 그 일이 옳은 일이라면 열심히 도전하겠다라는 마음으로 현재의 운동센터를 이끌어가고 있다.

우리의 한계는 우리 스스로가 정하는 것

건강한 지역사회를 만들기 위해 물리치료사의 역할은 더 커져야 한다고 생각한다. 데일 카네기는 '바람이 불지 않을 때 바람개비를 돌리는 방법은 내가 앞으로 달려 나가는 것'이라고 했다. 사회 문제점은 항상 존재하며, 그 문제들을 해결하기 위해 물리치료사 역할의 중요성을 알리고 싶다. 그리고 소셜벤처 경연대회, 사회적 기업가 육성사업 등에 참여했던 도전들이 훗날 더 좋은 변화를 일으키는데 도움이 되었으면 한다. 최근에는 전국적으로 물리치료사 선생님들이 사회적 기업에 도전하고자 찾아오는 분이 많아져 커뮤니티를 형성하고 있다. 곳곳에 남아있는 사회적 문제점들을 해결하기 위해 많은 물리치료사 출신의 사회적 기업가들이 생겨나길 기대한다.

10

미국의 박사 후 과정

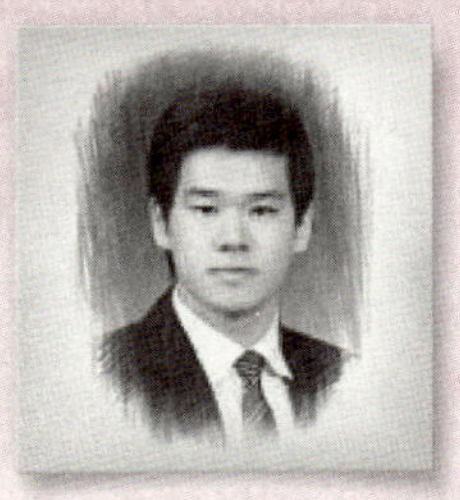

배영현

국군논산병원에서 물리치료장교로 전역한 후, 한림대학교성심병원 스포츠건강의학센터, 국립암센터 운동처방실, 삼성서울병원 물리치료사로 근무하였고 삼육대학교에서 박사학위를 받았다. 2014년 미국 Angelo State University 물리치료과정 휴먼모션 분석 연구실에서 박사 후 과정, CJ미래경영연구원에서 재활 및 헬스케어 연구담당 과장, 대한물리치료사협회 정책위원 및 보수교육강사와 물리치료과학회 및 한국산학기술학회 이사로 있었다. 60여 편의 국내외 논문과 10건의 특허 등록 및 출원을 하였다. 근로복지공단 재활의학연구센터 책임연구원으로 산재의료재활 임상 및 정책연구를 수행하였고, 현재 국립재활원 재활연구소 보건연구관으로 근무하고 있다.

『벼랑 끝에 나를 세워라』라는 책과 함께

운이 좋게도 2004년 국군논산병원에서 물리치료장교로 나의 물리치료사의 업무가 시작되었다. 그러나 처음으로 벼랑 끝에 나를 세우기 시작한 것도 물리치료장교가 되기 위한 준비과정에서부터였다. 2003년 물리치료장교 채용시험 1차 시험에 합격한 후에 국군군의학교에서 최선을 다하여 2차 시험에 참가하였다. 시험 결과는 체력검정 1등이었고 면접도 자신감 있게 잘 보았다는 생각이 들었다. 2차 시험 후 한 달 정도가 지나 물리치료사 면허시험 결과가 나오기 직전 어느 날, 최종 합격이 되었다는 통보를 받았다. 전화를 끊고 외쳤던 환호성과 마음속에 전율처럼 생기는 뭉클함은 지금도 잊을 수 없는 인생의 행복한 순간이었다.

담당자는 물리치료장교 연간 채용 계획은 2명이었는데, 채용인원을 3명으로 확대하여 나의 합격이 결정되었다고 하였으며, 최선을 다했기에 값진 선물이 주어졌다고 스스로를 위로하고 벼랑 끝에 나를 세우고 마주한 한줄기 빛의 소중함을 처음으로 느꼈다. 물리치료장교로 군병원에서 사회의 첫발을 내디뎠고, 이때 겪었던 채용과정과 함께 그 당시 읽었던 『벼랑 끝에 나를 세워라』라는 책을 통해, 포기하지 않고 매순간 자신을 벼랑 끝에 세우는 심정으로 끊임없는 고민과 노력을 하면 스스로 성공하는 인생을 살아가는데 중요한 마중물 역할을 하게 된다는 소중하고 값진 경험을 배울 수 있는 기회가 되었다. 그리고 이때부터 추구하는 인생의 방향이 달라지게 된 중요한 전환점이었다.

사회에서 마주친 냉혹함, 그 벼랑 끝에서

2007년 6월 전역 후 경기도 H대학병원의 스포츠건강의학센터에 계약직으로 근무를 시작하였다. 스포츠물리치료에 관심이 많던 나는 물리치료사로서 일반 물리치료분야가 아닌 대학병원의 스포츠건강의학센터 입사 자체만으로도 성공했다고 생각하였기 때문에 물리치료와 일반인 및 스포츠 선수를 대상으로 운동능력 측정, 운동처방의 기본 업무 외에도 지역사회 스포츠대회 등의 의무지원 등 매일매일 기쁜 마음으로 열심히 근무하였다. 그러나 사회생활은 그렇게 녹록하지만은 않았다.

스포츠건강의학센터 특성답게 운동처방학과 출신의 건강운동관리사들과 선의의 경쟁을 해야만 했다. 운동부하검사, 등속성운동측정, 기초체력측정 등은 학교에서 운동치료와 스포츠물리치료 수업에서 공부하였던 부분이지만 업무를 바로 수행하는 데 있어서 부족한 부분이 많았다. 그렇기에 매일매일 스스로 공부하고 노력을 게을리할 수 없었지만 장교 근무하던 때부터 다녔던 물리치료 대학원 석사과정의 등록금을 내기에 부족한 월급(비정규직 보호법이 시행되기 전이어서 계약직 월급과 복지가 좋지 않던 시절)으로 공부한다는 것은 어려운 생활의 연속이었다. 그럼에도 불구하고 스포츠 건강의학센터를 잘 성장시키고자 주말도 포기하면서 열심히 일하다 보니 몇 개월이 훌쩍 지났고 같이 근무하던 건강운동관리사 선생님이 개인 사정으로 갑자기 센터를 그만두게 되는 일이 생겼다. 같이 일하던 건강운동관리사 자리는 정규직이었고 정규직 자리가 내게 주어질 수 있는 기회로 경제적인 문제도 해결가능하겠지만 정규직 전환만 기다리던 재활치료실 계약직 선생님(물리치료사, 작업치료사 등)들을 생각하면 피해를 줄 수 없는 상황이었다. 분야는 다르지만 먼저 입사했던 선생님들 보다 앞서서 정규직으로 전환되는 게 부담스러웠다. 더욱이 재활의학과 교수님과 실장님도 쉽사리 결정을 하지 못하는 상황이었다. 그로 인해 업무 문제가 아닌 사회생활을 하면서 고려해야 할 것이 많다는 것을 알게 되었고, 그저 열심히 노력만 하면 된다고 생각했던 나는 사회의 규범 안에서 살아가는 것이 얼마나 어려운지를 실감하게 되었다.

그때, 대학원 동기로부터 국립암센터 운동처방실이 신설되며, 물리치료뿐만 아니라 운동능력측정(운동부하검사, 등속성운동검사, 기초체력)을 할 수 있는 사람을 채용하려고 하는데 적합한 사람이 없어서 3번째 채용 공고 중이라는 소식을 들었다.

한줄기 빛처럼 운명같이 그 채용공고를 만났고 합격하였다. 그리고 새로운 직장에서 정규직이 되었다. 덕분에 전 직장에서는 내가 떠남으로써 건강운동관리사 정규직 자리는 순서를 기다렸던 선생님에게 돌아가게 되어 해피엔딩으로 마무리될 수 있었다. 비록 스스로 그곳을 떠나왔지만 나를 인정해주어 정규직 기회를 주려고 했던 것에 깊은 감사를 하면서 새 출발을 할 수 있었다. 그리고 스포츠건강의학센터에서 익힌 경험으로 국립암센터 운동처방실에서 암환자의 물리치료, 일반인 및 암환자의 운동능력측정과 운동처방을 잘 해낼 수 있었다.

이때 수행한 운동능력측정 업무를 통해 내 인생의 첫 번째 논문(성인 여성에서 신체조성, 안정 시 대사량 및 최대산소 섭취량 간의 상관관계)과 두 번째 논문(안정 시 대사량의 예측치와 실측의 비교)을 발표할 수 있었다.

그때 이후로 계속 정규직으로 일했지만 여러 번 이직을 하였다. 이직을 하면서 느낀 점은 어느 곳에서도 성장할 수 있고, 자연스럽게 떠나는 과정이 나를 발전시킨다는 것이다.

스포츠전문 물리치료사 관련 교육 및 자격증

1. 국내학회 교육: 대한스포츠물리치료학회, 대한정형도수치료학회, 대한운동처방학회(의학적운동치료), 한국슬링운동연구회, 대한테이핑물리치료학회 등
2. 국내 운동관련 단체: 대한스포츠의학회, 한국선수트레이너협회, 대한운동사협회 등
3. 국내 운동관련 국가자격증: 건강운동관리사, 스포츠지도사 등
4. 미국 운동관련 자격증: ATC(선수트레이너), NASM CSCS(근력 및 컨디셔닝 전문가), ACSM CES(임상운동전문가) 등

임상가의 벼랑 끝에서, 연구자로

시간이 흘러 그 동안의 경력을 인정받아 2009년 삼성서울병원 물리치료실로 이직을 하게 되었고, 다양한 질환을 가진 환자를 대상으로 물리치료를 수행하면서 많은 논문 발표와 특허 출원을 하였다. 그 결과, 2012년 한 해 동안 8편의 논문을 게재한 연구 성과를 인정받아 연말 종무식에서 삼성서울병원 HERO 상장을 받았고 2013년 「고강도 로봇-보조보행 훈련이 만성 뇌졸중 환자의 균형, 운동기능, 근력, 심폐능력에 미치는 영향」에 대한 박사논문으로 이학박사 학위를 받았다.

삼성서울병원 물리치료실은 물리치료 분야의 발전을 위해 각자 전문 분야를 살려 학회활동과 석박사 학위취득을 통해 연구 활동을 지속하도록 격려하였다. 이러한 과정 속에서 실장님은 해외 박사 후 과정에 도전해서 기회를 만들면 누구든지 전폭적으로 지원해주겠다고 하였기에 나는 2013년 박사과정을 마친 후 바로 준비를 시작하였다.

준비과정은 길고 긴 여정이었다. 영어 능력이 떨어지고 미국 문화에 겁이 많아서 미국물리치료사 홈페이지에서 미국 'Doctor of physical therapy program'이 있는 대학에서 한국인 교수님을 찾기 위해 거의 200여 개의 대학을 확인하였다. 그래서 미국 텍사스 주에 Angelo State University에 한국인 고만수 교수님이 계시다는 것을 알게 되었고, 박사 후 과정을 가고 싶은 이유와 상황 그리고 부족한 점과 함께 박사 후 과정을 할 수 있도록 도와달라는 무모한 열정의 메일을 보내었다. 고교수님은 자신에게 연락 오는 사람들이 종종 있었지만 대학병원에 근무하는 임상가의 연락은 처음이었고, 미국의 선진 물리치료를 경험하고 부족한 점을 채우고자 했던 나의 의지를 높게 평가해주었다. 그래서 교수님의 도움으로 이력서와 자기소개서 작성부터 시작해서 학과장, 학장, 총장까지 검토 및 승인을 받고 화상인터뷰 및 미국대사관의 비자 발급까지 통과할 수 있었다.

준비과정 1년 동안 시차로 인해 밤 사이에 내게 온 메일이 있는지 없는지 일어나자마자 체크하는 것이 반복되는 일상이었다. 그리고 아침에 메일이 수신이 되어 있으면 그 메일을 확인하기 전의 떨림과 간절함은 아직도 생생하게 떠오른다. 힘들고 복잡한 과정을 거쳐 준비가 되었지만 직장의 학업휴직 여부에 관한 마지막 문제가 남아 있었다.

실장님을 찾아뵙고 미국 박사 후 과정 준비는 모두 되었으며 병원의 허락만 있으면 박사 후 과정을 다녀올 수 있다고 하였다. 그때 실장님은 만약에 병원에서 가지 못하게 하면 어떻게 할 것인가를 물었고 나는 지체 없이 그만둘 것이라는 답을 하였다. 실장님은 검토와 협의 후 말해준다고

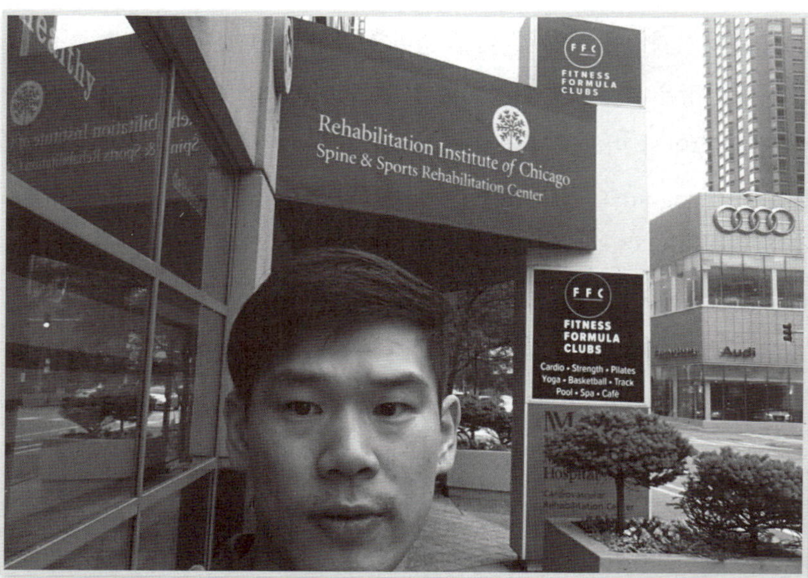

시카고 재활병원 외래 재활센터

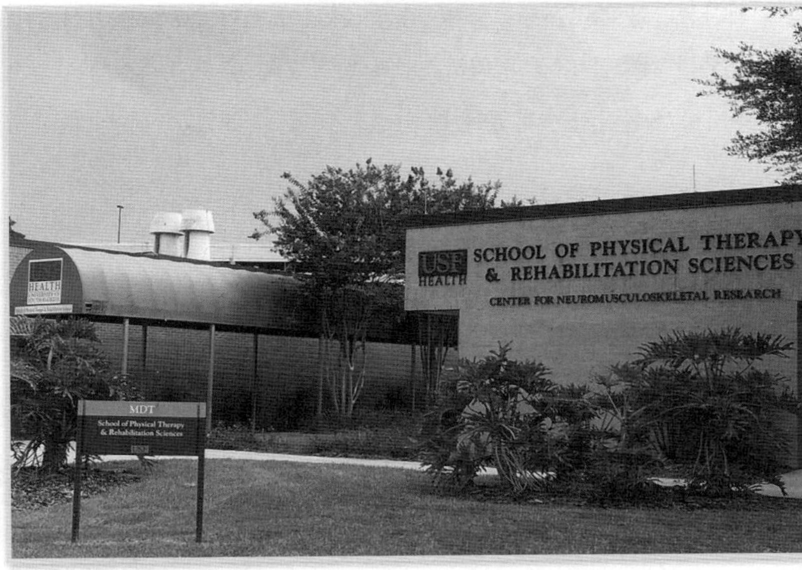

남플로리다대학교 물리치료학부

하였고 나는 하염없이 결과를 기다리며 속이 타들어 갔다. 몇 주가 흘러 실장님의 호출이 있었고 재활의학과장과 합의되었으니 다녀오라고 해주어 1년을 넘게 준비했던 박사 후 과정의 준비를 마무리짓게 되었다. 나는 임상가로 근무하면서 박사 후 과정을 경험한다는 성취감과 임상물리치료사가 공부와 연구를 병행할 수 있다는 것이 다른 선후배들에게 동기 부여가 될 수 있다는 것만으로도 기뻤다.

2014년 8월부터 2015년 8월까지 미국 Angelo State University에서 지도교수인 고만수 교수님의 도움으로 미국 물리치료학과 교육과정의 시스템 및 연구 활동에 참여하였다. 한국에서의 학교생활과 비교될 수밖에 없었던 물리치료 임상박사과정 및 교수들의 직업전문성과 자존감을 배울 수 있었던 값진 시간이었다. 아울러 박사 후 과정 속에서 시카고재활병원 외래 재활센터와 University of South Florida의 물리치료학과 김석훈 교수님을 통해 견학한 미국 병원시스템과 학교교육 및 연구시스템은 앞으로 연구자로서 살아가는데 있어 큰 이정표가 될 수 있었다.

연구자로서 벼랑 끝에 서서

나는 1년간의 박사 후 과정을 미국에서 이수한 후에 한국에 돌아와 삼성서울병원에 복귀하였고 후에 CJ미래경영연구원에서 재활 및 헬스케어 연구담당 과장으로 이직을 하였다. 그후 근로복지공단 재활의학연구센터 책임연구원으로 산재의료재활의 임상 및 정책 연구를 수행하였다.

연구자로서 부족함을 채우기 위해 많은 연구 활동과 더불어 특허 출원 및 정부과제 수주, 통계 및 4차 산업 관련 연구 다각화를 위한 공부를 지속적으로 게을리하지 않고 있다. 그리고 2018년 연말에 5급 민간경력자 채용에 최종 합격 통보를 받았고 올해부터 국립재활원 재활연구소에서 보건연구관으로 근무하게 되었다. 지금도 끊임없이 벼랑 끝에 나 자신을 세우면서 부족한 점을 채우고 사회에 도움이 되는 연구자로서의 삶을 꿈꾸고 있다.

임상가로서 연구자로서 삶의 변화와 함께 지속적으로 노력할 수 있었던 것은 나의 주변에 좋은 사람들과 좋은 직장, 그리고 운이 좋아서 이러한 기회를 얻을 수 있었다는 것을 잘 안다. 그리고 나보다는 더 어려운 환경에서 근무하는 선생님들이 노력해도 좀처럼 좋은 기회를 쉽게 가지기 어려울 수도 있을 것이다. 하지만 청년 물리치료사가 스스로 부족한 점을 채우고자 했던 고민과 노력의 과정의 벼랑 끝에서 반복해서 찾았던 그 빛처럼 후배님들도 각자의 삶 속에서 만나는 벼랑 끝에서 항상 한줄기 빛을 마주하기를 기원한다.

11

국제학회 발표를 위해

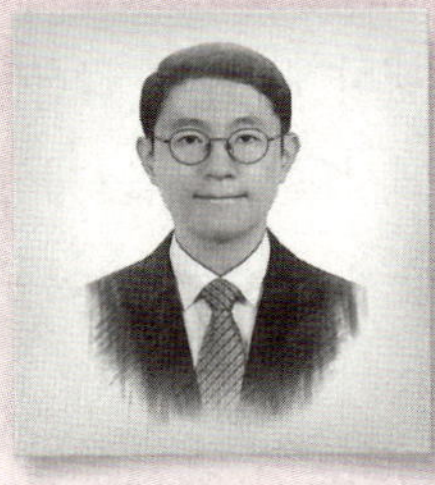

박태성

부산가톨릭대학교 물리치료학과를 졸업하고, 2016년 제일나라 재활요양병원 물리치료사로 근무하면서 석사과정을 마친 후, 박사과정에 진학하였다. 현재 부산대학교병원 재활의학과에서 연구원으로 일하고 있으며, 2017년 중소기업융합학회 추계종합 학술대회 우수논문상 수상 외 다수가 있다.

컴퓨터와 더 친한 물리치료사

지금 나는 아침 9시가 되면 컴퓨터 전원을 켜고 있다. 재활요양병원에서 아침마다 환자분들과 인사를 하며 물리치료실에서 일하던 나는 대학병원으로 근무지를 옮기게 되었다. 직장이 병원인 것은 동일하지만 물리치료사로 환자분들을 만나서 온몸을 움직이며 치료를 위해 하루를 보내는 것이 아니라 컴퓨터 작업이 주 업무가 되었다.

몇년 전부터 나는 부산대학교병원 재활의학과 연구원으로 근무하고 있다. 많은 사람들이 재활의학과 연구원이라고 하면 무엇을 하는지 궁금해서 물어본다. 주된 업무는 재활의학과 교수님들, 즉 의사선생님들을 도와 국가사업 연구를 진행하는 것이다. 물론 재활의학과 소속인 물리치료사, 작업치료사 선생님들과 같이 진행하는 경우도 있다. 국가사업도 다양하여 여러 연구를 진행하게 된다. 물론 컴퓨터 앞에서 서류 작업도 하지만 꾸준하게 치료실에서 환자분을 대상으로 임상실험도 진행을 한다. 임상실험을 함께 진행할 수 있다는 점이 물리치료사 출신 연구원을 선호하는 이유라고 생각이 된다.

재활의학과 연구원 중 물리치료사 출신은 직접 일반적인 물리치료 관련 검사들을 진행할 수 있기 때문에 교수님들도 믿고 맡기는 편이다. 물리치료사 경험이 있기 때문에 환자분들과의 소통이 가능하며, 측정과 검사도 가능하기 때문에 유리한 점이 많은 것 같다. 이러한 검사를 꾸준히 진행하고 있기 때문에 물리치료사의 본업 또한 잊지 않고 살아가고 있는 느낌이 든다.

국내 및 국제 재활 관련 학회 참석

연구원으로 일을 하다 보니 자연스럽게 논문과 가깝게 지내게 된다. 기본적으로 하루에 1편 이상은 보게 되며, 교수님들과 같이 일을 하면서 직접 논문을 쓰는 일도 한다. 그리고 결과물들을 국내 및 국제학회에 제출 및 발표를 하고 다양한 사람들과 논의하며 생각을 교환하는 시간도 가진다. 꾸준히 공부를 할 수 있는 좋은 시간과 기회라고 생각된다.

이렇게 논문을 완성시키고 발표하기 전까지 다양한 과정을 거치게 된다. 먼저 임상시험위원회 IRB(생명윤리위원회) 승인을 받아야 하는데, 대략 임상시험 1달 전쯤 준비하여 서류를 작성하고 사람을 대상으로 하는 연구의 승인을 받게 된다. 그 후 임상시험 대상자를 모집하게 되며, 임상시험 스케줄을 짠다. 이렇게 임상시험을 진행하여 마무리가 되면 결과 값을 분석하여 결론을 도출해내고 논문을 작성하게 된다. 이러한 과정은 길면 몇 년이 될 수도 있으며 짧게는 몇 달이 될 수 있다. 위와 같이 하나의 연구를 모든 과정을 거쳐서 결과를 발표하기 까지는 수많은 절차와 노력이 필요하다.

다양한 관점을 가지게 되다

연구원으로 일하면서 이전보다 정말 다양한 관점과 새로운 시각을 가지

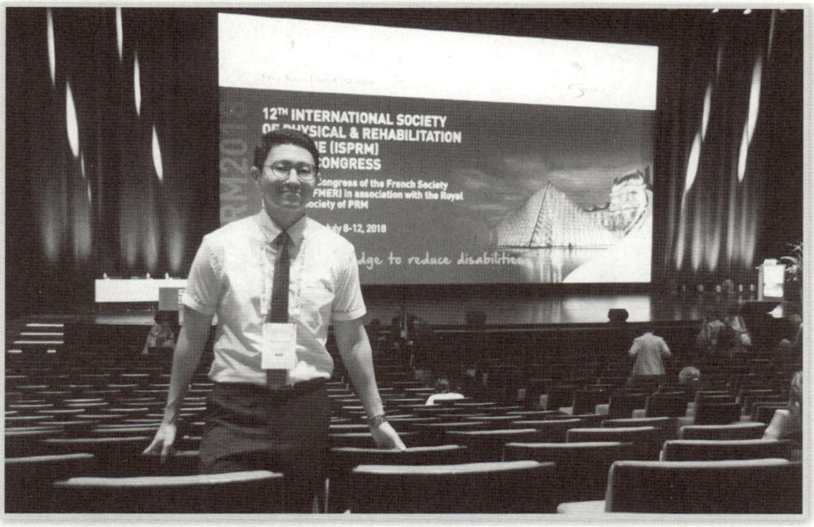

2018 파리 국제재활의학회(ISPRM) 참석

게 되었다. 먼저 일반적인 병원에서 물리치료사로 일을 할 때에는 의사 선생님들과는 딱히 교류가 없이 주로 치료사들끼리 학술 및 치료기술을 검토하고 배우는 기회를 가졌다. 하지만 이곳에서 연구원 생활을 하면서는 주로 의사선생님들과의 교류가 더 빈번하다. 그로 인해 더 폭넓고 다양한 정보를 얻게 되면서 시각이 넓어지는 것 같다. 환자를 보는 관점 그리고 치료접근 방식도 다양해진 느낌이다. 이건 개개인마다 다르겠지만 확실히 의사 선생님들과의 커뮤니케이션은 중요한 부분이라고 생각한다.

그리고 사업을 진행하면서 병원뿐만 아니라 다양한 기업들도 같이 연구에 참여하기 때문에 기업들과도 접촉하면서 다양한 관점이 생기게 되었다. 우선 기업들은 재활과 관련된 정보가 거의 없다는 것을 알게 되었다. 그리하여 이러한 사업을 통하여 재활 정보들을 얻고 재활 관련 도구들을 만들어 사용할 수 있게 된다는 것을 알 수 있었다. 또한 기업들은 치료사가 생각하지 못한 정말 다양한 아이디어가 많았으나, 이것을 환자들에게 어떻게 적용할지 몰라 실행을 못하고 있는 경우가 많았다. 이러한

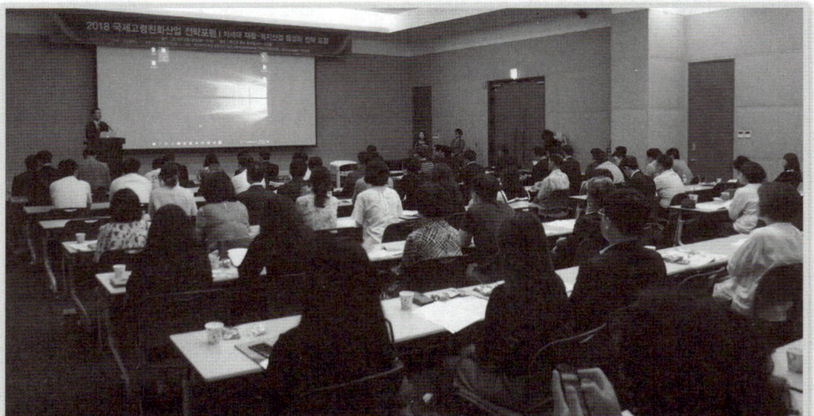

2018 국제고령친화산업 전략포럼

아이디어를 가진 기업과 병원이 협업만 잘 한다면 훌륭한 결과들이 나올 것 같다. 앞으로 단순히 재활에만 관심을 가질 것이 아닌 융합적인 마인드를 가지고 일을 해 나간다면 환자들을 위해 더 효과적인 치료를 하는데 도움이 될 것이다. 현재 4차 산업혁명 시대가 왔으며, 이에 맞추어 병원과 치료사들이 보다 창의적으로 변해야 할 필요성이 있다고 생각된다.

물리치료사 보다 연구원?

가끔씩 연구원이 좋은지, 물리치료사가 좋은지 물어보는 친구들이 있다. 나는 그럼 솔직하게 내 의견을 말해준다. 개인마다 다르게 느낄 수 있겠지만 나는 연구원이 좋다고 말을 한다. 나는 학부 2학년 때부터 연구에 관심이 있어서 교수님의 도움을 받아 논문도 쓰고, 특허등록을 해보는 등 다양한 경험을 하였다. 그리고 미래의 꿈도 연구 또는 교육 분야로 생각을 하였기 때문에 연구원이 좋다고 당당히 말한다. 이러한 이유 이외에 치료사보다는 좀 더 시간을 자유롭게 활용할 수 있다는 장점도 있어서 좋다.

하지만 만약 나처럼 연구보다 치료에 더 관심이 있는 친구들이라면 치료사가 더 좋다고 이야기를 한다. 연구원이 되면 치료사의 경력이 단절이 되고, 물리치료에서 사용하는 치료기술들을 사용하지 않다가 갑자기 적용하려면 잘 되지 않는 경향이 있기 때문이다. 그래서 나는 훌륭한 치료사가 되고 싶다는 후배들이 있으면 그럼 연구원보다 치료사가 되라고 분명하게 조언을 해준다. 단순히 시간을 자유롭게 활용할 수 있다는 장점으로 인하여 한 번 경험해보고 싶다는 후배들이 있으면 추천하고 싶지는 않다. 정말 꿈이 있고 목표가 확실하다면 연구원이 해야하는 힘든 부분도 잘 견뎌낼 수 있겠지만 그것이 아닌 '그냥 해보고 싶다'라는 호기심으로는 추천하고 싶지 않다.

이러한 의견을 좀 더 확장해 본다면 내 주변에서 "후배들이 대학원 석사를 해볼까요?"라는 질문도 많이 한다. 나도 이제 겨우 석사과정을 마친 지 1년이 되었지만 그래도 확실히 대답해준다. "대학원 진학 목표가 있으신가요?" 여기서 바로 확실한 답이 나오면 대학원 진학을 추천한다. 하지만 대답이 분명하지 않고, "그냥 남들도 하길래 해보고 싶어서요."라는 답이라면 권하지 않는다. 대학원 박사 학위과정 또한 연구원처럼 꿈과 목표가 없으면 해내기가 어렵다. 일을 하면서 야간에 대학원을 다닌다는 것은 비용이나 체력적으로나 쉽지 않기 때문에 학문 및 연구에 대한 애착과 꿈이 없다면 중간에 포기하기 쉽다. 내 개인적인 생각에 모든 일은 자신의 꿈과 목표가 확실해야 한다는 것이다.

연구원이 좋은지, 임상 물리치료사가 좋은지는 본인의 꿈과 목표가 확실한 쪽을 선택하는 것이 맞을 것이다. 어느 쪽이 편한 것이 아니라 자신의 목표에 맞게 일에 최선을 다하고 후회하지 않을 쪽을 선택하는 것이 바람직하다고 생각한다.

연구원은 그럼 편한 직업인가

그럼 과연 연구원이 편한 직업일까? 가끔 주위에서는 연구원이 편하게 일한다고 농담처럼 하는 이야기를 듣기도 한다. 물론 다른 일도 비슷하겠지만 편할 때도 있고, 힘들 때도 있다. 연구 특성상 현재 진행 중인 연구가 다른 기업 또는 다른 곳에서 아직 준비가 되지 않아 잠시 중단되어 있을 때는 크게 일이 없어서 개인적인 업무(공부, 논문 등)를 볼 시간도 생긴다. 그리고 이때는 퇴근도 정상적으로 할 수 있다.

하지만 연구가 한창 진행 중일 때는 엄청나게 바쁘다. 특히 임상시험이 있을 때에는 시험 대상자 모집에서부터 스케줄 관리, 서류 준비 및 작성 등 업무가 쌓여 있게 된다. 임상시험을 하다 보면 퇴근 시간 이후에도 스케줄을 잡아야 할 때도 있고, 밀린 서류를 처리하다 보면 저절로 퇴근 시간은 늦어지게 된다. 연구원이 다른 직업에 비해 절대로 편하다고는 하기 힘든 것 같다. 예전에 같이 근무하던 물리치료사 선생님들과 만나면 항상 묻는다. “지금 연구원이 물리치료사할 때보다 편한가요?” 그럼 나는 “몸은 여기가 더 편한 거 같기도 한데, 마음은 물리치료사 할 때가 좀 더 편했던 것 같기도 해요.”라고 대답을 한다.

물리치료사로 일을 할 때에는 내가 담당한 환자에게 집중하여 환자의 문제점을 정확히 찾아내어 어떻게 하면 좋은 효과가 나올 것인가를 위해 내가 가진 모든 지식과 실력을 동원하는 것이 전부였다. 물론 환자를 치료하며 어려운 점도 있었지만, 환자가 원하는 기능을 찾고 좋아지면 모든 것이 마무리되면서 보람이 있다. 하지만 연구원으로 일하면서 단순히 현재 하고 있는 연구만 하면 되는 것이 아니라 다른 연구도 같이 진행 중이기 때문에 여러 군데 집중을 해야 하므로 정신없이 지낼 때가 많다.

그리고 다양한 사업들을 진행하다 보니 정말 많은 사람들을 만나게 된다. 병원에서 물리치료사로 일을 할 때에는 치료실 사람들 그리고 환자분들이 다였지만 지금은 기업, 학교, 병원 등 다양한 사람들을 만나고 있다. 만약 많은 사람들을 만나는 것이 피곤한 성향이라면 서로 연락도 많이 하여야 하고 자주 만나서 미팅을 해야 하기 때문에 힘든 일이 될 수도 있다. 현재 나도 4개의 과제를 진행 중인데, 여러 사람들을 만나고 연락하며 일을 하고 있다.

또 다른 것은 문서작업과 영어능력이다. 아무래도 사업을 진행하다 보니 엑셀 및 워드 작업이 많고 그것들을 바로 정리해야 한다. 실험 데이터

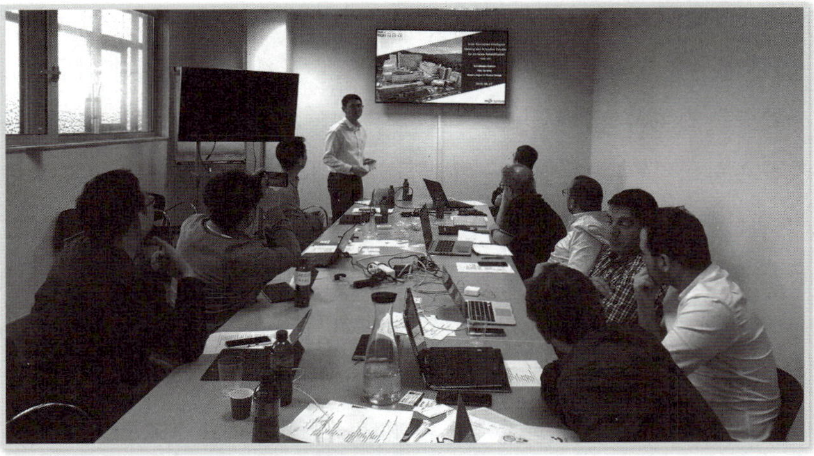

2019 한국-스페인 국제과제를 위한 스페인 산세바스티안 방문 및 회의

정리 및 연구비 정산 등 정확해야 하는 작업이 많아 실수를 하면 후에 큰 문제가 되므로 정리를 잘 해두어야 한다. 철저한 문서작업 능력이 뒷받침되어야 한다.

영어는 어느 직업이던 마찬가지이겠지만 기본적으로 업무 처리에 문제가 없어야 한다. 논문을 계속 보게 되는데, 읽어야 하는 논문들 대부분이 영어 논문이기 때문이다. 읽고 요약해야 할 새로운 연구가 매일 쏟아져 나오기 때문에 이 논문들은 따로 번역해서 보는 것이 아니고 바로 독해를 하여 내용을 파악하고 넘어가야 한다. 만약 영어가 부담이 된다면 이 부분에 어려움과 스트레스가 커질 것이다. 사실 요즘은 해석기술이 워낙 발달하여 번역기로 바로 돌린다고는 하지만 정확하지 않아 본인이 바로 보고 바로 이해하는 것이 가장 좋은 방법인 것 같다. 이런 점들을 종합해 보았을 때 연구원이 편한 직업이라고 표현하기는 어려울 것 같다.

앞으로도 계속 연구원으로

현재 계획은 계속 연구원으로 일을 할 생각이다. 앞으로 이 일을 하면서 박사과정을 마무리할 예정이다. 가능하면 더욱 다양한 연구를 해보고 싶은 것이 꿈이기 때문에 연구원으로 있으면서 관심 분야뿐만 아니라 여러 가지 다양한 형태의 연구를 해보고 싶다. 물론 박사과정을 하면서 이 일을 하는 것이 만만치 않겠지만, 그래도 내가 목표로 하는 꿈이 있기 때문에 즐거운 마음으로 일을 해나갈 것이다.

나의 최대 관심 분야는 가상현실(virtual reality, VR)과 표면근전도를 이용하는 연구이다. VR과 관련된 연구들을 통해 환자들에게 적용하여 유용하고 효과적인 연구결과를 얻고 싶다. 사실 석사논문 주제도 VR 연구이고, 관련 논문도 2편을 썼다. '완전 몰입형 가상현실 게임이 만성 뇌졸중 환자의 몰입, 스트레스 및 상지기능에 미치는 영향'이라는 제목으로 만성 뇌졸중 환자의 상지기능의 변화를 근활성도를 통해 측정을 한 연구였다. 이 분야를 연구하다 보니 더 많은 관심이 생기게 되었고, 어느 학회를 가도 VR과 관련된 내용이 있으면 꼭 찾아보게 되었다. 현재 병원에서도 VR과 AR(augmented reality, AR; 증강현실) 연구를 진행 중이기 때문에 많은 도움이 된다. 앞으로도 꾸준히 가상현실 분야에 관심을 갖고 연구하고 공부하여 재활과 관련된 새로운 VR을 만들어 보려고 한다.

이러한 목표를 갖고 연구원으로 일하면서 미래에는 학문적인 깊이와 연구능력을 갖추어 환자들과 학생들, 또 다른 사람들에게 도움이 되고 싶다.

12

워크메이트와 함께 걸어요

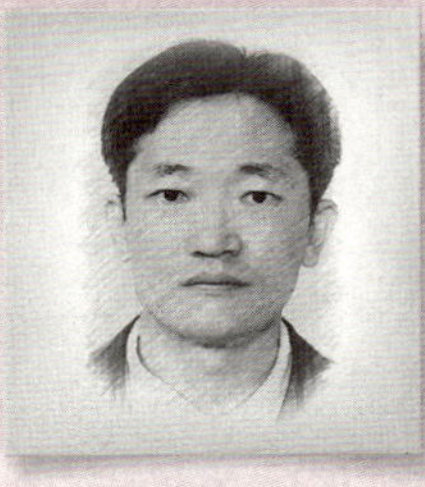

정부환

부산가톨릭대학교 물리치료학과를 졸업하고, 1998년 성요셉병원과 부산노인전문 제3병원에서 근무하였다. 8년간 '워크메이트'라는 레일형 하네스 장치를 개발하여 의료기기 회사 '위니즈(WINIZ)'의 대표로 있다.

대학입학과 동시에 찾아온 방황의 시간들

물리치료학과에 입학했지만 당시에는 물리치료사가 무슨 일을 하는지 잘 알려지지 않았고, 나 역시 무엇을 공부하는지 자세히 몰랐다. 학력고사가 있던 시절에 대학에 떨어지고 떠밀리듯 향했던 곳이었기에 나 스스로에 대한 자책과 현실에 대한 불만으로 방황했던 시기였다. 처음 1년간은 거의 학교를 다니지 않고 방황하다가 군대를 가게 되었다. 그 후 제대하고 다시 대학입시 준비를 했으나, 3년간 책을 놓고 있었고 수능이라는 새로운 입시제도에 대한 부담감으로 적잖이 당황할 수밖에 없었다. 24살의 나이에 현실과 미래의 진로를 놓고 갈등하는 상황에서 없었고, 더 늦기 전에 결정을 해야 했다. 그게 운명이란 것일까? 그토록 다니기 싫어서 방황했던 물리치료학과 복학을 결정하는 데는 3년간의 방황이 부끄러울 정도로 하루도 걸리지 않았다. 복학을 하여 하나씩 배워가면서 물리치료에 대해 나름 자부심을 가지게 되었고, 동기들보다 늦은 출발을 만회하기 위해 더 열심히 학교생활을 했다.

졸업을 하고 부산의 성요셉병원에 바로 취업을 해서 뇌혈관손상 환자를 치료하는 일을 시작하게 되었다. 거의 다 수녀님들이 직원이었고, 수익보다는 봉사를 우선하는 병원이었다. 당시 하루에 환자를 3~5명 정도 치료하였기에 환자 한 사람당 치료하는 시간이 충분하여, 그동안에 배운 것을 환자에게 적용해 볼 수 있었던 의욕이 충만하던 시기였다. 내가 치료해서 환자가 회복되고, 환자가 만족해하는 것을 보는 것 이상의 희열은 없었기에 나 스스로 치료에 대한 욕심을 낼 수밖에 없었다. 이 시기에 물리치료사로 정말 열심히 일을 했던 것 같다.

하지만 2~3년간 일하다 보니 내가 제대로 하고 있는지? 내가 하고 있는 치료가 맞는지? 근본적인 의구심이 들기 시작했다. 대부분의 뇌손상 환자들은 우울증이 있다. 독립적인 활동을 못할 뿐만 아니라 식사는 물론 배변과 같은 기본적인 활동도 스스로 할 수 없는 환자들의 상실감을 생각하면 살맛이 안 나고 우울해지는 것은 어쩌면 당연한 것이 아닐까 싶은 생각이 들었다. 그 후 노인병원에서 일하면서도 같은 의구심을 갖게 되었다. 결국 17년간 병원에서 물리치료사로서 일한 경험은 내게 많은 것을 생각하게 해 주었다.

물리치료사의 한계

그동안 나는 뇌손상으로 몸이 뜻대로 안 움직여져서 고생하던 많은 환자들에게 도움도 되었지만 큰 도움이 못 되었던 적도 많다. 죽는 법을 알려 달라고 눈물로 애원하던 할머니처럼 삶에 대한 희망을 잃고 절망하는 사람들도 많았다. 하지만 마비가 온 팔다리와 함께 본인의 현실을 인정하며 희망을 잃지 않고 끊임없이 운동하는 환자들을 보며 많은 생각을 할 수 밖에 없었다. 한편 그들이 그렇게 갈망하는 완전한 회복을 이룰 수 없는 나의 무기력함에 물리치료사로서의 한계를 인정하게 되었고, 그들을 조금이라도 더 나아지게 하기 위해 할 수 있는 일이 많지 않다는 사실에 나 역시 우울해졌다.

무엇보다도 본인의 의지대로 움직일 수 없다는 절망에 힘들어 하는 대부분의 환자들을 보면서 공감하지 않을 수 없었다. 어쩌면 불의의 사고로 나 역시 내일 당장 이분들처럼 될 수 있기에 그들의 회복을 위해 물리치료사로서 해야 하는 일이 무엇일까하는 고민을 하지 않을 수 없었다. 때로는 내가 이들을 치료했기 때문에 이만큼 회복된 것일까 아니면 다른 더 훌륭한 치료사에게 치료를 받았다면 더 좋아지지 않았을까?하는 의문에 시달리기도 하였다.

그러면 어떻게 치료하는 것이 최선일까? 바로 그 순간이 현재의 나를 있게 만들어준 중요한 터닝 포인트가 되었다. 그때가 재활의 방향이 어디로 가야 할지를 새롭게 정립하는 계기가 된 것이다.

뇌손상 환자는 뇌의 병소에 따라 회복에 한계가 있고, 보호자나 치료사의 목표만큼 회복이 힘든 경우가 많으며, 환자에게 큰 고통과 불편함이 남게 된다. 그러면 환자마다 증세가 모두 다르고 편마비로부터 회복도 차이가 나는데, 환자의 기능회복을 위해 최선의 방법은 무엇일까? 어떻게 하는 것이 환자를 독립적으로 움직이게 하는데 가장 좋은 방법일까? 환자와 치료사가 아무리 의욕적이라도 도무지 설 수 없는 환자를 일으켜 세우기는 정말로 어렵다. 겨우 서게 한다고 해도 혼자 다시 걷는다는 것은 거의 기적과 같은 일이다.

우리는 누구나 신생아가 태어나서 누워 있을 때부터 계속 움직이고 싶어 하고 실제로 깨어 있는 순간 가만히 있지 않는다는 것을 잘 안다. 그러면서 단계적으로 앉고, 기고, 서고 걷기까지 1년 반이나 걸리게 된다. 아기는 부피가 작고 무겁지 않아 반사적으로 발버둥치기 쉽고 요구가 많아서 부모가 필요할 때마다 쉽게 들어 올리고 많은 자극을 주면서 움직이는 것이 용이하다. 하지만 아기가 스스로 하고자 하지 않으면 아무 일도 일어나지 않을 것이다. 성장 과정 중에 가장 중요한 것은 아기 안에 들어 있는 움직이고 싶은 충동이고, 이것을 사랑스럽게 보고 새로운 변화에 환호하는 부모의 칭찬과 격려이다. 대부분의 아기가 이정표대로 잘 자라지만 뇌손상이 있는 아기는 움직이기 어렵고 당연히 발달지연이 될 수밖에 없다. 이때도 부모와 물리치료사는 아이의 운동 발달을 위해 일주일 내내 물리치료는 물론, 작업치료, 언어치료까지 다양한 치료를 받도록 최선을 다한다.

환자를 움직이게 하려면?

신경계 손상환자 물리치료의 핵심은 무엇일까? 한마디로 환자를 다시 움직이게 하는 것이다. 신체적으로 활발하게 움직이려면 뇌의 작용이 필요하다. 스스로 움직이고 싶어야 한다. 성장하는 아기라면 저절로 많은 호기심과 충동이 있어서 보다 좋은 환경이겠지만 이미 몇십 년 전 성장이 끝난 뇌에서는 이러한 일이 일어나기가 쉽지 않을 것이다. 현재의 무기력한 자신의 상태에 좌절하고, 실제로 움직여 보니 조절이 안되고 마비 부분이 잘 느껴지지도 않는 데다가 잘 들어 올려지지도 않아 한번 움직이려면 대단히 힘이 들 것이다.

사람은 태생적으로 끊임없이 움직이게 되어 있다. 중력을 이기면서 근육을 사용하지 않으면, 순식간에 약해진다. 미요시 세이도는 『뇌졸중 재활, 이렇게 일어나 걸어 보자』라는 책에서 하루 동안 근육을 사용하지 않으면, 3~5%의 근력이 떨어져버리며, 일주일 후에 70~80%의 근력이 2주일 후에 50%로, 1개월 정도 지나면 25%로 떨어져버린다고 하였다. 뇌졸중으로 편마비가 왔는데 무엇보다도 운동을 하지 않으면 마비된 부위에 '사용하지 않음으로 인한 폐용'이 더해져 더욱 약해진다. 마비되지 않은 쪽에도 비슷한 반응이 나타나서 2주 후에는 근력이 절반 정도가 되어 버린다. 곧, 누워만 있으면서 몸을 움직이지 않으면 마비되어 있는 부위가 약해질 뿐 아니라 마비되지 않은 쪽도 쇠약해져 양측 마비와 비슷한 상태가 된다고 하였다.

미국 물리치료사 피터 레빈은 『뇌졸중 거뜬히 회복하기』에서 음악가, 운동선수 그리고 뇌졸중 생존자가 신경가소성을 이용하는 방법은 똑같다고 하였다. 그것은 집중하여 연습하는 것이다. 뇌졸중 후 살아남은 신경세포를 재연결하는 방법은 운동선수와 음악가들이 능력을 향상시키기 위해 노력하는 과정과 똑같으며, 충분히 재연결이되면 뇌졸중이 된지 3개월 후에도 기능을 향상시킬 수 있다고 하였다.

발병 후 6개월이라는 소중한 시간을 어떻게 보내는 것이 가장 가치가 있을까? 이 질문에 대해서 나는 과감히 뇌손상 발병 후에 바이탈 사인이 안정이 되면 서기와 보행을 최대한 빨리 시작하는 것이 가장 중요하다고 생각한다.

낙상의 두려움 없이 서고 걸을 수 있다면…

뇌졸중으로 편마비가 오면 편측 근력이 약한 데다 균형을 잘 잡지 못하여 체중심이 한쪽으로 쏠리는 경향이 있다. 팔과 손의 근력이 약해지고 움직임이 자유롭지 않으므로 잘 넘어지는데 충격을 줄일 방법이 없다. 무방비 상태로 온몸의 체중을 실은 채 넘어질 때 몸통과 다리를 잇는 선에서 밖으로 튀어나온 대퇴골이 가장 먼저 바닥에 닿으므로 가장 쉽게 손상받는다. 낙상의 문제는 신체적인 데서 그치지 않고 다시 넘어질지도 모른다는 두려움 때문에 평소에 하던 활동도 하지 못하게 되는 경우가 많다. 사람들과 어울리는 기회가 줄어들면 사회적으로 고립되고 우울증을 앓기도 한다. 또한 회복을 위한 운동도 두려워하게 되며, 특히 일어서기나 걷기, 계단 오르기 등의 운동을 매우 꺼리게 된다. 그러면 어떻게 해야 할까? 물리치료사의 중요한 역할은 이와 같은 분들을 다시 기능적으로 움직이게 도와주는 일일 것이다.

그렇게 내린 결론이 지금의 '워크메이트'라는 레일형 하네스 장치를 개발하게 된 모티브인 셈이다. 워크메이트는 낙상의 위험 없이 하네스벨트를 착용하고 안전하게 기능적인 보행을 해야 한다는 철학을 담아 8년간의 연구를 통해서 세상에 내놓을 수 있게 되었다.

또한 제품의 연구 기간 동안 외국의 재활 관련 연구논문들을 통해서도 신경계 뇌손상 환자의 재활은 발병 후 빠른 보행운동이 향후 기능적 회복에 있어 단순히 매트에서 운동하는 기존의 재활보다 더 나은 회복을 보여준다는 것도 알게 되었다.

인간은 태어나는 순간부터 모든 근골격계의 발달이 기능적 걷기를 향해서 이루어지며, 또한 배밀기, 기기 등의 발달 과정을 통해서 두발로 서는 것도 결국 걷기 준비 단계라고 할 수 있다. 젊을 때는 더 빠르게 걷고 뛸 수도 있지만 나이가 들어감에 따라 결국 걷는 것조차 힘들어지는 것이 노화과정이다. 하지만 갑자기 뇌졸중으로 편마비가 오면 가장 심각한 문제는 혼자서 걸을 수 없다는 점이다. 편마비를 치료하기 위해 가장 중요한 사람은 누구일까? 의사도 물리치료사도 아닌 환자 본인 스스로 하고자 하는 의지일 것이다.

물리치료라고 하면 괴롭고 힘들다고 생각하지 말고 우선 치료사의 안내를 따라 움직일 수 있는 부분부터 운동을 시작하면 된다. 경희대 권승원 교수는 뇌졸중 재활은 의료진의 처방과 환자의 노력으로 만들어가는 공동 작업이며 의료진의 적절한 처방도 매우 중요하지만, 환자의 노력도

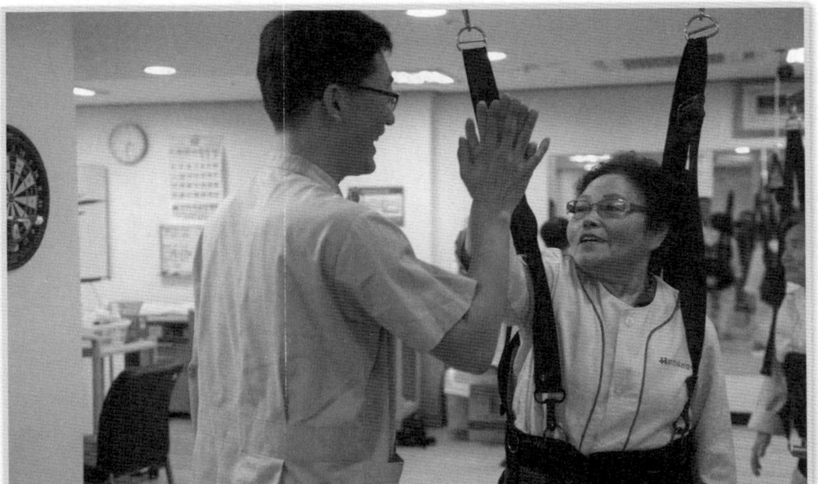

워크메이트에서 편마비 환자의 서기훈련

빼놓을 수 없는 필수요소라고 하였다. 예를 들면, 책에 나와 있는 '앉기에서 서기–서기에서 앉기 반복훈련'은 환자의 노력에 해당하는 부분이라고 하였고, 뇌졸중으로 장애를 앓고 있는 많은 환자들이 이 책을 통해 어떤 노력이 필요한지, 그 노력을 모두 했을 때 어떠한 결실을 얻을 수 있는지 실천해보면 느낄 수 있다고 강조하였다.

피터 레빈도 손상 후 곧바로 치료를 너무 많이 해서도 안 되지만, 초기 회복기가 시작되면서 재활치료의 강도와 시간을 계속 늘려야 하고, 자발적 회복을 잘 관찰하여 회복의 시작을 놓치지 말아야 한다고 하였다.

그렇다면 어떻게 치료하는 것이 가장 효과적일까? 어떤 관절이든 아주 조금이라도 움직일 수 있다면 반복연습을 통해 움직임을 점점 강화할 수 있다. 작은 움직임을 계속 반복하면서 매번 '움직일 수 있는 최대한'까지 가본다는 뜻이다. 손가락이라면 최대한 주먹을 쥐었다 펴는 동작일 것이다. '움직일 수 있는 범위의 최대한'까지 움직이려면 주먹을 쥘 때와 펼 때 마지막 순간에 주의를 기울여야 한다. 손가락을 최대한 펴려고 노력하면서 항상 전보다 조금이라도 더 펴려고 안간힘을 써야 한다. 그런데 애초에 전혀 움직일 수 없다면 어떻게 해야 할까? 또는 대부분의 뇌졸중처럼 주먹을 꽉 쥘 수는 있지만, 손을 펼 수는 없다면 어떻게 해야 할까? 기계와 기구, 도구가 도움을 줄 수 있는 부분이 바로 여기이다. 어떻게 하면 환자들이 치료의 주체가 될 수 있을까? 결론은 재미이다. 재미가 있으면 나라님이 말려도 한다고 했는데 바로 그거였다.

워크메이트의 탄생

나는 '재활치료를 쉽고 재미있게 하게 하자.'라는 생각을 했다. 체중지지 하네스(멜빵)를 착용하고, 두 발바닥을 땅에 붙이고 몸을 바로 세운 상태

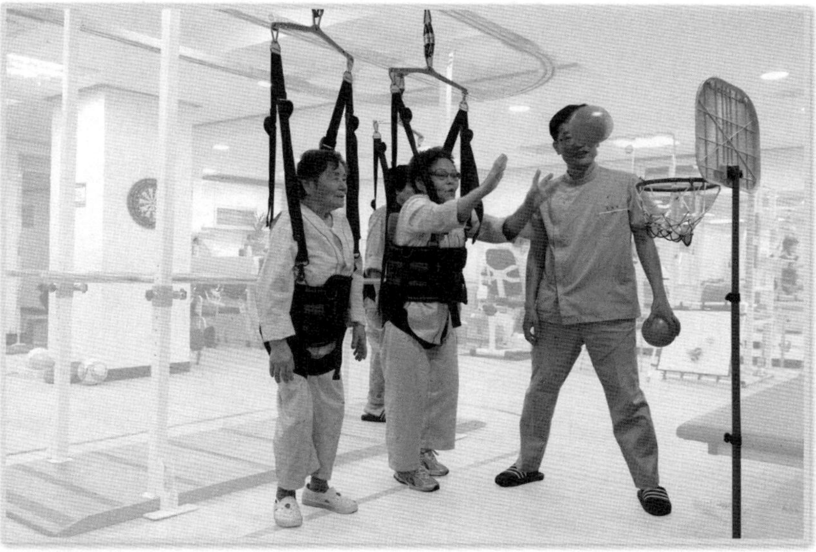

워크메이트에서 그룹으로 하는 공 던지기 게임

에서 넘어질 염려 없이 다양한 소도구를 활용하여 공 던지기, 공 차기와 같은 단순한 놀이를 시도하였다. 결과는 아주 만족스러웠다. 환자는 잘 안되더라도 열심히 땀을 흘리면서 놀이를 했지만 나의 시선에는 환자가 머리부터 발끝까지 운동하고 있는 것이 보였다. 나는 환자를 정상으로 완벽하게 회복시키겠다는 목표를 낮추어서, 현실적으로 환자가 의욕이 생기고 더 움직여보고 싶을 때 기능이 좋아질 것이라고 생각하였다.

기계장치를 만들기 위한 더 많은 지식을 얻기 위하여 공대를 가야 할 것인가, 물리치료전공의 대학원으로 진학할 것인가를 심각하게 고민하였다. 먼저 여러 편의 국내외 석사와 박사 논문에서 하네스를 이용한 체중지지 트레드밀 훈련이 뇌졸중환자의 보행과 기능에 유의한 기능개선을 가져왔다고 한 근거를 찾고 여기서 아이디어를 얻어서 장치 만들기를 추진하였다.

이 장치의 사용 목적은 가능하면 장애발생 초기부터 환자의 능동적인 참여를 유도하여 더 일찍, 더 오래 서고 걷는 것을 목표로 하는 서기중심 기능회복(Actvie Standing & Functional Rehabilitation, ASFR) 프로그램을 만드는 것이었다. 2014년 처음 이 프로그램을 물리치료사들에게 소개할 때 굳이 힘들게 장치를 사용할 필요가 있을까?이거나, 우리 병원 환자들은 이렇게 할 정도의 상태가 아니다라는 반응이었지만 나는 생각이 달랐다. 내가 보기에는 대부분의 환자가 이 프로그램의 대상이었다. 치료사가 환자를 일으켜 세우고, 보조해주어 걷게 도와주고 다양한 각도로 움직이게 하는 데에는 한계가 있다. 첫째로 가장 우려하는 것은 편측마비로 균형 유지가 어려운 환자의 낙상이다. 둘째로는 치료사 체력의 한계이

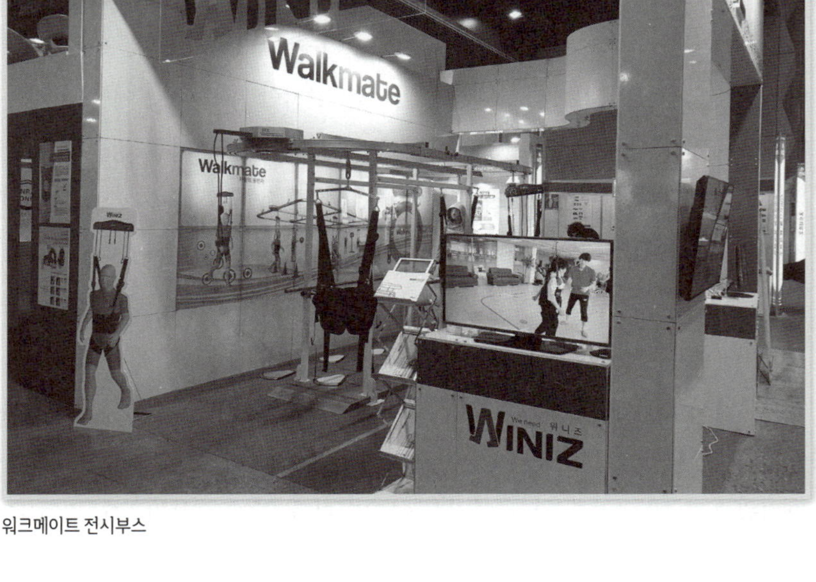

워크메이트 전시부스

다. 만약 워크메이트 장치를 이용한 서기중심 기능회복프로그램을 이용한다면, 환자는 낙상 걱정 없이 걷기와 놀이를 할 수 있을 것이다.

최근에는 주간 보호센터에서도 재활에 중점을 둔 케어를 시행하고 있다. 병원에서 하는 일대일 치료에서 벗어나 그룹치료와 기능적인 활동을 통해 몸의 움직임을 개선시키고자 하는 것이다. 노인들 여러 명이 워크메이트에서 낙상의 위험 없이 걷기 운동부터 다양한 협응훈련, 놀이 위주의 공 던지기를 하면서 단순한 재활의 한계를 넘어 재미있는 기능적 활동이 가능해졌다. 현재 위니즈의 '워크메이트' 장비는 재활병원을 중점으로 보급되고 있지만, 최근에는 주간보호센터에서 기능적 활동을 위해 많이 사용하고 있다.

워크메이트는 기능적 보행을 가능하도록 도울 뿐만 아니라 하네스를 착용한 상태에서 다른 놀이나 게임 등을 하는 동안 심폐 지구력 향상이라는 전신 효과를 볼 수 있고 재미도 있는 탁월한 재활장비인 것이다.

재활의 목적은 치료과정을 통해 이전의 삶으로 돌아가서 독립적으로 사는 것이라고 생각한다. 재활은 '치료사'가 아닌 실제 운동을 수행하는 '환자'의 필요를 정확히 찾아내서 길을 제시하는 것이다. '위니즈(WINIZ)'는 의료기기의 생산에 머물지 않고 새로운 기능적 재활교육 프로그램을 구상하고 있으며, 보다 나은 재활 프로그램을 통해서 재미있으면서도 실질적인 기능 회복이 일어날 수 있는 기회를 제공하고자 한다. 환자들이 워크메이트에서 큰 소리로 웃으며 즐겁게 운동을 하는 모습을 볼 때면 지난 세월 고민하고 연구하던 시간에 대한 보상처럼 느껴진다.

앞으로도 환자와 고객의 니즈(필요)를 가장 우선순위에 두고 정성을 다해 의료장비를 개발하고자 끊임없이 노력할 것이다.

13

오순절평화의 마을에서

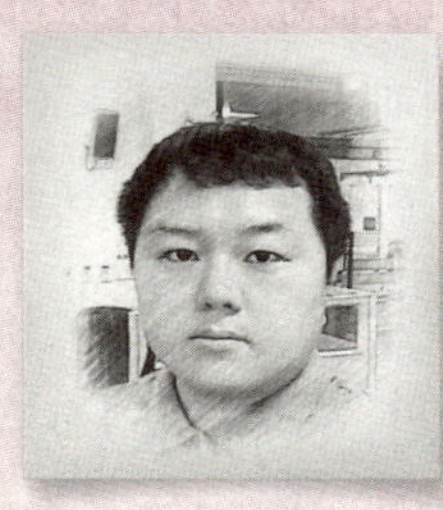

김관호

부산가톨릭대학교 물리치료학과 졸업 후 동아대학교의료원, 서울 북부병원 재활치료실에서 근무하였으며, 2016년부터 현재까지 사회복지법인 오순절평화의 마을 삼랑진시설 의료지원팀에서 근무하고 있다.

지금에서야 지난 시간들을 돌아보면 나는 물리치료사로서는 참 운이 좋은 편이었다. 흔치 않게 대학 졸업 후 바로 '동아대병원 재활의학과'에서 1년 가까이 수련을 받으며 다양한 치료적 접근방법에 대한 임상경험을 직 · 간접적으로 쌓을 수가 있었고, 그 경험을 바탕으로 '서울특별시 북부

병원'에 높은 경쟁률을 뚫고 정식 채용되어 물리치료사로서 꽤 괜찮은 길을 가게 되었다.

부산에서 태어나 대학까지 졸업한 나의 첫 서울 생활은 23만 원짜리 고시원 단칸방이었지만, 물리치료사로서 삶은 내 손 끝에서 누군가를 돕고 희망을 준다는 점에서 꽤 만족스러웠다. 그리고 그렇게 10년 가까운 시간이 흘렀다.

새파란 사회초년병이었던 20대 중반의 청년은 30대 중반이 되었고, 그 청년은 그 동안 사랑하는 사람과 가정을 이루고 자녀도 출산하게 되었다. 물리치료사로서의 나의 삶은 만족스러웠고 어찌 보면 무난한 삶을 살았으나, 이제 막 세상에서 눈을 뜬 어린 아들이 조금씩 자라나면서 서울의 높은 주거비용이 현실적으로 다가왔다. 물리치료사로서 전문성을 발휘할 수 있으면서도, 직업의 안정성과 지속성을 보장해주는 곳에서 꽤 재미있게 이 일을 하고 있었지만, 경제적인 문제로 인해 서울에서의 삶이 희망적이지만은 않을 것이라는 생각이 들기 시작했다.

몇 달간 고민의 시간이 지나고 2015년 한해를 마무리하며 정들었던 직장에 사직서를 제출하고 부산으로 다시 돌아오게 되었다. 딱히 미래에 대한 완벽한 대비를 가지고 직장을 그만 둔 것은 아니었다. 다만, 현재를 성실하고 재미있게 보내는 것이 나의 내일을 긍정적으로 바꿔주지는 않을 것이라는 공포가 더 컸다. 가장으로서 생업을 놓을 수는 없었기에 민간병원에서도 잠시 일을 해보기도 했지만, 환자를 바라보며 숫자를 먼저 떠올려야 하는 우리나라의 민간 의료시스템은 공공의료기관에서 오랫동안 일 해온 나에게는 여러 가지로 딜레마를 느끼게 하였다. 그러던 중에 나는 '오순절평화의 마을'을 만나게 되었다.

오순절평화의 마을과의 인연

'오순절평화의 마을'은 1986년 4월, 어느 알코올 중독자가 어린 아들과 함께 당시 부산 동향성당 주임신부였던 오수영 신부에게 보호를 요청해 오면서 시작되었다. 가족과 사회로부터 버림받고 오갈 곳 없는 노숙인들 위한 생활 공동체로 현재는 크게 여주시설과 삼랑진시설이 있다.

여주시설에는 장애 영유아 보호시설인 '여주 천사들의 집', 지적장애 생활시설인 '평화 재활원' 그리고 여주시 장애인 주간보호센터가 있으며 삼랑진시설에는 노숙인 재활시설인 '희망의 집'과 노숙인 요양시설인 '사랑의 집'이 있다. 나는 위 시설 중 삼랑진시설에서 2016년부터 현재까지 근무하고 있다. 이곳은 신체장애, 정신장애, 그 밖의 질환으로 인해 자립이 어렵고 치료와 보호가 필요한 노숙인 등을 입소시켜 치료 및 각종 재활 프로그램을 제공하고 사회적응 훈련을 실시하여 자립기반을 조성하도록 지원하는 시설이다. 물리치료사는 주요복지 사업에서 의료지원 사업 중 질병예방 사업의 물리치료 재활 프로그램 운영이 주 업무이다.

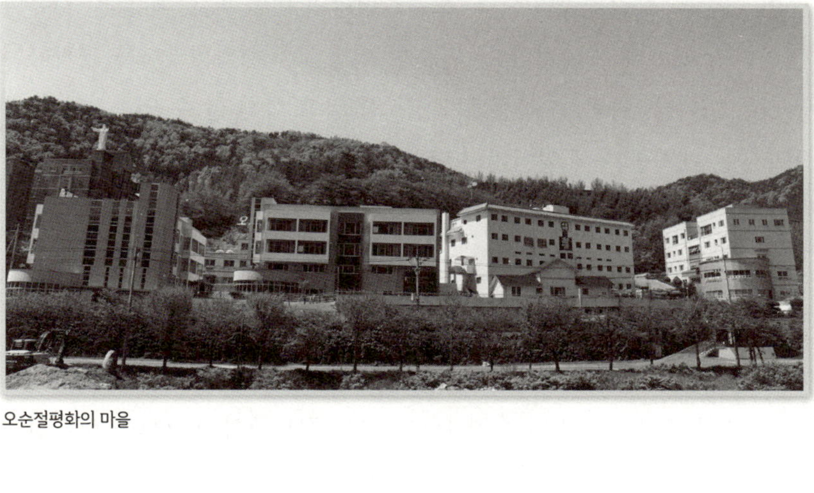

오순절평화의 마을

'노숙인'이라 하면 보통의 사람들에게 으레 떠오르는 이미지가 있다. 보통 서울역이나 시청 앞 지하도 바닥에 신문을 깔고 누워 술에 의지해 잠을 청하는 가까이 다가가기가 망설여지는 그런 모습들 말이다.

'나'라고 왜 그런 생각을 하지 않았겠는가? 글 서두에서도 말했지만 나는 물리치료사로서 봉사심과 사명감으로 똘똘 뭉쳐진 의로운 사람은 아니었다. 나는 내 일에 최선을 다하고 하루하루 보람을 느끼며 살고는 있었지만, 좁고 험한 길을 자처해서 걸어가신 예수님과 같은 삶을 그려본 적이 없다. 다만, 물리치료사가 사회복지시설에서 근무하는 것 자체에 대해서 부정적인 인식이 없는 사람이었고, 애초에 물리치료학과에 진학하게 된 계기 역시 그와 밀접하게 관련이 있기는 하였다. 그럼에도 '오순절평화의 마을'이 노숙인 시설이라는 것을 알고 난 후에는 꽤 많은 고민과 두려움이 있었다.

그래도 내가 경험해보지 않았다고 두려워서 이곳을 피하고 싶지는 않았다. 그렇게 이력서를 제출하고 무려 2시간에 가까운 면접을 거친 이후에야 입사가 확정되었다. 그 당시에는 잘 몰랐지만, 장시간의 면접은 이곳이 단순한 직원을 뽑기보다 '오순절평화의 마을'과 함께 삶을 공유할 구성원을 찾는다는 의미였다. 단순히 면접자가 취업희망자를 평가하는 과정이 아니라, 나와 이 공동체가 서로를 알고 함께 할 수 있는지를 깊고 심도있는 대화를 통해 알아가는 단계였다. 그리고 그 과정이 꼭 필요했다는 것을 지금도 느끼고 있다.

노숙인 생활시설

노숙인 생활시설은 장애인 생활시설과는 다르게 시설에서 생활하는 인원에 대한 정부지원 직원의 수가 매우 적다. 정부에서 바라보는 노숙인은

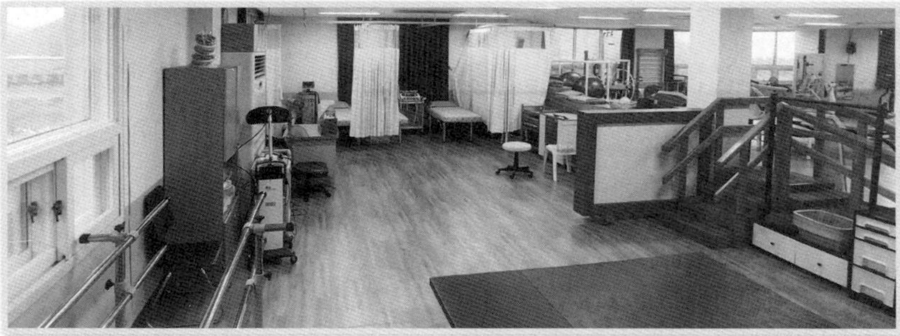

열전기치료실

신체는 건강하지만 경제적 능력이 없는 사람이라는 인식이 강하기 때문이다. 따라서 대부분의 노숙인 생활시설은 독립적으로 일상생활을 영위할 수 있는 사람 위주로 입소자를 선정하는 경우가 많다. 이것은 어디까지나 일반적인 노숙인 생활시설의 이야기이고, 이곳은 전혀 달랐다.

시설 설립 초기부터 독립적으로 일상생활이 불가능한 중증장애인도 오순절평화의 마을에서는 외면하지 않았고, 그 결과, 수도자와 직원, 생활인 모두가 서로를 배려하고 돕는 형태로 발전해 왔다. 초기에는 가톨릭 수도자들이 몸과 마음이 병든 많은 사람들을 돌보고 보살폈으나, 노숙인 복지법이 제정되고 노숙인 시설에 대한 정부의 직접적인 지원이 이루어지면서 수도자들의 헌신으로부터 차츰 비수도자들이 그 역할을 대신하게 되었다. 그럼에도 수도자와 직원, 생활인 모두가 하나의 공동체를 구성하여 삶을 영위해 나간다는 점은 다르지 않았다. 따라서 오순절평화의 마을은 다른 노숙인시설과는 다르게 물리치료 수요가 많았고, 그 필요성을 시설 경영진에서 인정함에 따라 오순절평화의 마을은 부산경남 지역에서는 유일하게 물리치료사를 고용하여 서비스를 제공하는 노숙인 생활시설이 되었다.

2018년 2월 기준의 자료에 따르면, 오순절평화의 마을 삼랑진시설에서 생활하는 분은 216명이고, 그중에 비장애인은 단 4명뿐이다. 212명 중 지적장애 96명, 정신장애가 87명으로 가장 많으며, 그 외에 뇌병변 · 지체 · 시각 · 언어 장애인과 알코올 중독 등으로 일상생활이 어려운 분도 있다. 또한 장애등급으로 분류되지 않지만 지적 · 정신 장애인 중 상당수는 언어와 인지, 기능저하를 동반하고 있다. 경제활동이 가능할 것으로 보이는 분들은 자활 활동에 참여하는데 사회복지사가 인근 공장과 연계하여 일자리를 제공하기도 하고, 마을 안에 작업장을 설치하여 가톨릭 예식에 사용되는 '초'를 제작하고, 옷걸이와 바지걸이와 같은 가내 수공업 일거리를 가져와 경제활동을 하기도 한다. 또한 정신의학적 문제 또는 사회심리적 문제로 인해 대인관계에 어려움을 겪는 분들을 위해 정신건강 전문요원이 배치되어 심리상담 요법과 사회적응 프로그램 등의 건강한 일상생활을 위한 훈련이 체계적으로 이루어지고 있다. 독립적으로 위생관리가 어려운 분들은 담당직원과 함께 정기 목욕봉사팀이 주기적으로 위생관리에 도움을 주고 있다.

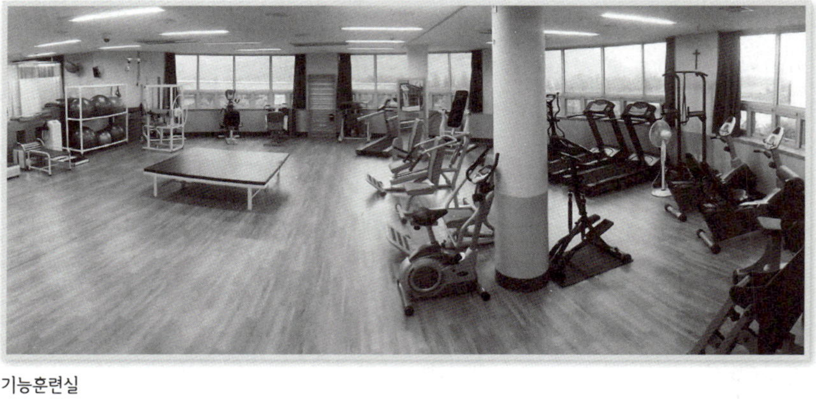

기능훈련실

물리치료사의 다양한 역할

우선 물리치료서비스를 제공하는 것은 아주 당연한 일이다. 이곳에서도 의료기관과 마찬가지로 물리치료사로서 만날 수 있는 거의 대부분의 사례를 다 만날 수 있다. 자활활동에 참여하시는 분들은 가벼운 정도의 근골격계 질환에 일상적으로 노출된다. 선천적으로 뇌성마비 진단을 받고 보행이 불가능한 상태로 환갑이 넘은 분도 있고, 뇌졸중과 외상성 뇌손상 등으로 인해 편마비, 사지 부전마비를 갖고 생활하시는 분들도 있다. 퇴행성 질환이나 낙상 등으로 인해 수술을 받은 후 일정 기간 동안 꾸준한 재활훈련이 필요한 분들도 있다. 다양한 케이스가 한 공간에서 공존하여, 나는 이 분들에게 각 상황에 맞는 다양한 형태의 치료서비스를 제공하고 있다. 혼자서 많은 인원을 모두 다 돌보는 데에 분명히 한계가 있어서, 매주 토요일에는 부산가톨릭대학교 물리치료학과 학술동아리 '소굴' 회원들의 자원봉사 참여로 가능한 한 최선의 서비스를 제공하기 위해 노력하고 있다. 치료적 개입을 통해 완치 또는 완전한 기능회복을 할 수 있는 대상자에게는 조금 더 집중적인 치료를, 현재의 기능수준을 유지하는 것이 목표인 대상자에게는 기능을 잘 유지하고 있는지를 주기적으로 평가하고 관찰하는 것 역시 중요한 업무라고 할 수 있다. 이 과정에서 시스템이 잘 갖춰진 곳에서 다양한 케이스를 본 지난 10여 년의 경험이 여기에서 이렇게 값지고 보람 있게 쓰여질 줄은 그 때에는 알지 못했다.

두 번째로, 생활인의 건강을 확인하는 것 역시 중요한 업무이다. 오순절평화의 마을에서 생활하는 분 중에서는 인지기능저하 또는 언어장애 등으로 인해 의사소통이 원활하지 않고, 자신이 어딘가 다치거나 문제가 있어도 그것 자체를 인지하지 못하는 경우도 흔하다. 그리고 지적장애나 정신장애를 가진 분 중에서는 관심받고 싶은 욕구가 몸의 통증으로 표현

되는 경우도 있다. 이러한 경우에 신경과 또는 정형외과적인 문제는 물리치료사가 먼저 한 번 살펴보게 된다. 삼랑진시설 자체가 외진 곳에 있어서 병원진료 한 번 나가는 일이 간단하지 않을 뿐더러, 촉탁의나 진료봉사 의사의 방문 주기가 길기 때문이다.

실제로 어떤 분은 오래 전에 골절로 다리뼈에 핀을 박고 잊고 있다가 뒤늦게 발견하여 핀 제거 수술을 받게 한 경우도 있고, 특별한 이유가 없이 보행패턴이 조금 달라진 분을 발견하여 병원진료를 받게 했더니 발가락뼈가 탈골되어 수술을 받은 경우도 있었다. 이는 인지와 언어기능이 모두 저하되어 스스로의 문제를 인식하고 이를 말로 표현하는 데에 어려움이 있는 분들에게서 보여지는 행동이다. 이때 물리치료사 나름의 전문성과 인간적인 관심이 있어야 찾아낼 수 있는 것 같다.

세 번째로는 응급상황에 대한 대처능력을 공유하는 것이다. 오순절평화의 마을에서 근무를 시작하고 2년쯤 되었을 때, 아침체조를 마치고 산책을 돌던 한 자매가 내 뒤에서 갑자기 쓰러졌다. 달려가서 의식과 호흡, 맥박을 확인했는데, 자발적 호흡은 소실되었고 동공은 풀려 있었다. 먹던 떡이 손에 들려 있었고, 턱관절은 경직되어 손으로 입을 벌릴 수도 없었다. 떡이 목에 걸려 기도폐색에 의한 질식, 그 이후 심정지 상황으로 판단하고, 우선 하임리히법을 시행하여 입안과 기도 내 이물질을 제거하고 그 후 심폐소생술을 시작하였다. 나는 서울특별시 북부병원에서 근무할 때에 매년 4번의 심폐소생술 훈련을 실전과 같은 상황에서 했던 경험이 있는데, 이곳에서 이렇게 값지게 사용될 줄은 몰랐다. 5분여 동안의 심폐소생술 후에 그 자매는 의식을 회복하였고, 때마침 119 대원들이 도착하여 상황을 인계하였다. 그 자매 또한 인지기능 저하와 언어장애가 있는 분들이었다. 이러한 응급상황에 대한 대처능력은 이곳에서는 누구나 갖추어야 하는 것이기에, 이러한 내용을 공유하고 역할을 다하는 것 또한 나의 업무라 여긴다.

그 외에도 꼭 물리치료사로서 라기보다는 오순절평화의 마을 구성원으로서 함께하는 다양한 일들이 있다. 혹자들은 물리치료사가 무슨 그런 일까지 하느냐고 하며 의아해하기도 한다. 나는 이곳에서 물리치료사로서 일을 하지만 이 분들과 함께 삶을 영위하는 공동체의 일원이고, 서로가 서로를 돕는 것이 공동체 구성원으로서 당연한 의무이고 기쁨이라고 생각한다. 내가 누군가에게 필요한 사람이고, 그 필요를 채워줄 수 있는 사람이며, 그것이 나에게 기쁨으로 돌아온다는 것을 알게 되었다. 지금 나는 그 누구보다도 평범한 삶 속에서 행복한 길을 걸어가는 물리치료사로서 감사한 마음으로 하루하루를 보내고 있다.

물리치료 자원봉사 환영해요

현재 물리치료 자원봉사자는 부산가톨릭대학교 물리치료학과 '소굴' 동호회 회원 27명이 참여하고 있다. 1학년 학생 15명은 5명씩 3개조를 구성하여 몸이 불편한 '사랑의 집' 할머니들에게 정서봉사(말벗, 산책도우미, 손발톱정리 등)를 하고 있으며, 2, 3학년 학생 12명은 6명씩 2개 조를 구성하여 중추신경계 손상에 의한 운동기능장애가 있거나, 근골격계 문제로 운동기능이 점차적으로 감소하고 있는 분들을 대상으로 1:1 치료봉사를 하고 있다. 해당 봉사활동은 2016년 당시 희망의 집 원장이었던 김수진 신부와 구봉오 교수와의 개인적인 인연으로 시작된 후, 4년간 꾸준히 진행되고 있어 이곳에 큰 도움이 되고 있다. 특히 물리치료를 공부하는 학생이 자원봉사를 통해 생활인들과 접촉하면서 많은 변화를 겪게 된 예를 소개하고자 한다.

2학년 때 봉사를 시작한 석영 학생은 "오순절평화의 마을로 봉사를 나간 첫날 아침에 집합하여 치료실 안으로 들어가니 물리치료사 선생님이 봉사자들에게 조를 나누어 환자분을 배정해 주고 주의해야 할 점과 각 환자의 상태와 치료 목표를 설명해주었다. 학생은 배운대로 환자분에게 운동을 적용하고, 가끔 잘못할 때는 물리치료사 선생님이 바로 잡아주었다. 이 봉사를 하면서 토요일 아침에 더 일찍 일어나야 하는 일이 힘들었지만 보람 있는 일이 더 많았다. 아직 학생인 내가 많이 미숙하지만 치료에 열심히 따라주시는 환자들을 볼 때 더 열심히 배워서 운동을 시켜 드려야겠다는 생각이 들었다. 그분들이 친절하게 대해 주고 조금씩이지만 전보다 좋아질 때 큰 보람을 느꼈다. 그리고 봉사활동을 하면서 평소

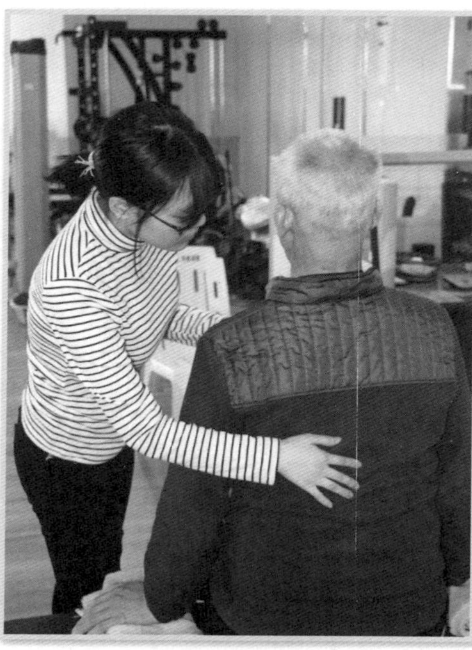

앉기 균형훈련을 돕는 학생 자원봉사자

에는 잘 모르고 지냈던 건강에 대해서 더 많은 생각을 하는 계기가 되었다. 그렇게 생각을 하니 나의 신체와 정신이 건강한 것에 대한 감사의 마음이 들었고 앞으로도 봉사활동에 꾸준히 참여하겠다는 생각을 하게 되었다. 또한 어떤 운동이 치료에 효과적인지 환자치료 봉사를 통해 자발적으로 찾으려고 노력하게 되는 점이 좋았다. 아직 부족하지만 환자들을 직접 접촉할 수 있는 기회를 가질 수 있어서 봉사를 하는 사람에게도 당연히 도움이 될 거라 생각된다. 그리고 앞으로 자격과 충분한 능력을 갖춘 물리치료사가 되고 싶다는 생각을 해본 좋은 경험이었다."라고 소감을 말하였다.

혜린 학생도 "자원봉사를 통해 내가 달라진 점은 환자분들을 대하는 태도 그리고 치료에 대한 생각이고 물리치료 임상지식이 크게 부족하다는 것을 깨달은 것이었다. 학기마다 강의를 들으면서 조금씩 배워가고 있는 단계이기 때문에 다음 학기에는 지금보다 발전한 모습으로 환자분들을 대할 수 있을 것이다. 또 내가 그분들에게 영향을 미치는 것과 마찬가지로 환자분들도 어느새 나에게 많은 영향을 주고 있다는 것을 다시 한 번 느낄 수 있었던 소중한 기회였다."라고 하였다.

이처럼 생활인이나 봉사자에게 모두 도움이 되는 물리치료 자원봉사가 학생들은 물론 물리치료사들에게도 확장되길 기대 해 본다.

14

임상가에서 대학교수로

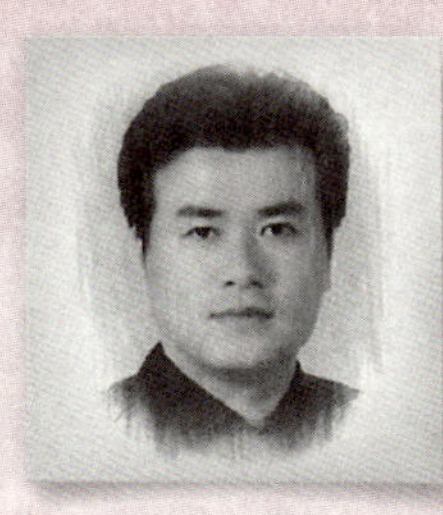

박민철

부산가톨릭대학교 물리치료학과를 졸업하고, 산재의료관리원 창원병원과 부산대학교 병원에서 근무하였고, 2011년 부산가톨릭대학교 교수로 임용되었다. 강의 이외에도 교수학습개발센터장, 교육혁신센터장, 트리니타스칼리지 부학장, 현재는 교무부처장을 겸하고 있으며 2014학년도부터 5년 연속 강의평가 최우수상을 수상하였다.

2010년 12월 어느 오후, "안녕하십니까? 박민철 선생님, 이번 2011학년도 부산가톨릭대학교 물리치료학과 전임교원 공개채용심사 결과에 따라 선생님을 우리 대학에 모시게 되었습니다. 최종 결과는 대학 홈페이지를 통해 공지될 예정입니다. 축하드립니다.", "네, 감사합니다."라고 하고 담담하게 전화를 끊었지만 심장이 요동치기 시작했다. 도대체 이게 어떻게 된 일이지? 정말인가? 그것도 모교에? 임상생활과 대학원 석사, 박사 과정을 병행하면서 대학교수 임용을 준비하던 지난 10여 년간의 노력들이 결실을 맺는 순간이었다. 그렇게 나는 2011년 3월 모교인 부산가톨릭대학교 물리치료학과 교수로 첫발을 내딛게 되었고, 9년째 학생들을 가르치고 있다.

물리치료 전문가로 다양한 역량 발휘

물리치료 분야에서 전문가로서 자신이 갖고 있는 지식과 기술을 활용하여 사회에 기여할 수 있는 역할은 다양하다. 가장 기본적으로 병원에서 환자들을 치료하고 관리하는 임상가로서의 역할이 있다. 한발 더 나아가 학회활동을 통해 물리치료사들에게 필요한 새로운 치료기술의 이론과 실무를 전달하는 임상 강사로서의 역할과 의료현장에 있으면서 실무 경험을 토대로 학부 또는 대학원에서 강의를 하는 외래강사와 겸임교수가 있다. 그리고 대학에서 물리치료사를 양성하고 학문 발전을 위해 연구하는 전임교수가 있다.

물리치료사 면허를 취득하고 사회적으로나 학문적으로 기여할 수 있는 물리치료 전문가로서 활동할 수 있는 영역은 다양하며 어떠한 역할을 할 것인가에 따라 조금씩 다른 경력과 자격이 요구된다.

학부에 입학하는 학생들의 장래 희망을 물어보면 꽤 많은 학생들이 대학교수가 되고 싶다는 이야기를 한다. 그런데 왜 대학교수가 되고 싶은지, 어떻게 하면 대학교수가 될 수 있을지에 대해서는 잘 모르는 경우가 흔하다. 여기에서 물리치료학과 교수가 되기 위해 필요한 기본 요건을 소개하고자 하니 진로를 결정하는 데 도움이 되었으면 한다.

교수 임용 절차

통상적으로 대학교수의 임용은 공개채용을 통해 실시되며 대학마다 소정의 절차를 거쳐 진행된다. 기본적으로 모집전공의 교수 지원자격과 조건 등이 공고가 되고, 지원자들은 그 자격에 필요한 서류를 대학에 제출하게 된다. 모집 전공 또는 교원의 임무에 따라 차이가 있을 수 있겠지만 전문대학(3년제 물리치료과)의 경우 석사 이상의 학위를 요구하고, 일반대학(4년제 물리치료학과)은 박사학위 이상을 소지하고 있어야 지원이 가능하다. 최근 들어, 산학연계 연구 활동 또는 취업 활동 중심의 산학협력 중점 전임교원(대학마다 용어의 차이가 있음) 채용이 활발히 이루어지고 있는데, 석사 이상의 학위와 10년 이상의 관련 기관 종사경력 등을 지원자격으로 규정하고 있기도 하다. 그 외에 임상경력, 연구실적 등 자신의 전문성을 증명할 서류들을 대학에서는 요구하고 있다.

대학에서는 일차적으로 제출된 서류를 검토하여 이상이 없는 자에 한해서 전공심사를 실시한다. 전공심사는 지원자의 학위, 경력, 연구분야의 전공일치성과 연구실적의 양적 · 질적 우수성 등을 평가하는 절차이다. 전공심사 결과에 따라 모집인원의 3배수 또는 5배수(대학마다 차이 있음)의 지원자를 선발하고, 그 다음 단계인 공개강의 심사로 진행하는데 대학에서 지정한 주제에 대해 짧게는 15~30분, 길게는 50분 동안 발표와 질의응답 과정을 거치면서 지원자의 전공분야 강의능력과 전문성을 평가받게 된다. 이 절차가 끝나고 나면 마지막으로 면접심사를 하게 된다. 면접심사에서는 대학교수로서의 기본적인 자질과 인성, 대학구성원으로서의 적합성 그리고 발전가능성 등을 종합적으로 평가하게 된다. 일반적으로 대학교수의 채용은 위의 절차를 통해 최종 합격자를 선발하게 되지만, 대학의 특성과 모집분야에 따라 약간의 차이가 있을 수 있다.

첫 걸음은 대학원 진학

물리치료학과 교수가 되기 위해서 필요한 가장 기본적인 자격은 석박사 학위이다. 위에서 언급한 것처럼 일반적으로 전문대학은 석사 이상, 일반대학은 박사 이상의 학위취득자를 가장 기본적인 자격요건으로 하고 있기 때문이다. 그러므로 석박사학위 취득을 위한 대학원 진학은 대학교수가 되기 위한 첫발걸음이다.

몇 년 전만 해도 전국에 물리치료를 전공할 수 있는 대학원이 개설되어 있는 대학이 많지 않았다. 그러한 이유로 대학원을 진학하기 위해서는 타 지역의 대학원에 입학해서 학위과정을 할 수밖에 없었다. 이로 인하여 전일제 대학원 과정이 아닐 경우, 낮에 병원에서 일을 하면서 대학원에 진학하는 것은 자신의 결심과 의지뿐만 아니라 직장 내의 환경과 배려도 중요했으며 기회비용 또한 만만치 않았다. 그러나 최근에는 전국 45개 4년제 대학 중 31개 대학에서 대학원 과정을 개설하였고, 수업 또한 일을 할 수 있도록 야간에 하는 경우가 대부분이다. 또한 석박사 통합과정도 개설되어 있으므로 대학원에 진학하는 것이 훨씬 용이해졌다고 볼 수 있다.

대학교수가 되고자 하는 목표를 가진 물리치료사라면 먼저 대학원 진학을 통해 자신의 꿈을 실현하기 위한 첫 도전을 시작해야 할 것이다.

우리나라의 물리치료사 양성교육 과정은 3년제 교육과정(전문대학 39개교)과 4년제 교육과정(일반대학 45개교)으로 이루어져 있고, 소정의 교육과정을 마치고 졸업한 후 한국보건의료인 국가시험원에서 실시하는 물리치료사 국가면허시험에 합격하게 되면 보건복지부에서 발급하는 물리치료사면허를 취득하게 된다. 물리치료면허를 소지하고 있을지라도 전문대학에서 3년제 교육과정을 졸업한 경우, 대학원을 진학하는데 제한이 있다. 왜냐하면 대학원 진학을 위한 기본 조건이 학사학위를 소지해야 하기 때문이다.

일반대학에서 4년제 교육과정을 마친 학생들은 졸업과 동시에 학사학위를 취득하기 때문에 문제가 되지 않지만, 3년제 교육과정을 졸업한 학생들은 전문학사를 받게 된다. 따라서 대학원 진학을 위해서는 학사학위를 취득할 수 있는 1~2년의 교육과정을 한 번 더 거쳐야 한다.

최근에는 학사학위 전공심화과정, 학사학위 특별과정, 의료인력 전문학사 편입학 등의 교육과정이 주간 또는 야간에 개설되어 있으므로 학사학위를 취득한 후 대학원 진학을 통해 자신의 꿈을 실현하고자 하는 학생이라면 얼마든지 물리치료사로서 임상생활과 학사학위 취득과정을 병행할 수 있게 되었다. 대학교수가 되는 목표를 갖고 있다면 하루라도 빨리 학사학위 취득과정에 지원해서 대학원 진학을 위한 기본 조건을 갖추는 것이 필요하다.

준비된 연구자

대학원을 진학하게 되면 학부와 마찬가지로 대학원에서 개설한 학점을 취득해야만 졸업을 할 수 있다. 일반적으로 석사과정은 24학점, 박사과정은 36학점을 이수해야 한다. 여기에 더하여 대학원과정은 졸업시험과 학위논문 청구심사를 통과해야만 석사 또는 박사학위 취득이 가능하게 되는데 평균 석사과정은 2~3년, 박사과정은 3~5년 정도의 기간이 소요된다.

대학원에서는 해당 전공에 대해 좀 더 심화된 내용을 배우고 특정 주제에 대하여 비판하는 사고를 키우게 되며, 지도교수로부터 해당 전공에 관련된 연구를 스스로 설계하고 진행할 수 있는 연구자로서의 역량을 배우게 된다. 이런 역량을 바탕으로 전공 분야의 연구를 지속적으로 수행해야만 하고, 그 결과물들을 국내전문학술지나 국제전문학술지 등에 게재하거나 국내 또는 국제학술대회에서 발표함으로써 연구의 전문성을 공적으로 인정받아야 한다. 이 기간은 아마 물리치료사가 된 이후로 가장 바쁘고, 혹독한 시간이 될 것이다. 교수가 된 많은 선배들이 연구기관에서 연구만 하지는 않았다. 낮에는 병원에서 물리치료사로 일하고, 저녁에는 대학원 수업을 하면서 석사박사학위 논문 준비와 이를 위한 부논문 발표를 위한 실험 등으로 주말까지 연구하면서 몸이 견디기 어려운 수준이 되기도 한다. 스스로 물리치료라는 학문에 매료되어 큰 호기심을 갖고 창의적으로 연구에 매달리지 않는 한, 이 과정을 통과하기는 대단히 어려울 것이다.

더 큰 도전을 하고 싶다면 한국에서 학사나 석사과정을 이수한 후 미국의 박사과정에 지원해 볼 수도 있다. 이들은 연구자로서의 역할은 물론 언어문제까지 안고 가니 정말 그들의 수고가 존경스럽기까지 하다. 우리나라에서 국내 박사보다 국외 박사를 더 선호한다고 보지는 않지만, 글로벌시대에 도전은 해볼만 한 일임에는 틀림 없다.

임상에서 물리치료사로서의 전문성 확보가 먼저

대학의 물리치료 전공교육과정은 해부학과 생리학, 운동학 등을 기초로 하여 신체의 기능손상과 통증을 유발한 원인을 진단평가하고, 이를 해결하기 위한 치료과정을 배우는 교과목으로 구성된다. 지금까지 물리치료의 전공 분야가 크게 근골격계 물리치료와 신경계 물리치료 위주였다면, 최근에는 심장호흡계, 피부계, 전정계 및 암환자 물리치료 등 임상현장에서 필요로 하는 분야로 더욱 세분화되고 있다.

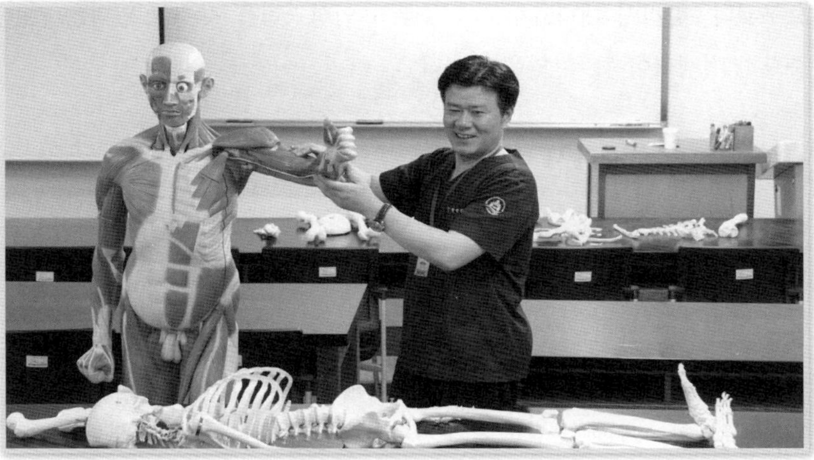

해부학 실습수업

일부 학부 학생들은 임상실습을 통해 자신의 관심분야를 찾고 그 분야에 전문가가 되기 위한 준비를 일찍부터 하기도 한다. 예를 들면, 소아물리치료사가 되기 위해 방학에도 소아물리치료센터에 자원봉사와 실습을 통한 경험을 쌓아서, 자신의 적성과 관심을 다시 한번 검증하기도 한다.

대학에서도 이런 세분화된 전문영역에 대한 교과목을 신설하고 이를 교육할 수 있는 전문가를 필요로 하고 있다. 물리치료학은 임상현장과 분리되어 이론적인 교육만으로는 절대 불가능한 학문영역이다. 이에 대학의 전임교원들도 다양한 임상전문 학회활동을 통해 전문가로서의 역량 강화에 힘쓰고 있고, 대학도 해당 분야의 임상경력을 가진 전문가를 교수로 초빙하고자 한다.

물리치료 전공교과에는 이론과 실기가 병행되는 과정이 많은 비중을 차지하고 있다. 실기교육을 위해서는 다양한 경험을 통한 숙련된 기술이 요구된다. 따라서 대학교수로서 풍부한 임상경력을 갖추고 있다는 것은 중요한 경쟁력이 될 수 있을 것이다.

시대 변화의 중심에선 대학교육

대학교수의 가장 주요한 업무는 전문분야의 지식을 체계적으로 정립하고 확장하여 임상에서 활용할 수 있는 근거를 제시하는 연구 활동과 이를 바탕으로 국가와 사회발전에 기여하는 봉사활동 그리고 물리치료 분야에서 전문가로 활동할 인재를 양성하는 교육활동이다.

최근 들어 학령인구 감소로 우리나라 대학은 위기에 직면해 있다. 이런 어려운 상황에 맞물려 입시활동과 취업 및 진로 활동 등 더 많은 영역에서의 역할이 강조되고 있는 것이 현실이지만, 이것 또한 시대적 변화의 일환이라고 볼 수 있다.

4차 산업혁명시대를 맞아 모든 것이 변하고 있다. 첨단 과학기술의 급속한 발전으로 인해 새로운 일자리들이 만들어지고 있고 또 사라진다. 이런 주기는 점점 더 빨라질 것이고 새로운 일자리에 필요한 전문 인재를 양성해야 하는 대학교육 또한 변화 속도를 선도할 수 있도록 혁신적 변화를 꾀하고 있다.

이미 시간과 공간을 초월하여 질 높은 교육 콘텐츠들이 제공되고 있으며, 각자의 방이나 거리에서 컴퓨터나 휴대전화 등 모바일 기기를 이용하여 전 세계 석학들의 강의를 들을 수 있는 시대가 되었다. 대학의 혁신적 변화는 대학의 가장 기본적인 임무인 교육과 연구 활동의 주체가 되는 대학교수의 변화로부터 시작될 것이다.

첨단 의학기술의 발달은 물리치료 분야의 변화를 동반할 것이고 이는 물리치료사를 양성하는 교육과정의 혁신적 변화 없이는 불가능할 것이다. 이런 급변하는 시대에 물리치료의 미래 인재 양성 중심에 있는 물리치료학과 교수에 도전해 보는 것은 멋진 일이 아닐까 생각한다.

마무리 하면서

대학교수로 임용된지 9년이 되었지만 아직까지 교수라는 호칭이 어색한 것은 교수로서 갖추어야 할 연구, 봉사, 교육적 역량이 부족함을 알고 있기 때문일 것이다. 이 책의 대표저자인 안소윤 교수님으로부터 학생들이 많이 궁금해 하는 '물리치료학과 교수가 되는 길'이라는 주제로 원고 청탁을 받고 단 한 줄을 쓰기도 민망하였다. 그러나 고민 끝에 이 글을 쓰면서 대학교수가 되기 위해 준비했던 시간들, 임용 합격 전화를 받았을 때의 감동, 첫해 학생들과의 첫 대면에서 영원한 부가남(부산가톨릭대학의 남자)으로 남겠다고 다짐하며 이에 걸 맞는 교수가 되고자 다짐했던 순간을 다시 떠올리면서 오히려 내 스스로가 마음을 다잡는 시간이 되었다.

10년이라도 강산이 몇 번 변하는 이 시대에 아마도 스승은 못난 제자의 초심이 흐려지는 것을 눈치채신 것 같다. 나 역시 학생들을 존중하며, 그들이 기량을 마음껏 발휘하도록 돕고, 학생들을 관대하게 깊이 사랑하는 교수로 살고 싶다. 매년, 매학기 수많은 학생들과의 만남을 통해 어느 한 순간도 선생으로서의 품위를 잃지 않아야 하는 대학교수라는 이 어려운 자리를 소중하게 여기고, 쉽게 좌절하기 쉬운 젊은 교수들에게 격려를 아끼지 않으셨던 선배 교수님들께 깊이 감사한다.

Chapter 4

세계 속의 물리치료사

1 미국 물리치료사 미국 정형물리치료사

2 뉴질랜드 물리치료사 물리치료클리닉 운영

3 두바이/자카르타 물리치료사 서울, 자카르타, 두바이

4 국제 활동가 파라과이에서의 첫걸음

5 텍사스 주립대학 박사과정 유학 순간에 최선을 다하는 삶

1

미국 정형물리치료사

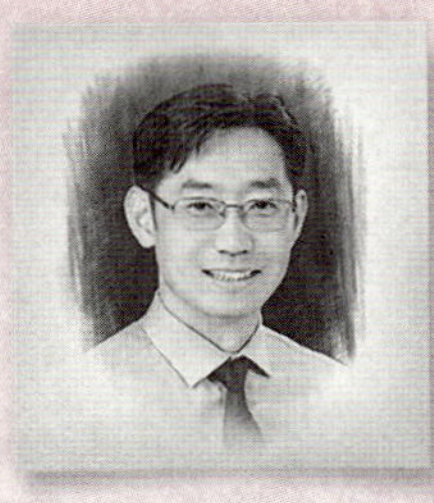

김영훈
(Dr. Younghoon Kim, PT, DPT, OCS, CSCS)

삼육대학교 물리치료학과를 졸업한 후, 미국 로마린다대학교 물리치료학과에서 석사과정, 미국 웨스턴대학교 물리치료학과 박사과정을 마치고, 미국물리치료사가 되었다. 미국 전문물리치료보드공인 정형물리치료사로, 현재 Young Physical Therapy, Inc. Specialty Center 원장, Kim Institute, Inc. 대표이다.

나는 한국에서 물리치료를 전공하고 아주 잠깐 물리치료사로 일을 하다 미국에서 물리치료석사박사과정을 마치고 캘리포니아 LA에서 차로 1시간 거리의 북쪽에 있는 Lancaster에 살면서 현재 물리치료 클리닉을 운영하고 있다. 한편, 미국 물리치료사들에게 도수치료개념(manual therapy concept)을 교육하고 있다. 또한 2017년부터 대한물리치료사협회 홈페이지의 사이버홍보관에서 해외통신원으로 미국 물리치료에 대해서 협회 회원들에게 소개하고 있다. 한국의 물리치료사가 다른 나라와 비교해서 결코 뒤쳐짐이 없도록 앞으로 나아가는데 조금이라도 도움이 되고자 할 수 있는 범위 내에서 최선을 다하고 있다. 거의 매년 한 번씩은 관절가동운동(joint mobilization) 강의를 위해 한국을 방문한다.

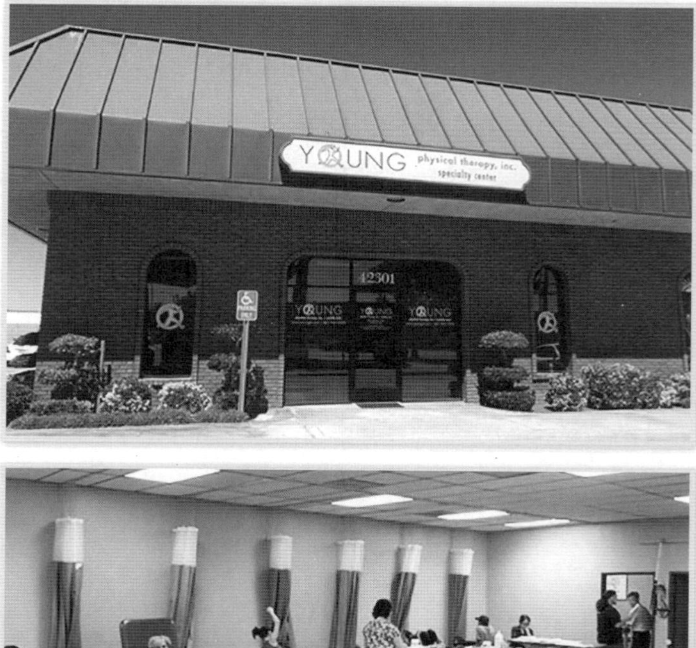

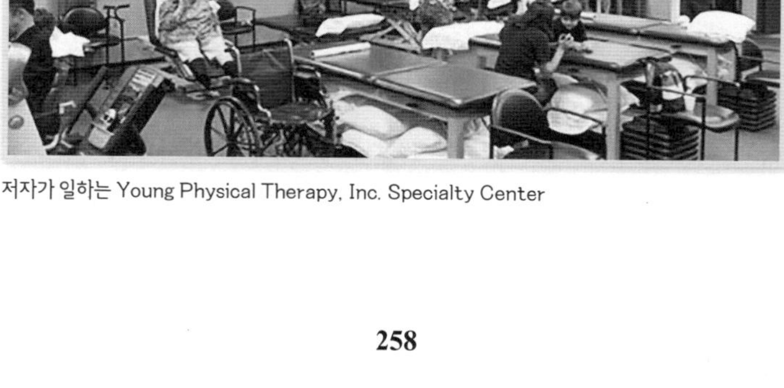

저자가 일하는 Young Physical Therapy, Inc. Specialty Center

미국 물리치료의 구조

먼저 미국은 우리나라와 달리 물리치료에 종사하는 사람들의 업무를 세 가지 영역으로 나눈다.

물리치료사(Physical Therapist, PT), 보조물리치료사(Physical Therapist Assistant, PTA) 그리고 물리치료보조원(Physical Therapist Aide, PT Aide)이 효율적으로 업무 분담을 한다.

물리치료사는 환자의 통증을 줄이고 이동성을 개선하거나 다시 획득할 수 있도록 도와주는 고학력(박사학위)의 면허를 가진 보건관리전문가이다. 많은 경우에 물리치료를 통해 환자들이 불필요한 비싼 수술을 하지 않도록 하고 또한 장기간의 처방약을 사용하거나 그에 따른 부작용을 줄일 수 있다. 물리치료사는 환자들에게 환자들의 상태를 예방 혹은 관리하여서 장기적인 건강을 얻을 수 있는 방법을 가르칠 수 있다. 물리치료사는 각 개개인들을 검사하고 치료기술들을 이용하여 그들이 움직일 수 있는 능력, 통증감소, 기능회복 그리고 장애를 예방할 수 있도록 치료계획을 수립한다. 또한 물리치료사는 보다 건강하고 활동적인 삶을 위한 피트니스와 웰니스(wellness) 중심이 되는 프로그램을 개발함으로써 이동성의 손실이 발생하기 전에 미리 예방을 하기 위해 건강한 사람들도 관리한다. 물리치료사는 병원, 물리치료개인클리닉(private practice), 외래환자클리닉(outpatient clinics), 가정보건기관(home health agencies), 학교, 스포츠 및 피트니스 시설, 산업체 근무환경(work settings)및 양로원(nursing homes/convalescent home)을 비롯한 다양한 환경에서 근무한다. 물리치료사로 일하기 위해서는 일하려고 하는 주(state)의 물리치료사 면허가 필요하다.

보조물리치료사(PTA)는 물리치료사 면허를 가진 물리치료사의 지시와 감독 하에 물리치료 서비스를 제공한다. 보조물리치료사는 일상생활에서 기능적 활동을 수행하고 움직이는 능력을 제한하는 의료문제 혹은 다른 건강 관련 문제가 있는 모든 연령의 사람들을 돕는다. 보조물리치료사는 병원, 물리치료개인클리닉, 외래환자클리닉, 가정보건기관, 학교, 스포츠 및 피트니스 시설 등을 포함한 다양한 환경에서 근무한다. 보조물리치료사는 물리치료로 인한 결과인 환자의 수행 변화를 측정할 수 있다. 보조물리치료사가 제공하는 치료는 이동을 위한 운동을 환자에게 가르치는 것, 근력강화와 컨디션 유지를 위한 지구력운동(strength and conditioning), 목발, 지팡이 또는 보행기로 걷는 것과 같은 활동을 위한 훈련(training), 초음파 및 전기치료 등이 포함되어 있다.

물리치료보조원(PT aide)은 물리치료사를 위하여 비 환자 관련 업무를 수행하거나 환자 관련 업무를 수행할 수 있는 면허증이 없는 사람이다. 비 환자 관련 업무란, 환자의 관찰, 환자수송, 환자의 보행 또는 이동 중 치료가 아닌 신체적 지원, 시설관리와 청소, 사무적인 일 및 이와 유사한 기능과 관련된 업무이다. 환자 관련 업무란, 위에 정의된 비 환자 관련 업무를 제외하고 물리치료보조원이 환자에게 직접 제공하는 물리치료 서비스를 의미한다.

물리치료사가 환자를 보고, 평가하고, 치료계획을 세우기 전에는 어떠한 사람도 물리치료를 행할 수 없다. 현재 캘리포니아에서는 물리치료사가 보조물리치료사 2명, 물리치료보조원 1명을 동시에 관리 · 감독할 수 있도록 법으로 제정되어 있다.

인구통계학적인 관점에서의 미국 물리치료사

가장 최근에 나온 통계에서 2016년 12월 기준으로 미국 전역에 물리치료사의 수는 282,186명이고 물리치료사 면허를 가지고 해당 주에 살고 있는 물리치료사의 수는 202,444명이다. 미국 전체를 비교했을 때 인구 만 명당 8명이 물리치료면허를 가지고 있고, 6명이 물리치료 면허를 가지고 해당하는 주에 살고 있다. 면허를 가지고 있고 해당하는 주에 살고 있지 않으면 물리치료사로 일을 안 할 가능성이 높지만, 반대로 면허를 가지고 있고 해당하는 주에 살고 있으면 물리치료사로서 일할 가능성이 매우 높다. 또한 2016년 12월 기준으로 미국의 보조물리치료사 수는 112,448명이고 보조물리치료사면허를 가지고 해당 주에 살고 있는 보조물리치료사의 수는 92,252명이다. 미국 전체를 비교했을 때 인구 만 명당 3.5명이 보조물리치료사면허를 가지고 있고 2.8명이 면허를 가지고 있고 해당 주에 살고 있다.

결국, 미국 전체에 물리치료사 그리고 보조물리치료사가 인구 만 명당 11.5명 그리고 면허를 가지고 해당하는 주에 살고 있는 수는 인구 만 명당 8.8명이다.

의사 처방 없이 직접시행 가능한 미국의 물리치료

미국에서의 물리치료 1차 진료(Direct Access)는 환자들이 의사들에게 먼저 진료를 받지 않고 물리치료 처방전이나 물리치료 의뢰 없이 직접 물리치료사에게 평가받고 치료받는 것이다. 2015년 1월 1일부로 미국의 전체 50개의 주에서 환자들이 의사의 처방 없이 물리치료를 받을 수 있게 되었다. 하지만 아직 많은 주에서 그 법적 관할지역 주의 법에 따라 의사 처방 없이 받는 물리치료는 무한정이 아니고 제한적이다.

물리치료 직접시행의 이점은 환자들이 물리치료의 빠른 접근성과 적시 치료로 통증완화, 기능적 움직임의 증진 그리고 삶의 질의 회복 등 최적의 결과와 회복을 촉진할 수 있다는 것이다. 환자들이 의사가 물리치료 처방하기를 기다리는 것은 치료의 지연 그리고 비용 증가(환자들이 물리치료를 받기 위한 목적으로 의사진료를 받음)와 의사의 환자 진료 회수의 증가를 가져오게 된다. 물리치료 직접시행은 환자들의 시간과 의료비용의 절감 뿐만 아니라 의사들을 물리치료를 위한 진료횟수와 검사로부터 해방시켜 의사들의 소중한 시간을 의사가 필요한 더 많은 다른 환자들에게 헌신하게 함으로써 의료체계를 향상시키는 결과를 가져온다.

그렇다면 물리치료 직접시행은 과연 안전할지 의심되지만 답은 안전하다고 볼 수 있다. 미국의 모든 물리치료사들은 최소한 석사학위 이상(현재 물리치료박사)의 교육을 받았고 환자의 평가와 기능적 제한 및 장애를 치료하도록 임상교육을 충분히 받은 전문가이다. 또한 물리치료사는 항상 환자들이 적절한 치료를 받게 하기 위해서 평가하고, 필요하면 다른 의료인에게 의뢰한다. 책임보험회사와 연방물리치료보드에서 물리치료 직접시행은 환자의 건강, 안전 그리고 복지를 저해하지 않는다고 확인해주고 있다.

65세 이상을 위한 미국의 국민의료보험(Medicare)은 2005년부터 물리치료를 의사의 처방이나 물리치료 의뢰 없이 직접시행을 허용하게 되었다.

현재 미국 물리치료 직접시행 현황은 일반적으로 각 주의 법은 의사로부터 물리치료 처방이나 물리치료 의뢰 없이 환자들이 물리치료사에게 평가받고 치료받는 것을 허용하고 있지만, 아직 많은 주에서 임의의 불필요한 제한들이 있다. 이러한 제한들은 일반적으로 치료기간 및 치료회수의 제한, 그리고 이전의 진단요구 사항, 제한된 환자집단 혹은 특정유형의 치료에 대한 의뢰를 요구하는 형태이다.

현재 각 주 물리치료사협회나 뜻이 있는 물리치료사들이 의회의 의원들을 통하여 법안을 마련해서 이러한 제한들을 없애기 위해 주법에 따라 현행법규를 개정하려고 노력하고 있다.

환자의 물리치료 직접시행(Direct Acces) 레벨

1. 제한적인 물리치료 직접시행(6개 주)은 특정환자집단 또는 특정한 상황(예: 물리치료받는 부위가 이전에 의사로부터 진단을 받은 부위거나 이전에 의사로부터 물리치료 의뢰를 받았던 환자)

   주: 앨리배마, 일리노이, 미시시피, 미주리, 텍사스, 와이오밍 주

2. 규정된 물리치료 직접시행(워싱턴 DC 포함 26개 주 + 미국령 버진아일랜드) 규정된 물리치료 평가와 치료[예: 치료기간 혹은 치료회수 제한, 특별한 물리치료(침 EMG, 척추 도수교정)에 대해 물리치료 의뢰요구]

   주: 알칸사스, 캘리포니아, 코네티컷, 델라웨어, 컬럼비아 특별구, 플로리다, 조지아, 인디애나, 캔사스, 루이지애나, 메인, 미시간, 미네소타, 뉴햄프셔, 뉴저지, 뉴멕시코, 뉴욕, 노스캐롤라이나, 오하이오, 오클라호마, 로드아일랜드, 사우스캐롤라이나, 테네시, 버지니아, 워싱턴, 위스콘신주 등

3. 무제한적인 물리치료 직접시행(18개 주) 의사의 물리치료 의뢰나 진단명 없이 환자들이 물리치료를 받는 것에 대한 어떠한 제한이나 제약이 없음

   주: 알래스카, 애리조나, 콜로라도, 하와이, 아이다호, 아이오와, 켄터키, 메릴랜드, 매사추세츠, 몬테나, 네브래스카, 네바다, 노스다코타, 오래곤, 사우스다코타, 유타, 버먼트, 웨스트버지니아주 등

나의 클리닉이 있는 캘리포니아를 예로 들어보면, 1968년도에 제한적인 물리치료 직접시행이 허용되었다가 2014년 1월 1일부로 규정된 물리치료 직접시행으로 한 단계 승격하였다.

2014년 이전에는 환자들이 의사의 진단이나 물리치료 의뢰 혹은 처방을 받지 않고 직접 물리치료를 받기 위해서는 그 해당부위 혹은 문제가 이전에 의사에 의해서 진단을 받은 부위거나 문제가 있었어야 했다. 물리치료를 받는 부위나 문제가 의사의 진단을 한 번도 받지 않았다면 물리치료를 직접시행할 수 없었지만, 2014년 이후로는 의사에게 한 번도 진단을 받은 적이 없어도 물리치료를 받을 수 있게 되었다. 하지만 아직도 남은 제약은 물리치료를 시작한지 45일 이상이나 치료횟수가 12번을 넘을 수가 없다는 점이다(물리치료 기간 45일과 치료횟수 12번 중 먼저 도달한다면 더 이상 치료를 받을 수가 없다. 예를 들어, 일주일에 세 번씩 4주 동안 받았다면, 치료기간이 45일에 도달하지 않았어도 치료횟수 12번에 적용이 되어 더 이상 받을 수가 없다). 만약 그 이상 물리치료를 받으려면 물리치료사의 치료계획에 의사가 서명을 해야 한다.

이렇게 미국에서 물리치료 직접시행이 가능하게 되고 발전되는 이유는 높은 의료비용 절감의 필요에 대한 전반적인 사회의 인식과 물리치료학제개편과 함께 사회의 인식이 많이 변화했기 때문이라고 할 수 있다. 또한 물리치료사들이 항상 환자들을 적절한 치료를 받게 하기 위해 평가하고 물리치료의 범위를 넘어갈 때 적절하게 다른 의료인에게 의뢰하여 보낼 수 있는 능력을 인정받았기 때문이다. 한국도 물리치료학제의 개편과 함께 물리치료법이 의료기사법에서부터 독립되고 물리치료 클리닉 개원 허가가 이루어진다면, 점차 물리치료 직접시행이 가능해질 것이라고 기대해본다.

미국의 물리치료 교육

미국에서는 물리치료사 양성을 위해 크게 물리치료학교/프로그램(Physical Therapy School/Program), 보조물리치료사 양성을 위한 보조물리치료 프로그램(Physical Therapist Assistant program) 그리고 물리치료사이지만 박사학위를 가지고 있지 않은 사람들을 위한 후박사과정(Post−professional DPT) 프로그램, 이렇게 세 가지가 있다.

물리치료학교/프로그램

1993년도에 최초로 네브래스카 주에 있는 크레이톤 대학교(Creighton University)에서 신입생들에게 물리치료학 박사학위를 제공하기 시작하였다. 2012년부터는 법에 의하여 미국의 모든 물리치료대학이 물리치료학 박사학위만 제공하게 되었다. 그러나 케리비안 섬 중 하나인 미국령 푸에토리코는 물리치료석사학위를 제공하였으나, 2014년에 박사과정으로 승격됨으로 미국을 포함한 미국령의 모든 물리치료대학은 박사학위만하게 되었다. 하지만 1980년대 말까지 만하더라도 물리치료학교에서는 학사학위를 하였고, 1990년대부터 2011년까지 물리치료석사가 미국의 초급(entry level) 물리치료 교육 프로그램이었다. 미국의 물리치료대학은 일반적으로 3년 과정이고 교과과정의 주요 내용 영역에는 생물학/해부학, 세포 조직학, 생리학, 운동생리학, 생체역학, 운동과학, 신경과학, 약리학, 병리학, 행동과학, 커뮤니케이션, 윤리/가치, 경영과학, 금융, 사회학, 임상적 추론, 근거기반실습, 심혈관 및 폐, 내분비 및 신진대사, 근골격계 등이 있다. DPT 교과과정의 80%는 학교수업과 실험실습으로 구성되며 나머지 20%는 임상교육이다. 물리치료학과 학생들은 최종 임상실습에서 평균 27.5주를 보낸다. 대부분의 물리치료대학에 들어가기 위해서는 학사학위가 필요하지만 몇몇 학교는 학사학위 없이 3년의 특정 예비과정을 대학에서 수강하면 지원할 수 있는 곳도 있다. 2017년 기준으로 미국에는 총 238개의 대학이 있고 주별로 살펴볼 때 가장 많은 물리치료학교를 가지고 있는 주는 펜실베니아 주로 대학이 17개가 있고, 그 다음으로는 캘리포니아 주로 15개 대학이 있다. 연간 학비는 2013년 기준으로 공립대학은 14,427달러(범위: 3,387~45,340달러; 그 주에 살면서 그 주 공립대학에 다니는 사람들에만 적용되는 금액), 29,157달러(범위: 8,425~65,156달러; 다른 주나 외국에서 공립대학에 다니는 사람들에게 적용되는 금액) 그리고 사립대학은 평균 31,716달러(범위 19,500~94,020달러)지만 최신정보는 재확인이 필요하다.

보조물리치료 프로그램

보조물리치료사를 위한 준학사학위를 제공하는 프로그램으로, 이 프로그램의 기간은 일반적으로 일반 교육과정, 물리치료 과정 및 임상교육으로 구성된 2년(5학기)이다. 교과과정의 1차 물리치료 영역에는 해부학 및 생리학, 운동생리학, 생체역학, 운동치료, 신경과학, 임상병리학, 행동과학, 의사소통 및 윤리/가치가 포함된다. 이 교과과정의 약 75%는 학교수업과 실험실습으로 구성되며, 나머지 25%는 임상교육이다. 학생들은 마지막 임상실습을 평균 16주를 한다. PTA 프로그램에 들어가기 위해서는 생물, 해부학과 생리학, 영어I, 심리학, 수학 등의 예비과정을 수강한 후 지원할 수 있다. 그렇기 때문에 평균적으로 이 프로그램을 이수하려면 예비과정까지 포함해서 3년 반에서 4년의 시간이 걸린다. 2017년 현재 미국에 총 333개의 학교가 있고 주별로 살펴볼 때, PTA 프로그램이 가장 많은 주는 플로리다와 텍사스로 각각 29개의 학교가 있고 그 다음으로는 오하이오 주에 21개의 학교가 있다. 연간학비의 경우 공립학교는 7,816달러 그리고 사립학교는 26,493달러 정도이다.

후박사과정(Post-professional DPT프로그램)

이 프로그램은 박사학위를 가지고 있지 않은 미국 물리치료사를 위한 프로그램이지만 외국 물리치료사들에게도 열려있는 프로그램이다. 현재 미국의 4개 대학(Loma Linda University, New York University, Touro College School of Health Sciences, East Tennessee State University)에서만 학교에 출석하여 수업을 하는 방식을 택하고 있고, 16개의 대학에서는 온라인(distance learning only program)으로 수업하는 방식으로 운영하고 있다. 19개의 대학에서는 온라인 오프라인 혼용 수업을 하고 있다.

외국 물리치료사가 미국 물리치료사가 되기 위한 방법

미국에서 물리치료를 공부하지 않은 외국 물리치료사들이 미국에서 물리치료사로 일을 하려면 두 가지가 있어야 한다. 첫 번째는 미국에서 일할 수 있는 노동허가증을 받아야 하고, 두 번째는 미국 물리치료사 면허증이 필요하다.

노동허가증은 현재 미국 이민국(USCIS)에서 노동허가증을 발급하는데 노동허가증을 발급받기 위해서는 의료종사자 특히 물리치료사들이 노동허가증을 발급받을 수 있는 자격이 된다는 인증서(Health Care Worker Certificate)를 받아야 한다. 다음의 웹 주소에는 자격요건 이민 혹은 비이민에 관한 절차에 대해 잘 설명하고 있다(www.uscis.gov/working-united-states/temporary-workers/health-care-worker-certification). 현재 물리치료사로서 미국 이민국에서 인정하는 의료종사자 인증서를 발급하는 기관은 아래와 같이 두 기관이 있다.

1. Foreign Credentialing Commission on Physical Therapy(FCCPT): www.fccpt.org
2. Commission on Graduates of Foreign Nursing Schools(CGFNS): www.cgfns.org

의료종사자 인증서를 받기 위해서는 포괄적 자격심의(The Comprehensive Credentials Review)가 필요한데, 그 심의에는 미국물리치료사와 동등한 학력을 결정하는 교육자격심의(Educational Credential Review), 물리치료면허 확인(License Verification), 영어실력 확인(Verification of English Proficiency)이 포함되어 있다.

교육자격심의는 모든 미국 물리치료대학의 물리치료학위 프로그램은 후박사과정(Transitional DPT 혹은 Post-Professional DPT program)을 제외한 모든 물리치료학위 프로그램들이 물리치료교육인가위원회로부터 인가를 받아야 하는데, 외국에서 물리치료를 공부한 외국 물리치료사들이 이 교육자격심의에서 물리치료교육인가위원회에서 인가받은 대학 프로그램의 학위와 동등한 수준의 교육을 받았는지를 평가받는다. 평가받는 심사도구를 CWT라고 부르는데(Coursework Tool for Foreign Educated Physical Therapists), 2017년 1월 1일부터 CWT 6 version(https://www.fsbpt.org/Portals/0/Content%20Manager/PDFs/free-resources/CWT6_Rev201610.pdf)을 사용하고 있다. 이 심사도구는 크게 일반교육(general education) 그리고 전문교육(professional education)으로 나뉘어져 있다. 의료종사자 인증서를 받기 위해서 총 최소한

210학점(2학기제)의 일반교육과 전문교육을 인정받아야 한다. 또 전문학위(물리치료면허를 따기 위한 학위)가 최소한 학사학위이어야 하고 석사학위 내지는 그 이상의 학위를 소지하여야 한다. 심사도구를 이용해서 교육자격심의를 하는 기관은 현재 5곳이 있다. 그 주소는 아래와 같지만 각 주별 물리치료보드에서 인정하는 기관들이 조금씩 차이가 있다.

미국의 교육자격 심사기관

(https://www.fsbpt.org/Portals/0/documents/free-resources/JLRG_CredentialingAgencies_201306.pdf)
Foreign Credentialing Commission on Physical Therapy(FCCPT)
124 West Street South, 3rd Floor
Alexandria, VA 22314, USA
Phone: (703) 684-8406*
Fax: (703) 684-8715
Website: www.fccpt.org

International Consultants of Delaware, Inc.(ICD)
3600 Market Street, Suite 450
Philadelphia, PA 19104, USA
Phone: (215) 222-8454 Ext. 603*
Fax: (215) 349-0026
Website: www.icdeval.com

International Credentialing Associates, Inc.(ICA)
7245 Bryan Dairy Road
Largo, FL 33777, USA
Phone: (727) 549-8555
Fax: (727) 549-8554
Website: www.icaworld.com

International Education Research Foundation, Inc.(IERF)
PO Box 3665
Culver City, CA 90231-3655, USA
Phone: (310) 258-9451
Fax: (310) 342-7086
Website: www.ierf.org

미국의 교육자격 심사기관(계속)

University of Texas at Austin(Credential reviews for Texas only)
ATTN: Robert Watkins
Graduate & Int'l Admissions Ctr
2608 Whitis Avenue, Austin, TX 78712, USA
Phone: (512) 475-7409
Fax: (512) 475-7395

만약 한국이나 다른 나라의 물리치료사 면허증이 있다면, 물리치료면허 확인(License Verification)을 통한 그 면허증의 확인이 필요하다.

이민국 관할 지역에 따라서 조금씩 틀리지만 캘리포니아-워싱턴 DC 등은 영어실력확인(Verification of English Proficiency)이 필요하다.

관할이민국을 통하려면 꼭 영어시험(TOEFL)을 통과해야 한다. 인터넷 기반 토플시험(TOEFL iBT)만 가능하고 다른 방법은 인정해주지 않으며, 최소한의 합격점수는 독해, 듣기 외 쓰기가 63점이어야 하며, 말하기가 26점 이상이어야 한다.

미국 물리치료사 면허증

미국 물리치료사 면허증은 한국과 달리 각 주의 물리치료보드에서 발급한다(각 주의 물리치료보드 www.fsbpt.org/FreeResources/Licensing-AuthoritiesContactInformation.aspx).

각 주 별로 물리치료사 면허증을 취득하기 위한 선제조건들이 있다. 다음 웹 주소 자료는 2014년도 12월에 작성된 것이라서 최신정보는 각 주의 물리치료보드에서 재확인해야 한다(https://www.fsbpt.org/Portals/0/documents/free-resources/JLRG_FEPT_RequirementsLicensure_201412.pdf).

플로리다와 와이오밍주를 제외한 각 주의 물리치료사 면허를 취득하려면 노동허가증을 받기 위한 의료종사자 인증서를 위한 교육자격심의를 거쳐야 한다. 물리치료사면허를 획득하기 위해서 교육자격심의를 통과했다면 의료종사자 인증서를 위한 교육자격심의도 통과했다고 보면 된다(보통 각주별 보드에서 요구하는 일반교육 그리고 전문교육의 최소 학점이 의료종사자 인증서를 위한 최소 학점보다 높다). 교육자격심의에 사용되는 심사에서 일반교육은 영어, 외국어, 물리, 화학, 생물, 운동학, 역사, 사회학, 경제학, 수학 등을 포함하며 최소한 2학기 기준으로 최소 170학점이 필요하고 전문교육은 최소 68학점의 학교수업 그리고 22학점의 임상교육을 이수해야 한다. 하지만 각 주마다 조금씩 차이가 있다.

영어실력 확인(2014년 12월 기준) - 콜로라도, 코네티컷, 델라웨어, 플로리다, 인디애나, 뉴욕, 펜실베니아, 유타주를 제외한 모든 주의 물리치료보드에서 영어시험 점수를 요구한다. 하지만 메릴랜드는 미국에서 후박사과정(Transitional DPT/Post−Professional DPT program)을 이수하였으면, 영어점수 대신 성적표를 제출할 경우, 영어실력으로 인정을 받을 수 있다.

인턴십(Clinical Internship)은 해당 주의 물리치료사시험을 통과하고 난 다음에 면허증을 받기 위해서 요구되는데, 알래스카, 애리조나, 캘리포니아, 조지아, 켄터키, 루이지애나, 미네소타, 노스다코타, 오클라호마, 펜실베니아, 테네시, 버지니아, 와이오밍주에서 필요하다. 사우스캐롤라이나는 면허증을 받고난 다음 1,000시간의 인턴십을 요구한다. 나머지 주들은 인턴십을 요구하지 않는다. 인턴십은 본인 스스로가 개인클리닉, 병원, 요양원 등을 찾아서 물리치료 인턴십을 하겠다는 서류를 제출하면 인턴십을 하는 기관에서 해당 주의 물리치료보드에 제출해야 한다.

정리를 하자면, 결국 미국에서 물리치료사로 일하고 싶은 분들은 첫째, 최소한 석사 이상의 학위가 있어야 한다. 둘째, 각 주 물리치료보드와 이민국에서 노동허가증을 받기 위한 최소한의 학점을 이수해야 한다. 셋째, 각 주마다 정도의 차이는 있지만 영어준비가 되어야 한다. 현재까지 영어점수를 요구하지 않는 주 물리치료보드와 관할이민국(Vermont)은 뉴욕, 코네티컷, 델라웨어, 펜실베니아이고 플로리다(관할이민국: Texas)이다. 만약 미국에서 최소한 학사학위를 받았거나 후박사과정을 온라인 혹은 직접 학교에서 수업을 듣고 학위를 받았거나, 다른 나라 영국, 아일랜드, 호주, 뉴질랜드, 캐나다(퀘벡 제외)에서 최소한 학사학위 이상 받은 사람은 미국 관할이민국의 의료종사자 인증서의 예외규정이 적용되어 영어시험 없이 의료종사자 인증서를 받을 수 있기 때문에 콜로라도, 코네티컷, 델라웨어, 플로리다, 인디애나, 뉴욕, 펜실베니아, 유타주에서 영어시험 없이 물리치료면허를 받고 노동허가증을 받을 수 있다.

나의 경우에는 20년 전이기는 하지만, IERF에서 성적평가(교육자격심의)를 받았고 CGFNS을 통해서 의료종사자 인증서를 받아 이민국으로부터 노동허가서를 받았다. IERF를 통해서 성적평가를 캘리포니아 물리치료보드 그리고 CGFNS으로 보냈는데 기관이 서로 다르기 때문에 생각보다 시간이 많이 걸렸다. 나는 FCCPT를 추천하고 싶다. 지금은 FCCPT에서 성적평가, 의료종사자 인증서 발급 등을 같이 하기 때문에 시간이 많이 절약될 수 있다. 또 만약 뉴욕 쪽에 관심이 있다면 뉴욕주에서는 성적평가를 위해 심사도구를 쓰지 않고 뉴욕자격확인(New York Credential Verification)을 하는데 FCCPT가 뉴욕주에서 인가받은 기관이기 때문에 수월하게 진행할 수 있다.

참고로 미국물리치료사 시험을 보기 위해 등록하는 곳은 www.fsbpt.org이고, 물리치료 면허증 신청은 각 주에서 하며 면허증도 각 주에서 발급받지만, 시험은 이 fsbpt를 통해서만 볼 수 있다. 2018년 중순부터는 토플 점수에 상관없이 성적을 제출해야 하다. 2020년 1월부터는 영어점수를 필요로 하지 않은 주에서도 모두 토플 성적을 제출해야 하며 읽기 22점, 듣기 21점, 쓰기 22점, 말하기 24점 이상을 받아야 시험을 볼 수 있는 자격이 주어진다.

미국 물리치료사 보수교육

한국은 물리치료사 면허를 보건복지부에서 관리하지만, 미국은 각 주의 물리치료보드에서 관리하며 각주의 물리치료보드에서 보수교육도 관리한다. 현재 미국의 50개 주 중 메인, 매사추세츠, 사우스다코다를 제외한 47개 주에서 물리치료면허를 갱신하기 위해서는 물리치료 보수교육시간을 각 주의 물리치료보드에 신고해야 한다. 캘리포니아의 경우 2년에 한 번씩 물리치료면허를 갱신해야 하는데 갱신할 때마다 물리치료 보수교육을 총 30시간 이수해야 한다. 30시간 중 심폐소생술(CPR)이 포함된 1차 응급처치(Basic Life Support)를 최소한 4시간 이수해야 하고, 물리치료 법률, 규정, 윤리에 관련된 과목을 최소한 2시간 이수해야 한다.

물리치료면허 갱신을 위해 보수교육을 하려는 사람 또는 기관은 물리치료보드에서 인정한 보수교육 승인기관에서 승인을 받은 뒤에 보수교육을 할 수 있다. 많은 물리치료사들이 보수교육을 받기 전에 이것을 확인하고 교육을 받는다. 만약 인정되지 않은 교육을 받는다면 면허 갱신할 때 이수시간에 포함할 수 없다. 또한 물리치료사로서 누구나 보수교육을 제공하려고 한다면 각 주 혹은 신청하는 주에서 인정하는 보수교육 승인기관에서 승인을 받으면 언제든지 보수교육을 할 수 있다. 나의 경우에는 미국 전역에 걸쳐서 미국물리치료사들에게 각 관절 가동성(Angular Joint Mobilization) 과목으로 16시간의 보수교육을 제공하는데, 각 주마다 보수교육을 인정받아 진행하고 있다. 나는 주로 각 주별 미국물리치료사협회에서 승인받아 보수교육을 하고 있다. 미국물리치료사협회 자체에서도 보수교육을 하는데 미국물리치료사협회가 각 주별 물리치료사협회의 상위기관이지만, 아이러니하게도 보수교육에 관해서는 각 주의 물리치료보드에서 관리한다. 주별 물리치료사협회가 그 주 물리치료보드에서 인정하는 보수교육 승인기관이기 때문에 미국물리치료사협회 자체에서 하는 보수교육을 각 주의 물리치료사협회에서 보수교육으로 승인해주고 있는 실정이다.

각 주의 보수교육 인정 조건은 보통 다음과 같다. 첫째, 보수교육이 물리치료에 관련되어있는 것이어야 한다. 두 번째, 보수교육이 물리치료 혹은 운동치료 등의 관련된 물건을 팔기 위한 목적이어서는 안 되고, 세 번째, 학습목표를 뚜렷하게 표시하여야 한다. 네 번째, 교육하는 사람은 교육을 받는 사람들이 어떻게 학습목표를 달성할 수 있는지 평가하는 방법을 분명하게 제시하여야 한다. 다섯 번째, 교육에 이용되는 참고문헌은 교육하는 내용을 지원해야 하고, 그 참고문헌들은 최소한 5개가 5년 이내에 출판된 것들이어야 한다. 이 다섯 번째의 조항 때문에 나는 매년마다 보수교육에 사용되는 내용에 최근의 참고문헌들을 추가하고 있다. 다음의 사진은 교육을 할 때 찍은 사진이다.

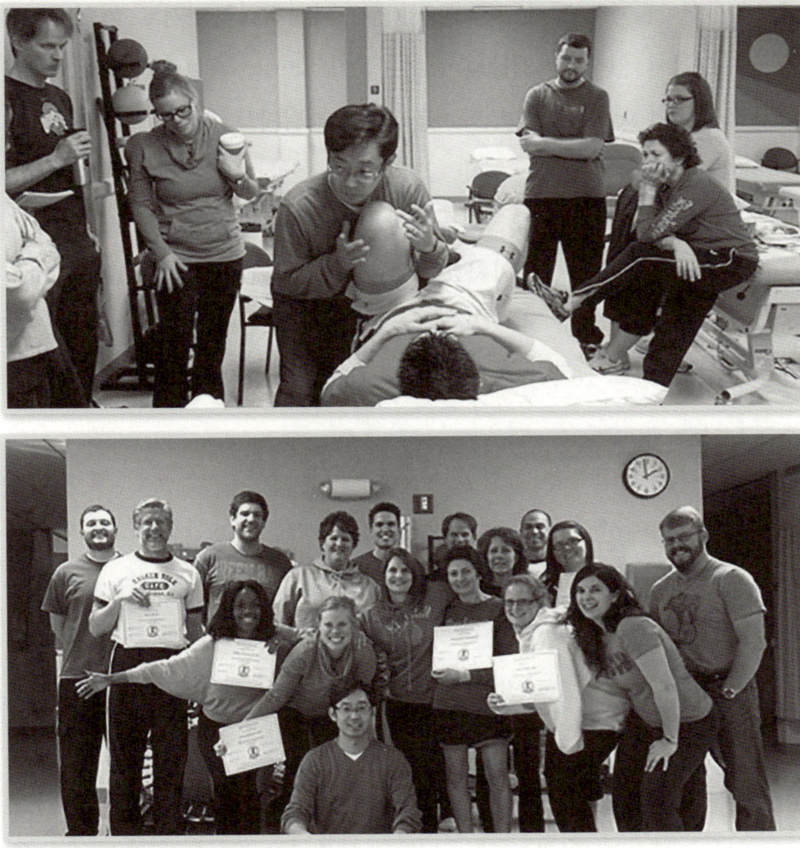

각 관절 가동성 보수교육과 이수자들

미국 전문물리치료사 제도

미국 전문물리치료사는 미국물리치료협회(APTA)에서 1978년에 전문 자격증 프로그램(미국 전문물리치료사보드)을 설립하였다. 현재, 미국 전문물리치료사보드(American Board of Physical Specialties)에는 심폐물리치료, 임상전기생리물리치료, 노인물리치료, 신경물리치료, 정형물리치료, 소아물리치료, 스포츠물리치료, 여성건강물리치료 이렇게 8개의 전문분야가 있다. 심폐물리치료 전문가(Cardiovascular and Pulmonary certified specialist, CCS), 전기생리물리치료 임상전문가(Electrophysiological Clinical Specialist, ECS), 노인물리치료 전문가(Geriatric Certified Specialist, GCS), 정형물리치료 전문가(Orthopedic Certified Specialist, OCS), 소아물리치료 전문가(Pediatric Certified Specialist, PCS), 스포츠물리치료 전문가(Sports Certified Specialist, SCS) 그리고 여성건강물리치료 전문가(Women's health Certified Specialist, WCS)라고 부른다.

전문자격 프로그램을 설립한 목적은 고급 임상지식, 경험 및 기술을 갖춘 전문분야에서 활동하고 있는 물리치료사들을 공식적으로 인정하고 고객/환자 및 사회(커뮤니티)에서 이러한 전문물리치료사들을 구별하는데 도움을 주기 위해서이다. 하지만 각 전문분야 자격증을 가지고 있다고 해서 꼭 자신의 자격증이 적용되는 영역으로만 환자치료를 제한할 필요는 없다. 전문자격증 시험은 7시간 정도 소요되고 총 200문제를 풀어야 한다. 시험은 일 년에 한 번 있고 보통 2월 말에서 3월 중순까지 본인이 선택한 일정으로 시험을 볼 수 있다. 컴퓨터로 객관식 시험을 보고 사례(case scenarios), 비디오, 사진 등이 포함되어 있다. 모든 문제들이 물리치료 임상전문가에게 필요한 고급지식 및 기술적용을 객관적으로 측정하도록 설계되어 있다. 나의 경우 몇 년 전에 정형물리치료 전문가 자격증 시험출제를 위한 워크숍에 참석해서 시험문제 출제 작업을 하였는데 물리치료 보드면허시험과는 다르게 물리치료 지식을 기억해서 답을 하는 질문이 아닌 물리치료 지식으로 더 깊게 생각하도록 응용하고 적용하는 문제들을 많이 만들어내도록 워크숍에서 요구를 하였다. 전문가 자격

시험을 보기 위한 최소한의 요건은 현재 미국 내에서 물리치료 면허증을 가지고 있고 물리치료사로서 일을 하고 있어야 하고, 최소한 2,000시간의 해당 전문분야의 환자치료를 하여야 한다. 다른 옵션은 미국물리치료사협회에서 인정받은 임상 레지던시(Clinical Residency)를 마친 물리치료사들은 시험을 보기 위한 최소한의 시간에 상관없이 시험을 볼 수 있는 기회가 주어진다. 2016년 기준으로 미국 전체 물리치료사의 7%에 해당되는 총 20,144명이 임상전문가 자격증을 소지하고 있고 그중 가장 많은 11,730명이 정형물리치료 전문가 자격증을 가지고 있다. 매 10년마다 임상전문가 자격증을 갱신하여야 하는데, 나의 경우는 2005년에 정형물리치료 전문가 자격증을 받아서 2015년에 한 번 갱신을 하였고, 2025년에 다시 갱신을 해야 하는데, 갱신 조건이 점점 더 까다로워지고 있다. 참고로 자격증을 표시하는 방법에 대해서 나의 예를 들어보면 Dr.Younghoon Kim, PT, DPT, OCS, CSCS 먼저 박사학위가 있으면 이름 앞에 Dr.를 붙이고, 그 다음 이름 바로 뒤에 PT라는 자신의 면허가 항상 처음으로 와야 하며, 바로 뒤에 물리치료 전문가 자격증을 적고, 그 다음에 다른 자격증이 있으면 적을 수 있다. 어떤 분들은 학위를 이름 뒤에 먼저 적고 그 다음으로 면허를 적는데, 적어도 미국물리치료사협회의 규정은 면허, 물리치료 관련 자격증, 다른 자격증 순으로 적도록 되어 있다.

혹시 이 글을 읽고 미국물리치료사가 되고 싶다고 생각하는 분들에게 딱 한 가지 하고 싶은 말은 도전 그 자체를 즐기라는 것이다. 그 이상도 이하도 아닌 도전 자체를 즐기다보면 어느새 두려움과 망설임은 새로운 용기로 바뀌어 성큼 앞으로 나아가고 있는 자신을 발견할 것이기 때문이다.

2

물리치료클리닉 운영

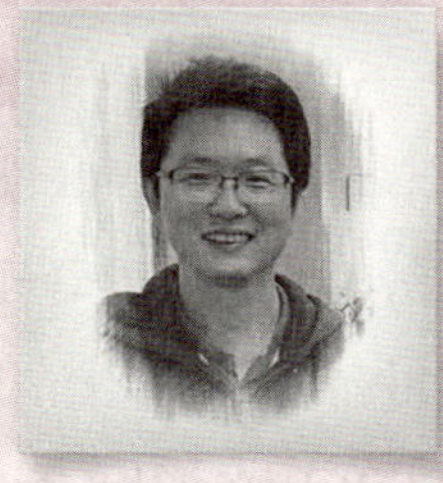

김석현

부산대학교 공과대학을 졸업하고 2000년 부산가톨릭대학교 물리치료학과를 졸업하였다. 2001년에 뉴질랜드로 이민을 간뒤 Auckland University of Technology 물리치료학과를 졸업하고 그후 North Shore Hospital에서 물리치료사로써 3년간 일하면서 침술과정을 이수한뒤 2012년에 개인 물리치료클리닉을 개원하였다. 그 후 현재까지 5~6명 정도의 직원들과 함께 Sunnynook에서 액손 클리닉(AXON Physio Clinic)을 운영하고 있다.

부산에서 공과대학을 졸업하고 자동차회사 연구소에서 근무하다가 적성에 맞지 않아 회사를 나오게 되었고 고민하던 중 물리치료라는 학문을 접하게 되어 부산가톨릭대학에 들어가서 물리치료사가 되었다. 부산에서 물리치료사로 일하다 뉴질랜드로 이민 온 뒤로 여러 가지 일들을 해보다

내 인생의 3번째 대학인 오클랜드대학교(Auckland University of Technology, AUT)에서 다시 물리치료를 공부하여 졸업 후 물리치료사로 일하게 된지 올해로 10년째이다.

현재 내가 운영하는 개인물리치료 클리닉뿐만 아니라 이전에 일했던 종합병원에서의 경험들을 통해 뉴질랜드 물리치료사에 대한 소개를 하고자 한다. 우선 물리치료를 부르는 용어부터 조금 다른데, 영연방 관련 국가에서는 물리치료를 'physiotherapy' 또는 간단히 '피지오(physio)', 물리치료사는 physiotherapist 또는 역시 간단히 physio라고 부른다.

내가 처음으로 일했던 노스쇼어병원(North Shore Hospital)은 오클랜드 지역에서 두 번째로 큰 종합병원이며, 응급상황 외에는 가정의로부터 의뢰서를 받아와야만 입원할 수 있는 곳이다. 이러한 공립병원 내에서는 모든 치료가 무료라서 병원입구에 안내창구는 있어도 수납창구는 없는 것이 특징이다. 10년 전 당시 40여 명의 물리치료사들과 함께 일했다.

병원 안에서는 경력에 따라 직위가 달라진다. 우선 주니어(junior) 물리치료사는 보통 6개월마다 옮겨 다니며 여러 다른 부서를 돌기 때문에 순환 물리치료사(rotational physio)라고 부르고, 4~5년 일한 뒤 스태프 물리치료사(staff physio)가 되면 옮겨 다니지 않고 한 부서에서만 일하게 되며, 그중에서도 경력이 많은 사람을 시니어 물리치료사(senior physio)라고 부른다. 요즘은 새롭게 기준을 만들어 각 전문 분야마다 특수 분야 전문물리치료사(physiotherapist specialist)라는 지위도 생겼다.

그리고 병원 내 일하는 곳에 따라서도 다르게 부른다. 주로 한국과 비슷한 재활병동에서 일하는 재활병동 물리치료사 그리고 급성기(acute) 병동에서 일하는 물리치료사, 여성건강 물리치료사(woman health physio), 정신건강 물리치료사(mental health physio), 입원환자가 아닌 외래환자를 보는 물리치료사(outpatient physio), 가정 방문치료가 필요한 환자를 위한 지역사회 방문 물리치료사(community physio) 등으로 크게 나뉜다. 이 중에서 급성기 병동에서 일하는 물리치료사는 외과, 수술, 내과, 심장, 신경계나 호흡기 관련 급성질환으로 입원한 환자들과 응급실과 중환자실의 입원 환자들까지 돌봐야 하므로, 많은 물리치료사가 이 급성기 병동에서 일한다.

급성기 병동의 일상 - 다분야 전문가 미팅

주로 하루 일상은 물리치료사 사무실(physio office)에서 간단한 조례로 시작한다. 주로 공지사항 등을 전달받고 모임을 마친 뒤 본인의 청진기와 업무용 휴대전화를 가지고 각자가 속한 병동으로 흩어지게 된다. 대개 40~50명이 입원해 있는 병동을 혼자 또는 두 명의 물리치료사가 한 팀이 되어 담당하게 된다. 각자가 일하는 병동으로 출근하면 우선 그 병동에 입원한 환자 명단과 차트를 확인하고 밤새 바뀐 상황과 새로운 환자들이 입원해 있는지를 파악한 뒤 임상일지를 읽어보며 그날 하루의 치료계획을 세운다. 그런 다음 9시 정각 그 병동에서 거의 매일 열리는 의사, 수간호사, 물리치료사, 작업치료사, 사회복지사, 영양사, 언어치료사 등이 참여하는 다분야전문가 팀(Multidisciplinary Team, MDT) 미팅에 참석해서 입원환자 하나하나에 대한 상황을 공유하고 각 환자마다 필요한 케어가 무엇인지에 대해 서로 의견을 나눈다. 입원 중인 환자에게 어떤 평가, 치료, 상담 등을 할 것인가를 주로 의논하고 퇴원 또는 이송(transfer)에 관한 의견도 서로 교환한다. 입원한 환자의 질병 정도에 따라 어떤 환자가 우선 물리치료사의 평가 및 치료를 받아야 할지에 대해 의사와 간호사의 요청을 받고 의견을 나눈다. 즉, 수술 후 신체 운동능력의 급격한 저하, 폐 기능 악화, 신경계통 질환, 특히 일과성 허혈발작(transient ischemic attack, TIA) 등인 경우 다른 환자들 보다 더 우선순위를 두고 먼저 보려고 노력하게 된다. 또한 호전된 환자의 경우 의사, 간호사는 의료적인 관점에서 퇴원이 가능하다고 제안을 하지만 물리치료사의 관점에서 환자의 가동성(mobility) 또는 일상생활 수행능력에 문제가 있다고 제기하면 퇴원시키지 않고 재활병동에 입원시키거나 입원병동에서 며칠 더 치료 후 퇴원시키게 되고 곧이어 방문치료사(community physio)에게 가정 방문치료를 의뢰하게 된다.

그렇게 미팅을 마치고 주로 9시 30분부터는 병실에 입원 해 있는 환자들을 방문하여 평가 및 치료를 시작한다. 그 중에 환자가 얼마나 어떻게 움직일 수 있는지를 체크하는 물리치료사의 가동성 평가는 환자뿐만이 아니라 다른 의료진들에게도 매우 중요하다. 환자가 입원하고 있는 동안 가족들은 주로 정해진 시간에만 면회가 허락되므로 모든 케어는 간호사와 간호조무사에 의해서 이루어진다. 그래서 각 환자마다 가동성 등급을 정해주게 되는데, 그에 맞춰서 인력을 배분하게 되므로 일을 직접 담당하는 간호사들에게는 매우 중요한 문제이기 때문이다. 물리치료 후 가동능력 결과가 달라져서 한 명의 부축 필요(assistance)에서 한 명의 관찰 필요(supervision)로 바뀌어도 간호사들의 일이 줄어들기 때문에 쾌재를 부르곤 한다. 일하는 중간 10시부터 15분에 휴식시간(tea break), 12시 30분~1시에는 점심식사, 3시에 15분에 휴식시간을 갖고, 4시에는 다른 병동의 물리치료사를 도와주거나 사무실에서 밀린 일을 하다가 4시 30분이면 일과를 마치고 퇴근한다. 물론 한 달에 한 번꼴 정도로 응급실, 중환자실, 급성기 병동에 주말 당직을 맡거나 야간 응급상황을 대비하여 집에서 대기(on-call)를 돌아가며 담당하기도 한다.

하나의 팀, Team work

응급실뿐만 아니라 급성기 병동에서도 환자에게 심정지(cardiac arrest) 같은 응급상황(code blue)이 불시에 일어나기 때문에 의사, 간호사뿐만 아니라 물리치료사들도 응급상황에 대처하도록 같이 교육받고 훈련을 한다. 의사, 간호사, 물리치료사는 모두 일하는 분야와 책임이 조금씩 다르지만 서로 같이 의논하고 보완해가면서 하나의 팀으로 일하는 편이다. 예를 들면, 환자가 통증이 심한 경우 치료 효과와 운동 능력을 증가시키기 위해 진통제(PRN처방약, Inhaler)를 미리 복용하도록 간호사에게 부탁한다든지, 파킨슨환자의 시네메트(Sinemet) 복용 시간에 맞추어 치료시간을 배정하여 치료효과를 극대화시키려고 서로 노력한다.

의사들과도 매우 상호 협력적인 관계라고 볼 수 있다. 혹시 어떤 환자가 넘어져서 대퇴부 골절상으로 입원했다 할지라도, 간호사나 물리치료사가 환자를 평가하는 중에 추가로 신경계통의 질병이 의심되는 경우에는 신경계전문의에게 검사 의뢰를 부탁하기도 하고 임상노트에도 그와 같이 의뢰서를 기입해 놓는다. 보통 다음날 신경외과의사의 노트를 읽어보면 감사의 답신(Thank you for referring this patient로 시작되는)을 받기도 한다. 또한 내과질환인 폐렴으로 입원하여 심폐물리치료를 하는 중에 갈비뼈 골절 등이 의심되거나, 가동성 평가를 하면서 엉덩이 골절 등이 의심되는 경우에 의사들과 상의하여 X-ray를 다시 찍어 추가 골절로 판명된 일도 종종 있었다. 이 밖에도 헤모글로빈 수치를 미리 확인하고 환자의 심폐물리치료 및 가동성 평가를 시작했지만 어지러운 증상을 느낄 경우, 담당의와 상의한 후에 적혈구 수치 재검사를 부탁하거나 그 결과에 따라 수혈을 하게 되는 경우도 있었다.

그중에 아직도 기억나는 40대 여자환자 한 분이 있다. 어려운 형편 속에 아이를 혼자 키우는 싱글맘인 그 환자는 하루 아침에 갑자기 다리가 전혀 움직여지지 않아 침대에서 나올 수가 없어 입원했다. 의사는 병명에 잘 알 수 없음, 꾀병의심(Unknown, Malingering)이라고 노트에 적었고, 내게 그 환자에 대한 가동성 평가를 의뢰해 왔다. 나도 정황상 실제로는 다리를 움직일 수 있는데, 환자 본인이 움직이려 하지 않는 꾀병이라고 추측하고 환자를 만나서 평가를 시작했다. 검사 중에 무릎반사가 없어 의아했지만 반응이 약한 사람도 많기에 꾀병이라는 예측을 버리지 않고 있다가 약간 다칠 가능성도 있지만 말하는 도중에 예고 없이 공중에서 내가 들고 있던 다리를 살짝 놓아버렸다. 이때 다리가 정말 힘없이 풀썩 떨어져 버렸고, 중간 중간 눈치채지 못하게 몇 번을 다시 시도해봤지만 그때마다 다리를 제어하는 능력이 거의 없다는 것을 알게 되면서 나도 혼동에 빠지게 되었다. 다른 신경전달 검사 등은 다 정상으로 나왔기 때문이었다. 이상한 점들을 담당의와 서로 상의하고 결국 정신과 전문의에게 의뢰하기로 의견을 모으고 기다렸다. 그 후 정신과의사가 전환장애(conversion disorder)라는 진단을 내리는 것을 보고 담당의도 놀라고 나도 처음 접하는 병명에 눈이 동그래졌던 기억이 있다.

이렇듯 의료진들 간에 수평적인 관계를 유지하며 환자의 건강문제에 대해 각자의 전문성과 책임을 갖고 서로 의견을 나누며 보완 · 치료하고 있기에 더욱더 포괄적이고 안전한 치료가 가능하다고 생각한다.

심폐물리치료와 공포의 호스 관

흉부삼출(pulmonary effusion) 때문에 입원하여 흉강에 꽂은 호스 관을 통해 체액을 받아내고 있던 한 50대 남자환자에게 심폐물리치료를 위해

방문했던 기억이 아직도 뚜렷하다. 그 후로 비슷한 경우의 환자를 많이 봐서 익숙해졌지만 처음에는 혹시 관이 빠질까봐 덜덜덜 떨면서 부축하며 운동을 시켰던 것 같다.

흉막삼출(pleural effusion)은 외인성 제한성폐질환(extrinsic restrictive lung disease)의 하나로 폐 용량이 줄어들고, 호흡일(work of breathing)이 심화되고 환기가 효율적으로 이루어지지 않아 폐 기능의 후유증이 증가하므로 가능한 빨리 심폐물리치료를 해주도록 하고 있다. 시작하기 전 우선 차트 검토를 하여 맥박, 호흡수, 혈압, 체온 등 기본적인 혈액분석 수치를 확인하고 병실을 방문하여 인사를 나누며 물리치료 평가 및 치료에 대해 설명과 동의를 구한 뒤 치료를 시작하였다. 주로 4인실과 8인실에 입원해 있었기 때문에 처음에는 다른 환자분들이 계속 나를 보고 있는 것 같은 기분이 들어 마치 시험보는 학생마냥 예민해지고 자꾸 신경쓰게 되었지만 계속 하다 보니 나중에는 그것마저도 익숙해지게 되었다.

주관적 평가를 끝내고 청진기로 청진을 하고 기타 여러 기본검사를 한 뒤, 안정적이라고 생각하고 누워 있는 환자를 일으켜 앉혀서 호흡을 가다듬게 도와주었다. 똑바로 앉은 자세가 환기관류 비율(VQ matching, Ventilation/perfusion ratio)을 최적화시키기 때문에 앉은 자세를 조금씩 유지하면서 호흡을 고르도록 유도한다. 호흡수, 산소포화도도 모두 안정적이라 앉아 있는 것보다 서서 제자리걸음을 걷게 하는 것이 더 효과적이라고 생각하고 환자가 일어서도록 도와주었다. 그 순간 휘청하면서 몸을 가누지 못해서 재빨리 부축하며 다시 앉혔지만, 혹시나 잘못하여 연결된 호수관이 빠지는 줄 알고 얼마나 가슴을 졸였는지 모른다. 무사히 치료가 끝나서 다행이었지만 한동안 호스가 연결된 환자를 볼 때마다 두려운 마음으로 지냈던 것 같다.

응급실은 전쟁터?

응급실은 말 그대로 전쟁터와 비슷하다. 곳곳에서 통증으로 인한 신음이 새어나오고 횡설수설하는 사람들로부터 각종 사고로 다쳐서 피를 흘리는 사람들까지 늘 다양한 환자로 가득 차 있다. 기본적으로 응급실은 질병의 경중, 위급성에 따라 환자를 분류하는 부상자분류(triage)가 가장 중요하므로 의사와 간호사로 이루어진 응급실조정자(coordinator)가 환자들의 우선순위를 분류해 놓는다.

응급실에서 일하는 물리치료사는 아주 위급한 환자들보다는 중간이나 경증의 환자들을 주로 많이 만나게 되는데, 주로 극심한 요통환자라든지 넘어져서, 초기 중풍인 일과성허혈발작, 갑자기 의식을 잃은 노인 환자들이 대부분이었다. 역시 마찬가지로 응급실에 있는 환자들의 평가와 치료계획을 세우고 환자들을 집으로 퇴원시킬 것인지 아니면 병동에 입원 혹은 재활치료가 필요한지에 대한 후속치료계획을 재빠르게 세워서 응급실 의료진들과 같이 상의해야 한다. 적절한 결정을 빠르게 내려야 하기 때문에 상당한 책임과 경험이 요구된다. 처음에는 주말 당직으로 응급실에 호출을 받고 일하러 가서 많이 허둥댔던 것 같다. 환자를 퇴원시켜도 좋다고 말해 놓고서도 혼자서 몇 번이고 곱씹으며 행여 다시 쓰러지거나 잘못되면 어쩌지 하며 상당히 불안했었다.

긴장의 연속 중환자실

무엇보다도 일하는 내내 긴장을 놓을 수 없었던 때는 중환자실(ICU/HDU)에서 일하던 때였던 것 같다. 다른 곳과 달리 위중한 상태에 있는 환자들이 대부분이기 때문에 환자를 만나기 전 임상일지와 차트 검토뿐만 아니라 실시간으로 감시 중인 중심정맥압(central venous pressure,

CVP), ABGs, SpO_2, FiO_2 등의 수치를 확인하고 헤모글로빈, 혈소판수, 백혈구수, Trop I, 혈당수준(blood glucose level) 등을 분석하며 어느 정도의 운동량과 어떤 치료가 적절한지 위험요소가 얼마나 있는지 등을 미리 예상해야 하고 방문하기 전 치료계획을 꼼꼼하게 세워야 한다. 중환자실에서의 실수는 치명적인 결과로 이어질 수 있기 때문이다. 중환자실 환자들 중에서도 의식이 있거나 산소호흡기에 의존하더라도 자발적 호흡이 가능한 환자들 위주로 물리치료를 진행한다. 환자에게 다가가면 우선 환자를 둘러싼 엄청난 모니터링 장비들과 기계와 연결된 라인과 수액과 소변 줄(bring tube, oxygen tube, ECG, arterial line, Central Line, NG tube or PEG tube, IV drip, Urinary catheter)의 종류와 연결 상태를 우선 파악하고 거기에 맞춰 동선을 짜는 것이 중요하다.

가장 먼저 환자와 대화를 시도하며 여의치 않다면 수신호와 눈 깜박임을 통해서라도 서로 대화할 수 있는 방법을 알아내서 환자의 의식상태, 치료방법을 잘 설명한 뒤 평가와 치료를 시작한다. 중간 중간 계속해서 환자의 상태를 관찰하고 모니터를 확인하면서 평가 뒤 환자가 팔과 다리를 자발적으로 움직일 수 있도록 도와준다. Arterial line, PICC line 등이 팔에 연결되어 있기 때문에 줄들이 엉키지 않게 조심하면서 운동을 도와주어야 한다. 팔 운동만 하여도 심박 수, 호흡수 그리고 산소포화도까지 금방 변하기 때문에 모니터링을 꾸준히 하면서 동시에 환자의 운동수행능력 및 여러 위험요소들을 감안하면서 다음 단계 치료를 진행해야 한다.

여러 가지 주의할 점도 많고 도와줄 일도 많아 주로 두 명의 치료사가 같이 환자 한명을 보거나 여의치 않으면 보조물리치료사와 함께 환자를 보기도 한다. 가능하면 천천히 일으켜 앉게 하고, 앉은 상태에서 운동, 앉았다 서기, 서있는 상태에서의 운동, 할 수 있다면 제자리 걷기까지도

하게 한 뒤, 다시 침대에 눕거나 앉을 수 있도록 도와준다. 많은 환자들이 병으로 쓰러진 후 처음으로 다시 앉아보거나 일어서 보기 때문에 힘들지만 스스로 감동의 눈물을 흘리기도 하고 가족들로부터 감사의 말을 종종 전해 듣기에 늘 중환자실을 나올 때마다 코끝이 찡한 느낌이 들곤 했었다.

중환자실 환자에게 실시하는 물리치료가 회복을 빠르게 할 뿐 아니라, 폐렴 등의 합병증을 줄여주고, 환기관류 비율과 폐포량의 증가를 포함한 심폐기능 향상에 아주 큰 역할을 한다는 사실이 여러 논문에 의해 오래전부터 밝혀져 있기 때문에 물리치료사들이 치료시기를 놓치지 않고 조기에 환자를 만나고 치료하기 위해 노력하고 있다. 이런 이유 때문에 주말에 당직도 서고 대기도 해야 하지만, 꼭 필요하고 중요한 일이기에 사명을 가지고 일하였다.

재활병동의 가족미팅

재활병동에서는 일할 때 가장 많이 참석하는 미팅이 가족미팅(family meeting)이다. 환자의 재활치료가 진행되는 중 환자와 환자의 가족 그리고 의료진들이 모두 모여 환자의 상태와 앞으로의 계획에 대해 가족들에게 알려주고 서로 같이 의논하는 자리이다. 주로 거의 하루에 1~2회의 가족미팅에 참석한다. 20여 명이 함께 앉을 수 있는 회의실에 환자와 그의 가족들과 함께 의사, 간호사, 물리치료사, 작업치료사, 사회복지사, 약사, 언어치료사, 평가자(need assessor), 영양사 등이 참석하여 회의를 진행한다. 서로 간단히 소개를 하고 나면 의료진들이 순서대로 각자의 영역에서 환자의 현재 상태와 앞으로의 계획에 대해 말하게 된다. 물리치료사 또한 소견을 밝히고 환자의 향후 계획에 대해 말하게 되는데, 물리치료사의 소견이 가족미팅에 중요한 쟁점이 되는 일이 곧잘 있기에 미리 잘 준비해서 논리적으로 말하는 것이 중요하다.

대개 65세 이상 75세의 고령 환자들이 재활을 위해 입원한 병동이라서 환자와 가족들은 재활치료 후 얼마나 환자의 운동능력이 좋아졌는지에 관심이 집중되어 있다. 특히 본인의 집에서 혼자 지내던 고령 환자인 경우 재활 후 자신의 집으로 돌아가 다시 살고 싶어하는 분들이 대부분이지만, 재활치료의 성공 여부에 따라 그들이 원하는 대로 자신의 집으로 돌아가거나 요양병원으로 보내지기 때문에 물리치료사의 의견이 매우 중요할 수밖에 없다. 그리고 아주 가끔 부모에 대한 걱정일 수도 있지만 경제적인 이유 때문에 부모의 집을 처분하고 싶어하는 자녀들이 있어 물리치료사의 의견에 동의하지 않는 경우도 종종 보아왔었다. 그렇기 때문에 보다 객관적인 성과측정도구(outcome measure)를 사용해서 평가하고 논리적으로 임상결과들을 제시하면서 편견 없이 자신의 소견을 밝히는 것이 중요하다.

여러 가지 합병증으로 도저히 혼자 몸을 가누기 힘들 것 같던 분들도 자신의 집으로 돌아가고 싶은 마음에 땀을 뻘뻘 흘리며 재활치료에 응하곤 한다. 그렇게 함께 노력한 그 환자분 앞에서 죄송하지만 집으로 돌아가서 혼자 살아 가시기에는 안전하지 않고 병의 진행 상황으로 봐서 재활 성공 여부가 희박하다고 말해야 할 때는 정말 이렇게까지 잔인하게 말해야 하나라고 스스로 생각하며 회의를 느낀 적도 많았었다. 하지만 듣기 좋은 말로 허튼 소망을 갖게 해서 더 큰 실망을 안기게 하기보다는 안전이 우선이고 보다 더 큰 환자의 이익을 위해서는 부담스럽더라도 냉정하게 말할 수밖에 없던 때가 많았다.

물리치료 클리닉의 주 업무

응급실에 갈 정도의 중한 경우가 아닌 경우, 1차 의료기관인 가정의를 만나 상담받은 뒤 개인 물리치료 병원으로 의뢰서(referral)를 가지고 오기도 하지만 비슷한 1차 의료기관 역할을 하는 개인 물리치료 병원으로 직접 찾아오는 경우가 대부분이다.

뉴질랜드에서는 물리치료사를 만나기 위해서 별도의 의사 소견서가 필요하지 않다. 그렇기 때문에 방문하는 환자가 어떤 곳에서 진료를 받아야 할지 먼저 판단해 주는 것이 가장 중요하다. 예를 들면, 허리가 아프다고 방문한 환자 중에 요로 결석 같은 내과 질환 환자가 있을 수 있고, 목과 어깨에 통증이 있다고 호소하는 환자가 심근경색 같은 심장질환이 원인일 수도 있으며, 단순한 통증이 아니라 암과 연관된 통증일 수도 있기 때문이다.

대부분 환자들은 팔, 다리, 어깨, 목, 허리, 손가락 등 각종 근골격계 질환을 가지고 물리치료 병원을 찾아온다. 때로는 환자분들 중에 본인은 단순 염좌 정도의 문제라고 생각하여 방문하였지만 보다 심각한 골절로 판명되어 놀라던 환자분들을 본 적이 종종 있다.

작년 여름에 강아지랑 산책하다가 미끄러져 넘어지면서 발목이 삐끗하셨다며 약간씩 절뚝거리면서 병원을 찾아오신 60대 여성 환자분이 있었다. 발목을 다친 뒤 한 달 동안 한의원에서 침을 맞았지만 호전되지 않고 기분 나쁜 통증이 늘 발목 주변으로 계속되고 걸으면 더 아프다고 하시길래 일반적인 염좌는 아니라고 생각하고 있었고, 객관적 평가 중에 바깥쪽 복숭아뼈에 국소 통증이 나타나고 Ottawa Ankle Rule에도 해당하기에 즉시 방사선과에 X-ray를 의뢰하였다. 뉴질랜드에서는 물리치료사나 가정의가 방사선과 병원에 의뢰해서 환자에게 X-ray, 초음파 등을 찍게 할 수 있다. X-ray 결과를 기다리면서 골절인 경우 한 달이라는 긴 기간 동안 방치되어 있었기 때문에 부정유합같은 합병증이 걱정되었다. 아니나 다를까 X-ray 결과는 발목 골절이었다. 다행히 비변위 비골복사뼈 골절(undisplaced fibular malleolus fracture)이었다. 부랴부랴 환자를 정형외과 전문의에게 소견서와 함께 보냈더니 몇 주 후 환자는 석고 붕대를 하고 목발을 집고 웃으며 다시 찾아왔었다. 그렇게 재활치료를 한 다음 합병증 없이 다시 잘 걸어다닐 수 있는 모습을 보게 되어 보람을 느꼈지만 가끔 만약 그분의 발목을 단순 염좌로 판단하고 치료하다가 더 잘못되게 했으면 어떻게 됐을까 하는 생각이 들어서 환자를 만날 때마다 늘 긴장을 놓지 않으려고 노력하고 있다.

개인 물리치료 클리닉의 치료수가

치료비는 환자가 조금 부담하지만 거의 모든 비용은 정부 관련 기관에서 부담하고 있다. 비용을 정부기관에 신청할 때 어떤 치료 항목을 선택했느냐에 따라 돈을 지급받지 않고 얼마만큼의 시간을 환자에게 사용했느냐에 따라 비용을 청구할 수 있다. 주로 초진은 60분, 재진은 30분 또는 20분으로 줄어들지만 이 또한 치료사의 재량에 따라 늘릴 수도 줄일 수도 있다. 그렇기 때문에 충분한 시간을 두고 평가와 진단을 진행할 수 있고, 그에 따른 적절한 치료계획을 세울 수 있다.

치료 방법적인 측면에서 뉴질랜드 물리치료는 그 영역을 점점 더 넓혀 가고 있고 운동치료, 도수치료, 물리적 인자를 이용한 치료뿐만 아니라 침술치료까지도 직접 할 수 있도록 허용하고 있다. 힘들었지만 나도 졸업 후 침술코스(postgraduate acupuncture course)를 마칠 수 있어서 7년 전부터 침술치료를 시작하여 현재까지 시술하고 있다. 또한 최근에는 특정 지역에서 일하는 물리치료사인 경우, 관련 코스를 마치면 진통제처방도 직접 할 수 있게끔 제도가 바뀐 것으로 알고 있다. 단지 다양한 치료를 제공하기에 더 나은 치료를 보장한다는 게 아니라 철저한 평가와 진단 그리고 임상의사결정에 따라 적합한 최선의 치료계획을 세우고 제공하기에 치료효과가 좋을 수밖에 없는 것 같다.

며칠 전 팔이 아파서 팔꿈치만 계속 주무르시는 분에게 여러 평가와 검사를 통해 통증의 원인이 목 주변의 신경이 부은 경추방사통으로 판단하고 신경활주기술과 운동을 가르쳐 드렸다. 두 번째 다시 봤을 때 통증이 거의 사라졌다는 말에 새삼 평가와 진단의 중요성을 다시금 느꼈다. 한편, 최선의 치료를 같이 공유하고 제공하기 위해 대학과 병원을 망라한 물리치료전문가들이 모여서 여러 연구결과를 근거로 한 최선의 치료가이드라인을 매번 최신정보로 제공하고 있기에 더 큰 도움이 되는 것 같다.

물리치료사는 운동치료의 최고 전문가

또한 여기에서는 전반적으로 물리치료사들은 임상적 운동처방에 관한 최고의 전문가라는 인식이 광범위하게 자리잡고 있다. 그래서 각종 스포츠 팀뿐만 아니라, 학교, 직장과 연계해서 물리치료사의 권고에 따라 각 선수들, 학생들의 운동량을 조절할 뿐만 아니라 직장에서 일의 강도까지도 낮춰서 치료효과를 극대화하는 데 협조해 주고 있다. 이렇게 물리치료사들의 노력뿐만이 아니라 여러 각계각층의 협조와 신뢰를 바탕으로 더 나은 치료를 제공할 수 있다는 것을 느끼며 살기에 늘 감사하며 일하고 있다.

자주 받는 질문

1. 뉴질랜드 물리치료사가 되기 위해 준비해야 할 것은 무엇인가?

뉴질랜드/호주 PT 면허시험을 보려면 우선 영어점수가 IELTS overall 7.5(more than 7 in each band)를 넘어야 하고, 한국에서는 뉴질랜드와 유사한 세 가지 영역(musculoskeletal, cardiopulmonary & respiratory and neurology)에 교과과정을 이수하고 응시자격을 받으면 세 가지 영역에 대한 실기시험 후 면허를 받을 수 있다. 그 외에 한국 학위 졸업자인 경우에는 Postgraduate 1년 코스를 졸업한 후 면허시험을 응시하는 방법이 최근에 신설되었다(IELTS overall 7.0).

뉴질랜드대학의 학사과정 입학 및 편입은 영어점수가 IELTS overall 7.0(more than 6.5 in each band)을 넘겨야 하고 4년 과정으로 되어 있다. 물리치료사 학사과정을 마치면 졸업 후 별도의 면허시험 없이, 즉 학사과정을 이수하는 동시에 물리치료사 면허가 주어진다.

2. 뉴질랜드에서는 물리치료에서 필라테스도 치료과정에 적용하고 있는가?

대부분의 필라테스 진료소는 물리치료사에 의해 광범위하게 운영되고 있다. 그 이유는 운동에 대해서는 물리치료사들이 최고의 전문가라는 인식이 자리잡혀 있기 때문이다. 예를 들면, 심장수술 후 심장재활치

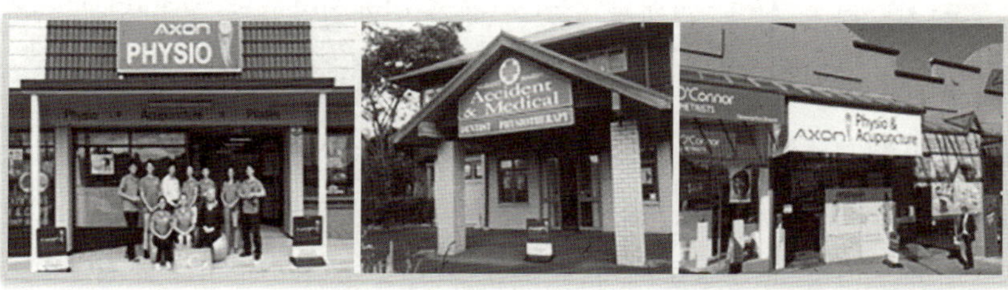

Axon clinic 전경

료뿐만 아니라 일반인이 팀에서 축구, 농구, 수영을 하다가 다치면 물리치료사의 치료를 받게 되고 스포츠팀 감독 등은 치료사가 권하는 대로 훈련하기 위해 적극적으로 물리치료사에게 질문을 하게 된다.

물리치료사는 임상운동(clinical exercise) 분야에서 최고의 권위자임이 분명하기 때문에, 필라테스도 운동의 한 종류이므로 당연히 물리치료사들이 주도적으로 필라테스 진료소를 운영하고 있다. 우리도 따로 수업을 운영하다가 시간상의 문제로 환자 개개인 별로 필라테스를 적용해서 치료하고 있다. 필라테스 또한 임상 의사결정 과정을 통해서 필요하다면 선택하여 적용하는 치료방법의 하나일 뿐이다. 또한 물리치료사는 치료뿐 아니라 진단장비로 초음파 스캔을 사용할 수 있고 단파치료를 할 수 있으며 침술도 시술할 수 있다. 이렇듯 어떤 치료를 하느냐가 중요한 게 아니라 어떤 치료가 환자의 질병에 가장 적절한가를 선택해 내는 것이 더 중요하다고 생각한다. 최선의 치료를 하지 못하면 차선의 치료를 하면 되지만 무엇이 최선인지 알고 있는 것이 더 중요하다.

3. 해외물리치료사를 꿈꾸는 학생들에게 해주고 싶은 조언은?

어떤 일을 할 때 충분히 준비한 뒤 도전하려고 때를 기다리면 결코 그때가 선뜻 오지 않고, 그렇다고 무턱대고 도전만 하면 실패한 뒤 의욕을 상실하기 쉽다. 그래서 도전할 때가 언제인가를 잘 판단해야 한다고 생각한다. 도전을 감행해야 경험할 수 있고, 경험을 통해 부족한 점을 알게 되고 그에 따라 준비할 때 자신감을 가지게 된다. 실패하는 것을 두려워하기보다 자신감과 의욕을 잃는 것을 두려워해야 한다. 실패하면 다시 도전하면 되지만, 의욕을 잃으면 다시 도전해도 성공하기가 쉽지 않다.

그리고 해외물리치료사가 아니라 한국에서 물리치료를 하더라도 결코 의욕을 잃지 말기를 부탁한다. 전 세계 거의 대부분의 나라에서 물리치료사의 독립적인 역할이 점점 더 강조되고 있으며, 한국도 이러한 세계적인 추세를 결코 거부할 수 없을 것이라고 확신한다. 언젠가 독립적으로 평가 · 진단하여 치료하는 물리치료사의 역할이 한국에서도 가능하리라고 기대한다. 대내외적으로 노력해야겠지만 물리치료사가 직접 평가한 뒤 제공하는 근거 기반치료를 환자들이 더 많이 경험하고 신뢰할수록 물리치료사의 독립개원이 빨리 올 것이라 믿는다.

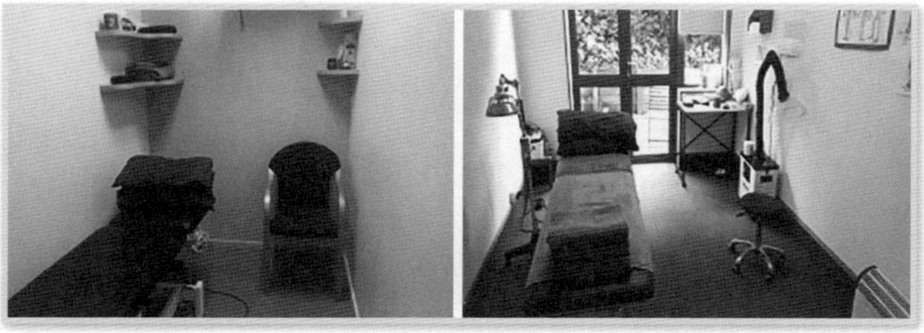

Axon clinic 치료실

3

서울, 자카르타, 두바이

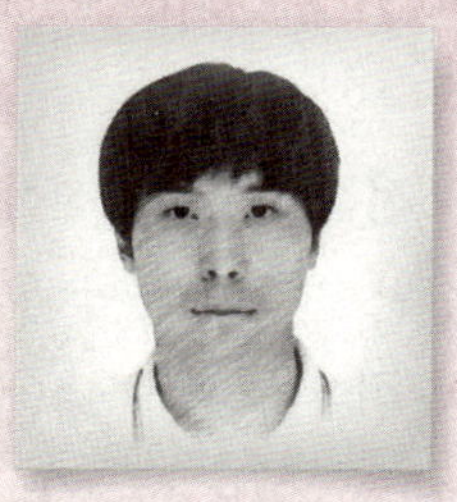

강석영

신구대학교 물리치료학과를 졸업 후 서울의 우리들척추전문병원에서 근무하였고, 2012년부터 2016년까지 인도네시아 자카르타의 한국재활센터에서 수퍼바이저로 환자상담, 현지 직원교육 및 관리, 센터홍보 관련 업무를 하였다. 현재는 두바이 우리들척추전문병원에서 근무하고 있다.

나의 물리치료 1. 한국 편

기회를 기회로 깨닫고 잡는 것이 실력

물리치료? 수능성적을 받고 나의 선택이 아닌 점수에 의해 선택되어진 냉혹한 현실에서 처음으로 들어본 학과, 마침 학교도 집에서 버스로 20

분 거리라서 가깝다는 이유로 원서를 접수했다. 순간의 선택이 평생을 좌우한다 했던가. 이 선택으로 아니 선택되어짐으로 인생의 방향이 결정되어 버렸다. 그리고 그 방향대로 아직은 진행 중이다. 무엇인지 모르고 시작했지만, 시작한 이후에는 나름 성실하게 임했다. 장학금도 받아보고, 나름 만족스런 성적으로(나만) 졸업을 했다. 무엇보다 그 곳에서 지금의 아내를 만났다. 처음에는 내 선택이 아니었지만, 결국 모든 것이 잘 되어 가고 있는 듯 하다. 아직까지는…. 이 모든 걸 예비하시고 인도하신 하나님께 감사드릴 뿐이다.

대학 졸업 후, 서울의 척추전문병원에 간신히 취업했다. 취업 전 대학병원을 포함해서 6군데의 병원 면접에서 낙방하여 낙심을 하고 있었던 차에 실습을 나갔던 병원에서 연락이 왔다. 내일부터 출근할 수 있느냐는 전화를 받았지만 고민할 이유도 여지도 없었다. 첫 번째 병원, 그 인연의 시작이 11년이 지난 지금도 계속되고 있다.

그 병원은 도수치료(manual therapy)를 전문으로 하는 곳이었다. 도수치료라는 용어와 개념을 처음으로 도입한 병원이라고 자부하는 곳이다. 근무한 첫 해, 정형도수치료학회(KAOMT)의 교육을 거의 매주 들었다. 임상 1년차 때에 실장님의 권유로, 정형도수치료학회 학술대회에서 환자 케이스발표를 하기도 했고, 2년차에는 실장님과 함께 쓴 논문을 발표하기도 했다. 생각해 보면, 참 용감한 일이었다. 역시, 무식하면 용감해지는 법이다. 그리고 정형전문 도수치료사가 되었다. 취업과 동시에, 영어 학원을 다니기 시작했다. 병원에서 어학지원비를 제공해 준 덕분이었다. 그렇게 시작한 것이 퇴사하기 전까지 4년 넘게 지속됐다.

처음부터 해외근무를 염두에 두고 시작한 영어공부는 아니었지만, 계속해서 영어를 접하다 보니, 나도 모르는 사이에 '해외에 나가고 싶다'라는 생각이 자라나기 시작했다. 때마침, 취업 2년 후에 병원에서 해외분점을 낸다는 소식이 들려왔다. 의사, 간호사 그리고 물리치료사가 함께 진출한다는 소식이었다. 이때부터 '진짜' 영어공부를 하기 시작했다. 퇴근 후 놀러 간다는 생각으로 다니던 학원을 아침 저녁으로 다니기 시작했고, 수업이 없는 날과 주말에는 영어 스터디 모임에 참석했다. 그렇게 꾸준히 병원에 티를 팍팍 내면서 영어공부에 전념했다. 병원에서 처음 진출한 곳은 인도네시아 자카르타로, 그 곳은 병원 선배님이 가기로 되었다. 선배님이기에 어쩔 수 없다고 생각했다. 그 다음은 두바이로 욕심났으나 문제는 역시 영어였다. 근무시간 외에는 거의 영어에 매달렸음에도 많이 부족했다. 미국에서 실습을 했던 동료 선생님이 가는 것으로 결정됐다. 다시 한 번 낙심했다. 하지만, 내가 준비가 되지 않았으니 누굴 탓하겠는가. 영어 학원 선생님 말씀, '영어 때문에 기회를 놓치게 될 것이다.' 물론 자신의 학원을 다니게 하려고 하는 말씀이었겠지만, 나에게는 팩폭(팩트폭력)이었다. 하지만, 저 말씀을 뒤집어서, '영어 덕분에 기회를 잡을 것이다'라고 생각하고, 영어공부를 계속했다.

그 후로 2년, 다시 기회가 왔다. 이번엔 아부다비였다. 두바이가 있는 나라, 아랍에미레이트(UAE)의 수도이다. 하지만, 이번에는 영어가 문제가 아니었다. 그 곳에서 근무하기 위해서는 그 나라 물리치료사 면허가 필요했다. 한국 물리치료사 면허는 허용이 안 되기 때문이다. 아뿔싸, 산 넘어 산이구나. 당연히 시험은 영어로 진행되었다. 다행히도 시험은 한국의 지정된 국제시험 대행센터에서 치를 수 있었다. 지금은 조금 낫지만, 그때는 아부다비 시험에 관한 정보가 전혀 없었다. 미국물리치료사 시험에 관한 정보와 자료만 넘쳐났다. 어쩔 수 없이 미국물리치료사 시험 교재로 공부를 시작했다. 경험 삼아 본 첫 번째 시험은 당연히 낙방이었다. 다시 공부해서 본 두 번째 시험도 불합격했다. 그래, 인생은 삼세번이야. 마지막 세 번째 시험을 긴장된 마음으로 치렀고, 더 긴장된 마음으로 결과를 기다렸다. 역시, 인생이 내 마음대로 되면 재미없지. 또 미끄러졌다. 꽈당, 엉덩이가 심하게 아팠다. 길가다 넘어지면 아픔도 아픔이지만, 속된 말로 쪽팔림이 더욱 컸다. 3번 시험에 떨어지고 나니, 가슴도 아프지만, 체면이 말이 아니었다. 근무 후에 저녁 먹자는 동료 선생님들의 권유를 뒤로하고, 도서관으로 향했었는데…. 그리고 아내에게 너무 미안했다. 신혼임에도 영어공부 한답시고 매일 밤 12시에 집에 들어가고 아침 6시에 나왔었는데. 특히 3번째 시험보기 전에는 공부한다고 무급휴가를 3주나 썼었는데 이렇게 떨어지고 나니, 부끄럽고, 창피하고 미안했다. 하지만, 하늘이 무너져도 소가 나갈 구멍은 있다고 했던가. 아니, 솟아날 구멍이 있다고 했다. 기회는 곧 다시 왔다. 인도네시아 자카르타에서 연락이 온 것이다. 사실, 아부다비 시험을 준비하고 있는 동안 2번의 전화를 받았었다. 이른 바 스카우트 제의였지만, 아부다비로 갈 것이라고 당당히, 정중하게 거절을 했었던 터였다. 그런데, 3번째 시험 후 또 다시 전화가 걸려왔다. 많이 겪어 본 듯한 상황인데… 데자뷰! 처음에 병원에 취업했던 상황과 비슷했다. 역시, 이번에도 고민할 여지도, 이유도 그리고 힘도 없이 "갈게요, 감사합니다."라고 하였다. 그로 부터 몇 개월 후 4년 4개월을 근무한 첫 병원을 퇴사하고, 자카르타행 비행기에 몸과 마음 그리고 내 영혼을 실었다.

나의 물리치료 2. 자카르타 편

할 수 있는, 잘 할 수 있는 일을 하자

자카르타가 어딘지 전혀 몰랐다. 어른들은 인도네시아와 인도를 같은 나라로 생각했었다. 그래서 수차례 집안 어른들에게 인도가 아니라, 인도네시아라고 말씀을 드렸다. 인도네시아, 후진국일거라 생각했는데, 생각만큼은 아니었다. 내가 근무할 재활센터가 위치한 곳은 흡사 서울의 강남이었다. 넓은 도로 옆으로 고층 빌딩이 즐비하였다. 나를 부르신 선생님이 직접 준비해 놓은 아파트도 고층이었다. 아파트에 수영장, 헬스장도 있었다. 지난 날의 모든 낙심했던 순간들에 대해 보상을 받는 느낌이었다. 이제 꽃이 피는구나. 그땐 그랬다.

인도네시아는 외국인의 의료행위를 인정해주지 않았다. 당연히, 물리치료 면허를 취득할 수도 없었다. 면허가 없으니, 환자를 치료할 수도 없었다. 그래서 나의 업무는, 현지 물리치료사들의 교육, 환자 상담 그리고 센터 홍보 등 전반적인 센터 관리였다. 이전에 해 오던 업무가 아니었다. 이곳은 의료수준도 낙후된 만큼, 물리치료에 대한 인식도 많이 부족했다. 그런 곳에 나름 선진화된 한국의 물리치료 시스템이 도입되었으니, 그들에게 얼마나 생소했겠는가. 만나는 의사들조차도 물리치료에 대한 중요성을 인지하지 못하고 있었다. 의사들을 찾아다니며, 센터를 소개하고, 한국의 물리치료 시스템을 보여주었다. 물리치료는 의사들에게 조차 낯설고, 새로운 것이었다. 의사들이 환자를 보내주면, 일일이 환자들의 치료 전후 동영상을 촬영해서 그 의사에게 다시 보내주었다. 그렇게 해서 의사도 환자도 만족해하면, 계속 환자를 보내준다. 이렇게 자카르타에서는 나름 물리치료의 선구자 역할을 했다. 물리치료라고는 전기치료, 초음파, 핫팩 등 기본적인 치료밖에 모르던 그들에게, 한국의 치료 장비들과 시스템을 도입해서 도수치료라는 것을 가르쳐 주었다.

자카르타에 근무했을 때, 미얀마 양곤에 한 달 출장을 간 적이 있었다. 물리치료실을 위탁 경영하고 있던 병원에서 미얀마에 병원을 오픈하였고, 그 곳 물리치료실도 우리 시스템을 도입하였다. 현지 물리치료사 교육을 위한 출장이었다. 이렇게 인도네시아에, 미얀마에 한국 물리치료 시스템을 전수하여 주었다. 나름 보람되고, 어깨가 으쓱해지는 경험이었다. 하지만, 우리 시스템이 그들에게는 너무 낯설고, 앞섰던 것일까. 의사와 환자들이 쉽게 마음의 문을, 몸의 문을 열지 않았다. 그리고 환자에게 직접 손을 댈 수 없어서 답답했다. 내가 마법의 손을 가진 치료사는 아니었지만, 현지 물리치료사들이 하는 치료를 보면서 답답함을 많이 느끼고 있었다. 나는 그렇게 어찌어찌 4년을 버티고 있었다.

그러던 차에 귀가 쫑긋해지는 소식이 들려왔다. 일찍이 두바이에 가 있던 선생님으로부터의 두바이 분점 인력 충원 소식이었다. 다시 찾아온 기회. 이번에는 놓칠 수 없었다. 아부다비와 마찬가지로 두바이 역시, 두바이 물리치료사 면허가 필요했다. 자카르타에서 두 아들을 낳아 키우고 있던 중이라 공부하기가 쉽지 않았고, 외벌이를 하고 있던 터라 무급휴가를 생각조차 할 수는 없었지만, 필사적으로 공부했다. 환자를 직접 치료 할 수 없었던 답답함과 의사를 만나 센터를 홍보한다는 것이 나에게는 몸에 맞지 않는 옷을 입은 느낌이어서 갑갑함이 커지고 있었다. 그렇기에 이 상황을 벗어나기 위해 두바이 면허 시험공부에 더욱 간절하게 매달린 것이었다. 두 아들과 아내가 잠이 들면, 거실로 나와 공부를 시작했다. 이번에도 지정된 곳에서 컴퓨터로 시험을 볼 수 있었다. 그리고 그곳이 우연히도 집에서 걸어서 갈 수 있는 가까운 곳에 있었다. 운명이라고 믿었다. 서류가 무사히 통과되고, 시험날짜를 잡았다. 나를 스카우트했던 선생님께 미리 말씀을 드렸다. 두바이로 이직하게 되어서 죄송하다고 하였는데, 시험에 떨어지게 되면 큰 낭패였다. 스스로를 벼랑 끝으로 몰았다. 덕분에 시험을 무사히 치렀고 합격하였다. 그것도 한 번에…. 그 기분을 표현할 단어는 세종대왕님조차 만들지 못하셨던 것 같다. 이 글을 쓰는 지금도 그 때 생각에 가슴이 콩닥콩닥 두근거린다. 사실, 두바이 시험에 떨어지면 한국으로 돌아갈 생각을 하고 있었다. 그런 간절함 때문이었을까. 나만을 바라보고 있는 아내와 두 아들의 눈빛 때문이었을까. 다행히 다음 근무지는 한국이 아니라, 두바이가 되었다.

나의 물리치료 3. 두바이 편

기회의 열매는 달았다 허나 가끔은 쓰다

두바이는 공항부터가 인도네시아와 달랐다. 석유의 나라, 만수르가 있는 부자나라였다. 병원에서 예약해준 호텔에서 픽업을 나와 주었다. 집 구하기 전 한달 동안 지낼 호텔이었다. 호텔 생활을 처음 해봤다. 신세계였다. 두바이 입국한 다음 날, 병원에 출근하였다. 공교롭게도 그 날이 내 생일이었다. 거하게 생일 선물을 받은 기분이었다. 한국인은 본부장님, 세 명의 간호사 선생님, 세 분의 의사선생님이 계셨다. 그리고 나 외에 추가로 충원된 물리치료사 두 사람 등 그 병원에 열 명의 한국인이 있었다. 인도네시아에서는 센터에 한국인은 나 혼자여서 쓸쓸하고 외로웠는데, 이곳은 그렇지 않았고, 같이 점심 먹을 사람이 생겼다. 그리고 한국에서 근무했던 병원의 분점이어서 그런지 더욱 친근하게 다가왔다. 그렇게 기쁨으로 근무를 시작했고, 2년이 지난 지금, 여전히 즐겁게 근무하고 있다.

앞서 언급했듯이, 두바이 근무를 위해서는, 두바이 물리치료사 면허가 필요하다. 두바이가 있는 아랍에미레이트는 7개의 토후국이 모여 만든 나라이다. 그 중 아부다비, 두바이 면허가 있고, 나머지 5개 지역이 합쳐진 면허가 있다. 특히 두바이는 두바이 보건청(DHA)에서 발급해 주는 면허와, 두바이 내 Dubai Healthcare City라는 지역에서만 인정되는 면허 두 종류가 있다. 나는 두바이 보건청에서 발급해주는 면허를 취득했다. 시험을 치루기 위해서 먼저, 서류를 통과해야만 한다. 보건청에서 요구하는 각종 서류들(한국 면허증, 학위증, 성적표, 고등학교 졸업 증명서, 최근 2년 경력 증명서, Good Standing Letter 등)을 영어 번역 공증, 한국 외교부 공증 그리고 아랍에미레이트 대사관 공증까지 받아서 제출하여야 한다. 여기까지 하면 일단 지친다. 서류를 접수하고 나면, 서류에 대한 검증절차가 진행된다. 검증을 담당하는 업체가 경력증명서에 기재된 병원 인사과에 직접 연락을 한다. 이때가 중요하다. 검증업체는 한국회사가 아니기에 국제전화로, 영어로 전화가 온다. 이때 인사과에서 국제전화라고, 혹은 영어를 쓴다고 무시하면, 시험 볼 기회조차 얻을 수 없다. 그러니, 서류를 접수했다면, 인사과에 미리 언급해 놓아야 한다. 제발 전화를 받아서 'yes'라고, 내가 여기서 근무하는 혹은 했던 곳이라고 말해달라고 해야 한다. 그렇게 서류가 무사히 통과되면 시험 날짜를 잡으라는 메일을 받게 된다. 원하는, 준비가 되는 날짜를 선택해서 시험을 봐서 합격하면 된다(말로는 쉬운데, 현실은… 그저 웃음만).

시험은 당연히 영어로 진행되고 총 70문제 중 60점 이상이 합격이다(규정이 바뀌지 않았다면). 두바이 물리치료사 면허는 정보가 부족했지만 오래 전 아부다비 시험을 준비할 때보다는 많이 나아졌다. 그 사이 보바스병원, 서울대학병원이 아랍에미레이트에 진출했기 때문에 한국인 물리치료사들도 여러 명 있었다. 그래서 그나마 조금의 정보는 얻을 수 있었다. 열심히 구글을 검색해서 두바이 면허시험 모의고사도 구입할 수 있었다. 국제물리치료사 시험교재(NPTE)와 모의고사를 가지고 공부를 했다. 진짜 열심히 했다.

합격한다고 면허증이 바로 나오는 것은 아니다. 취업할 병원이 정해져야 한다. 근무할 병원이 스폰서가 되어야 물리치료사 면허증이 발급되기 때문이다. 사실, 시험도 시험이지만, 취업할 병원을 찾는 것도 녹록치 않다. 더욱이 한국에서 찾는 거라면 더 어렵다. 두바이 면허시험 관련 문의를 해 오시는 분들 중에 시험에 합격하고서도, 구직을 하지 못해서 오지 못하는 분들도 있다. 그리고 불행히도, 시험 합격의 유효기간은 1년이다. 합격 후 1년 이내에 취업을 하지 못하면 합격은 물거품이 되고 만다. 또한 취업을 하더라도 면허는 매년 갱신해야 하는데, 이를 위해서 한국의 보수교육처럼 일정시간의 교육을 들어서 점수를 쌓아야 한다. 두바이 면허 취득도, 면허 유지도 쉽지 않은 일이다.

두바이는 이슬람 국가이다. 그래서 여자 에미라티(emirati: 아랍에미레이트 국적을 가진 사람)환자는 남자들이 치료를 할 수 없다. 손을 댈 수 없다. 지금보다 더 이전에는 말도 섞을 수 없었다고 한다. 그래서 진료를 볼 때도 남편이 함께 들어와서 말 전달을 해 주었다고 한다. 지금은 시대가 흘러 그 정도까지는 아니지만, 여전히 여자 에미라티들은 여자들에게 치료를 받는다. 아부다비 병원 물리치료실은 남 · 여 치료실이 구분되어 있어서, 남자들은 아무리 의사라 할지라도, 여자 치료실에 출입을 할 수가 없다. 두바이는 외국인의 거주비율이 높아서 남 · 여 치료실을 구분해 놓지는 않았지만, 오픈된 공간에서 여자 에미라티를 치료할 때에는 칸막이로 환자 주변을 가려놓는다. 하지만, 요즘 젊은 사람들은 그런 것에 크게 개의치 않는 거 같다. 남자가 치료해도 상관없다고 한다. 때로는 남자치료사를 찾기도 한다. 그렇게 이곳도 변해가고 있다. 그리고 이곳은 자국민에 대한 보호와 복지가 꽤 좋은 나라이다. 들리는 이야기로는, 에미라티들이 집을 짓고 싶다고 하면 땅을 그냥 준다고 한다. 그리고 농사를 짓겠다고 해도 빈 땅을 무상으로 내어준다고 한다. 에미라티인 지인의 할머니에게는 나라에서 차를 주었다. 마티즈 같은 소형차가 아니라, 7인승의 큼지막한 SUV였다. 운전 중에 에미라티 차를 추월했고, 이에 기분이 상한 에미라티가 경찰에 신고를 하면, 추월한 차는 아무런 법적 문제가 없다 해도 이상한 꼬투리를 잡아 벌금을 부과한다고 한다.

두바이 교민사회 전설에 의하면, 한 한국인이 앞차의 이유 없는 급정거로 앞차를 박고, 뒤차가 한국인의 차를 박았다. 그런데 불행히도 앞, 뒤 차주가 모두 에미라티였다. 결국 어떻게 되었을지 상상이 되는가. 모든 책임은 그 한국인 한 사람이 지고, 수리비와 벌금 등을 모두 지불하고, 결국 두바이를 떠나게 되었다는 웃기고도 슬픈 이야기가 있다. 그러니 알아서 피해야 한다. 무서워서 피하는 게 아니라 더러워서 피하는 것이 '그것'이지 않는가. 다행히 차 번호판으로 구분이 가능하다. 외국인은 다섯자리, 에미라티들은 네자리이다. 주변에 네자리 번호판 차량이 있으면 속도를 낮추고, 겸손해지자.

에미라티들의 이런 뺏뺏함 때문일까. 치료 예약시간에 왕왕 늦는다. 늦어도 바쁘지 않고 미안해하지도 않는다. 내가 늦은 만큼 당신이 쉬었잖아라고 신박한 논리를 펴기도 한다. 그리고 상당히 수동적이다. 요즘 젊은 사람들은 덜하지만, 나이 드신 어른들은 더욱 능동적인 치료인 운동보다 수동적인 치료를 선호한다. 그래서 때로는 치료 효과가 더디게 나타난다. 그리고 치료 효과가 없다고 불만을 표한다. 자신의 노력 없이, 통증으로부터 벗어나길 원한다. 그럼에도 낫게 해야 하는데, 나의 능력 없음을 탓해야지, 누굴 탓하겠는가. 물론 모든 에미라티들이 그런 것이 아니다. 내가 두바이에서 근무한 2년 동안에도 많은 변화가 있었다. 요즘에는 예약시간도 잘 지키고, 운동하는 것도 즐겨 하는 사람들이 많아

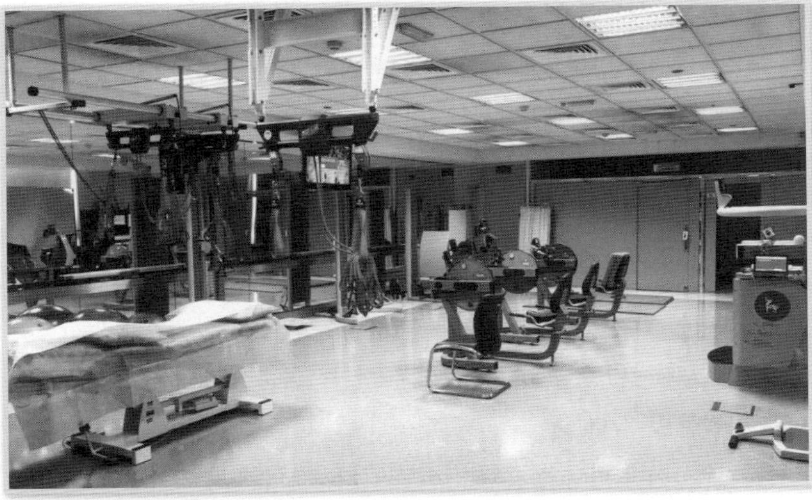

두바이의 우리들척추병원 물리치료실

져서 덕분에 나도 즐겁다.

두바이 인구 중 90% 이상이 외국인이다. 200여 개국 이상의 사람들이 모여 있다. 조금만 과장하면 전 세계 모든 민족이 다 모여 있는 곳이다. 그렇다 보니 세계 각국의 환자들을 만나게 된다. 유럽, 아시아, 아메리카, 오세아니아 심지어 아프리카 환자들도 만난다. 병원 밖에서도 다양한 인종의 사람들을 보고, 만나고 경험하면서 각 나라의 문화와 특성을 느끼게 된다. 이것이 두바이에서 일하는 즐거움 중 하나이다. 또 다른 즐거움은 지도상으로 유럽이 가깝다는 것이다. 유럽은 나름 물리치료가 선진화되었다고 알려져 있다. 두바이에 있는 2년 동안 두 번 유럽으로, 핀란드 헬싱키와 체코 프라하로 교육을 다녀왔다. 특히 프라하에서는 DNS(Dynamic Neuromuscular Stabilization)의 창시자로부터 직접 강의를 듣기도 하였고, 그의 많은 제자들에게 교육받는 기회를 가질 수도 있었다. 한국에서도 들을 수 있는 강의이지만, 본산지인 체코 프라하에서의 교육은 질적 · 양적으로 달랐다. 교육기간도 더 길고, 강사 수가 더 많다. 그래서 더 꼼꼼하게, 자세하게 배울 수 있었다. 어떻게 보면 혼자만의 유럽여행은 덤이다. 그것만으로도 이미 최고이다. 사실 교육으로 위장한 유럽여행인 것 같다. 한국과 또 다른 점은 여기는 연차휴가가 기본이 25일이다. 무엇보다 누구의 눈치를 볼 필요도 없이 자신이 원하는 날짜에, 원하는 만큼 겹치지만 않게 쓰면 된다. 25일을 한꺼번에 써서 한국을 한달 넘게 다녀올 수도 있다. 한국 치료사들뿐 아니라 많은 직장인들이 부러워할 듯 싶다.

물론 두바이가 마냥 좋은 것만은 아니다. 세계 여러 나라 사람들이 모여 있다는 것이 즐거움이기도 하지만, 너무 다양해서 복잡하기도 하다. 그리고 관공서의 느린 일 처리 속도가 '빨리, 빨리'의 나라 한국인이라 더욱 그렇게 느껴지겠지만, 느린 건 사실이다. 지금은 2년 전보다 많이 전산화되어서 조금은 빨라지는 듯한 느낌이다. 가장 힘든 점은 역시 머니(뭐니) 머니(뭐니) 해도 'MONEY'이다. 집세와 교육비가 많이 들어서 한국에만 있는 전세제도가 부러울 뿐이다. 집을 사기 전까지는 월세를 내면서 살아야 한다. 그 돈이 만만치 않다. 또한, 사교육은 없지만 그래도 한국인이 운영하는 학원은 있다. 모든 학교가 국제학교라 비싸며, 유치원도 비싸다. 자녀 양육비와 유치원비를 지원해 주는 한국이 좋은 나라임을 새삼 느끼게 된다. 두바이가 이런 곳이다. 기쁨도 주고 즐거움도 주고 행복도 주지만, 가끔 힘들게 하고 지치게 하고 괴롭게 하는 그런 버라이어티한 곳이다.

에필로그

경험이 주는 이야기

물리치료는 상당히 어려운 학문이다. 물리치료는 수명과 기능을 개발, 유지 및 회복시키기 위해 물리치료사가 개인 및 대중에게 제공하는 서비스이다. 이 서비스는 노화, 부상, 통증, 질병과 장애 상태 또는 환경적 요인으로 인해 운동과 기능이 위협받고 있으며, 기능적 운동을 통해 건강을 유지하는 것이 무엇을 의미하는지에 대한 이해를 바탕으로 제공된다.

몸의 고통을 경감시키고, 기능을 회복시키는 역할을 통해, 결국 정상적인 삶을 가져올 수 있도록 돕는 꽤나 어렵고 힘든 직업이다. 물리치료사는 몸과 머리를 동시에 사용해야 하는 직업이다. 좋든, 싫든 끊임없이 배우고 익혀야 한다. 임상 10년 차든 20년 차든 계속해서 배우려고 노력해야 한다. 이러한 배움에는 머리를 채우는 지식도 있지만 가슴을 채우는 환자에 대한 사랑과 존중 그리고 혀를 채우는 말의 기술도 필요하다. 환자를 손으로만, 기계로만 치료하지는 않는다. 때로는 말로도 치료한다. 미국 콜롬비아 대학 의대생은 '내러티브(narrative) 의학'이라는 과목을 꼭 이수해야만 한다고 한다. 글쓰기에 관하여 배우는 것이다. 의사는 환자들에게 스토리텔링 형식으로 말을 해주어야 하기 때문이다. 그러기 위해 이야기 능력을 키우는 것이고, 또한 환자의 이야기를 듣고 공감하여 이해하기 위해서도 필요한 의사소통 능력이다. 이것이 어찌 의사에게만 필요하겠는가. 의사보다 환자를 더 오래 그리고 더 깊게 상대하는 우리들에게 환자와의 라포(rapport) 형성을 위해서 더욱 필요하지 않을까. 치료사로서 머리와 가슴 그리고 말을 제대로 잘하기 위해 부지런히 배우고 노력하고 또 노력하고 한 번 더 노력해야 할 것이다.

나는 물리치료가 무엇인지도 모르고 시작했지만, 주어진 환경 속에서 최선을 다하고 성실히 임하다 보니 여기까지 오게 되었다. 내가 서 있는 이곳이 정상이라고, 최고점이라고 말할 순 없고, 내가 가는 이 길만이 '정답'이라고 말할 순 없다. 다만, 나는 물리치료사로서, 한 집안의 가장으로서 어느 정도 만족하며 살아가고 있다. 그리고 지금도 미래를 준비하며 살아가고 있다. 이 글을 읽고 있는 여러분이 지금 어떠한 상황에 놓여 있는지 나는 알지 못한다. 꿈도 없이, 목표도 없이 그저 하루를 살아내고 있는지, 목표는 설정했는데, 어떻게 이루어가야 할까 고민 중인지, 아니면 이미 열심히 노력 중인지. 아직 뚜렷한 꿈도 목표도 없다면, 바로 설정하기를 바란다. 어딘지 모르고 가는 것보다, 목적지를 정해 놓고 가는 것이 앞으로 가기 좋고, 그 곳이 가까워지는 것을 보는 것도 재미있을 것이다. 무엇보다 길을 잃어버릴 염려가 없다. 다소 돌아갈 수는 있겠지만, 목적지가 눈에 보인다면 길을 잃지는 않을 것이다. 대신, 눈에 보이는 곳에 목적지를 두어야 한다. 그 곳이 너무 멀어 보인다면 중간, 중간 베이스캠프를 만들면 좋을 것이다. 한 숨 쉬었다 갈 수 있도록. 그렇게 천천히 그러나 확실히 가다 보면 언젠가 도달할 것이다. 느림보 거북이처럼.

마지막으로, 『강원국의 글쓰기』란 책에서 인용한 니체의 '차라투스트라는 이렇게 말했다'에서 나온 내용을 재인용하며 마무리를 지으려 한다. 그는 '초인'을 자신을 극복한 인간으로 정의한다. 초인은 무언가를 마땅히 해야 해서 하는 것이 아니라 하고 싶어 한다. 구속과 의무가 아니라 자신의 의지와 의욕으로 한다. 그에게는 삶이 즐겁다. 인생이 행복하다. 세상이 아름답다. 나는 초인이 아니다. 하지만 이렇게 즐겁고 행복하게 만족하며 살아가고 있는데, 하물며 '초인'인 당신은 얼마나 더 즐겁고 행복하겠는가. 세상이 얼마나 더 아름답겠는가. 축하한다.

4

파라과이에서의 첫걸음

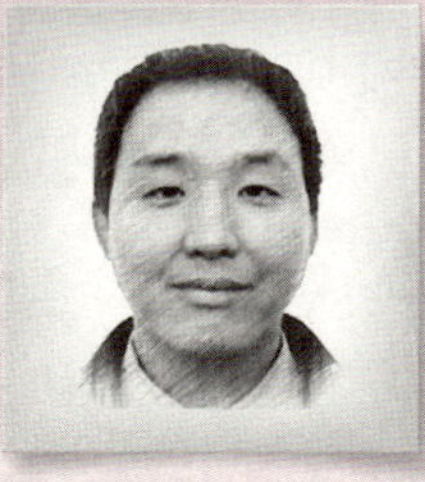

편효영

부산가톨릭대학교 물리치료학과를 졸업하고, 고려대학교에서 보건과학 석사과정을 마쳤다. 세계의 빈곤 및 의료소외계층에 대한 관심이 많아서 파라과이, 베트남, 방글라데시, 우간다 등의 현지에서 활동하였다. 현재는 인제대학교 이태석기념 국제개발협력처에서 사업 팀장으로 근무하고 있다.

병원을 박차고 나온지 이제 6년째이다. 붉은 태양과 푸른 어둠을 품은 이국의 땅에서 서른 살을 느끼고 싶었다. 남미와 아프리카, 동남아시아, 서아시아를 거쳤다. 그리고 세상을 떠돌아다닐 수 있는 직업을 가지게 되었다. 그리고 이 특이한 직업 하나를 가진 이유로 이 글을 쓰게 되었다. 하지만 아직도 일에 대한 고민이 있고 해답은 나오지 않았다. 하나의 분야에서 족적을 남긴 사람도 글 쓰는 것의 신중함을 말 할진데, 나는 부끄럽기 그지없다. 설익은 밥을 동네사람과 나눠먹는 듯한 기분이다.

내가 하는 일은 국제개발협력이다. 취업이 어려운 시기라서 진로에 대한 고민을 하는 사람이 많다. 물리치료사는 특히 병원을 벗어나기 힘들고 새로운 직업을 떠올리는 것에 한계가 있다. 병원 밖의 일을 찾고자 한다면 나의 경험이 새로운 선택지가 될 수도 있을 것이다. 내가 적시한 일의 성격과 필요한 능력을 자신에게 비추어보고 더 많은 질문을 마주할 수 있었으면 한다.

국제개발협력과 물리치료사

베트남 중부 꽝찌성의 한 마을, 백여 가구가 모여 사는 이 마을에는 유독 장애아동이 많다. 사람들은 전쟁 때 뿌려진 고엽제 때문이라고 한다. 우리 사업팀은 하루 시간을 내어 마을의 장애아동이 있는 가정을 방문했다. 장애를 가진 여섯 살 남짓 된 여자아이는 생각치 못한 곳에서 볼 수 있었다. 시멘트 바닥과 양철지붕으로 만들어진 창고 안이었다. 아이는 쇠기둥으로 둘러싸인 우리 속에 있었다. 몸에 배변이 묻은 채 맨손으로 밥을 먹는 모습은 가축과 다름이 없어보였다. 하루에 한번 어머니는 호스로 아이에게 물을 뿌려 몸을 씻긴다고 한다. 아이의 치료와 재활에 대해 물었으나 그것은 어머니에게는 너무나 생소한 말이었다.

누구의 탓을 해야 하는가? 무엇이 잘못되어 있는가? 머리가 복잡해졌다. 식구가 많은 가정에 한 명이라도 장애아동은 짐이 된다. 어머니가 집에서 장애아동을 돌보면 노동력의 손실로 가구소득이 감소된다. 나머지 아이들을 돌보는 시간도 부족해진다. 어머니가 아이를 치료하고자 해도

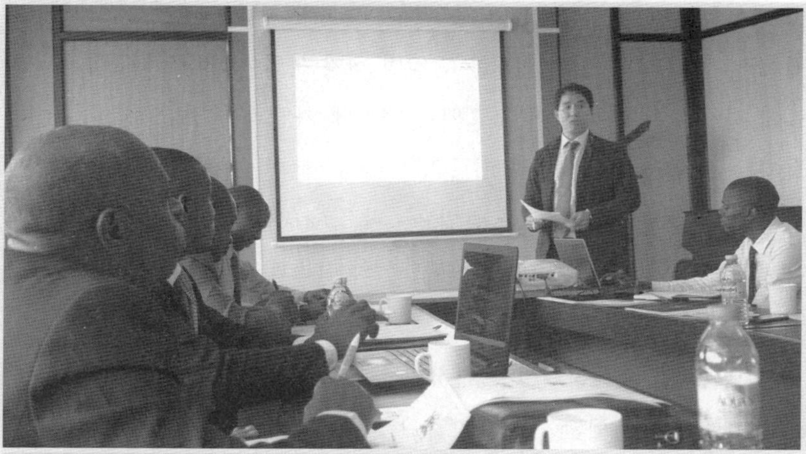

우간다지역사회 건강증진사업형성 조사사업회의

치료시설이 없거나 마을에서 너무 멀다. 장애아동을 제대로 돌보기 위한 비용과 시간에 대한 부담은 너무나 크다. 누가 어머니를 비난할 수 있겠는가? 어머니는 상황에 맞는 최선의 선택을 한 것이다.

우리는 작은 개입을 하기로 하였다. 장애아동이 많은 이 마을에 방 한 칸짜리 작은 치료 보육시설을 만들기로 했다. 마을 보건소 옆에 공간을 만들고 보육교사를 고용하여 간단한 치료방법을 교육했다. 어머니들이 일하는 동안 장애를 가진 아이는 이곳에서 식사와 간단한 치료프로그램을 할 수 있도록 하였다. 우리나라의 데이케어센터와 같은 개념이다. 주민들의 반응은 생각보다 괜찮았고 방문하는 장애아동의 수도 많아졌다. 해당지역의 관료는 이 프로그램을 다른 마을에도 실시해 보고 싶다고 했다.

아직도 많은 사람들이 재활치료 혹은 물리치료는 어느 정도 소득수준이 높은 나라에서 하는 것이라고 생각한다. 그래서 개발도상국 보건환경을 개선하기 위해 지원되는 프로그램은 출산과 관련된 모자보건사업이나 에이즈, 말라리아, 결핵과 같은 감염병 퇴치 사업에 집중된다. 장애는 치료에 시간과 비용이 많이 소요되기 때문에 가난과 밀접한 관련이 있다. 장애는 그 당사자뿐 아니라 가족의 생활에 영향을 미치며 가난을 심화시킨다. 빈곤을 해결하기 위한 방법으로써 장애/재활프로그램은 가치가 있다. 그리고 이러한 장애/재활 프로그램의 기획과 발굴에는 물리치료사의 혜안이 필요하다.

국제개발협력 분야에서 물리치료사는 장점이 많다. 환자를 대면하여 직접 치료해본 경험들은 의료인이 아닌 환자의 입장에서 사업을 디자인할 수 있다. 또한 병원의 구성원으로서 병원의 시스템을 이해하고 있는 것도 장점이다. 실제로 국제개발협력 분야에서 보건의료사업을 할 때 의사 이외의 보건의료 전문 인력은 찾아보기 힘들다. 비 의료인으로서 보건의료사업을 진행하면 사업의 깊이에 한계가 있을 수밖에 없고 전문가들과 의사소통도 쉽지 않다. 전문 의료용어를 사용하여 사업의 실제 적용 가능성에 대해 논의할 수 있는 전문성은 물리치료사의 큰 장점이다. 특히 장애, 재활과 관련된 프로젝트를 한다면 물리치료사는 더욱 더 전문적이고 지속가능한 사업모델을 만드는데 기여할 수 있다.

물리치료사의 보건의료 전문성을 활용하여 더 많은 사람에게 더 많은 의료 혜택을 제공하는 것, 더 살기 좋은 세상을 만드는 것이 내가 현재 하고 있는 국제개발협력이다.

국제개발협력의 이해

공적개발원조(Official Development Aid)를 담당하는 우리나라 정부기관인 코이카(KOICA)에 의하면, '국제개발협력이란 선진국-개발도상국

간, 개발도상국–개발도상국 간, 또는 개발도상국 내에 존재하는 개발 및 빈부 격차를 줄이고, 개발도상국의 빈곤문제 해결을 통해 인간의 기본권을 지키려는 국제사회의 노력과 행동임'이라고 되어 있다.

정부뿐 아니라 시민단체, 사립재단 및 법인 등 비정부기구에서도 이러한 국제적인 문제를 해결하기 위한 노력과 행동을 하고 있다. 다만, 우리나라의 경우 국제개발에 대한 시민사회 인식이 충분히 성숙하지 않아 비정부기구는 사업 예산 확보에 어려움이 있다. 그래서 비정부기구는 민관협력 사업이라는 형태로 국가의 예산지원을 받아 개발협력사업을 진행하기도 한다.

OECD에서는 국민총생산의 0.7%를 국제개발협력에 사용하도록 권고하고 있다. 우리나라는 2016년 기준으로 0.14%를 기록하고 있다. 다른 OECD 가입국에 비해 낮은 수치이지만 해마다 비율은 증가하고 있다.

특히 보건 분야에 배정된 코이카 예산은 전체 사업의 17~20% 정도로 중요한 영역을 차지한다. 코이카에서 시행하는 보건분야 사업의 유형을 보면, 병원이나 보건소를 지어주는 보건의료 서비스 접근성 강화사업이 가장 많다. 보건의료사업의 규모가 커지고 기간도 점차 길어지고 있다. 그리고 이에 관련 전문가의 수요도 점차 늘어나고 있다.

파라과이에서의 첫걸음

국제개발협력의 첫걸음은 해외 자원봉사에서 시작했다. 코이카에서 실시하는 해외자원봉사 프로그램을 통해 파라과이에 첫 발을 내딛었다. 어설프게 국제개발협력을 경험해본 순간이었다. 정착한 곳은 파라과이 수도 아순시온에서 버스로 네 시간 정도 떨어진 낀드(Quiindy)라는 작은 마을이었다. 그 곳의 소아재활치료 시설에서 물리치료사로 근무하였다.

처음 낯선 까까머리 외국인을 마주한 아이들은 이내 울음을 터뜨렸다. 손짓 발짓을 써가며 아이들과 친해지는데 몇 달이 걸렸다. 빛나는 눈동자를 지닌 파라과이의 아이들을 만나는 시간은 나에게 행복한 순간이었다. 더 좋은 치료를 위해 전공서적을 공부하고 더 잘 소통하기 위해 현지어를 갈고 닦았다. 열심히 하는 모습이 좋아보였는지 마을 사람들도 나를 잘 챙겨주었다. 여기저기서 점심, 저녁을 함께 먹자는 초대가 많았다. 길을 걸을 때도 사람들은 반갑게 인사해주었다. 마을의 유일한 외국인이었지만 그들은 이웃같이, 가족같이 나를 대해주었다.

나의 언어가 늘어갈수록, 아이들이 나에게 적응해 갈수록, 내가 맡는 환자는 점점 많아졌다. 심지어 성인 환자들도 나를 찾기 시작했다. 소아, 정형, 신경계를 넘나드는 치료를 했다. 위중한 상태의 환자들은 가정방문을 요청하기도 했다. 나를 만나기 위해 환자들이 점점 더 많이 기다려야했다.

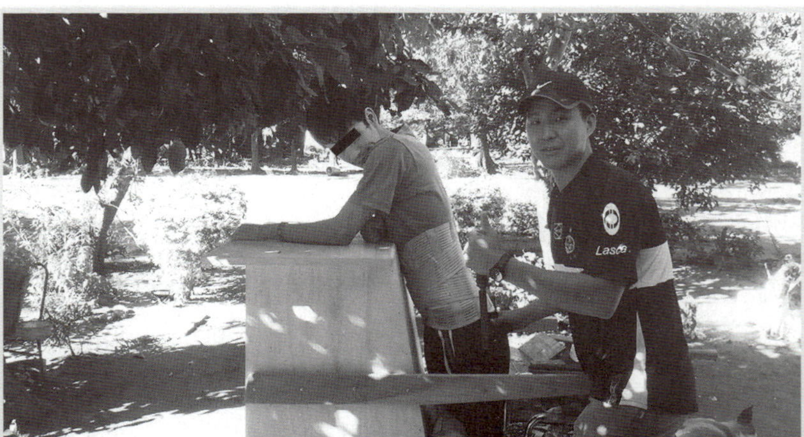

파라과이 척수손상환자를 위한 스탠딩테이블 제작

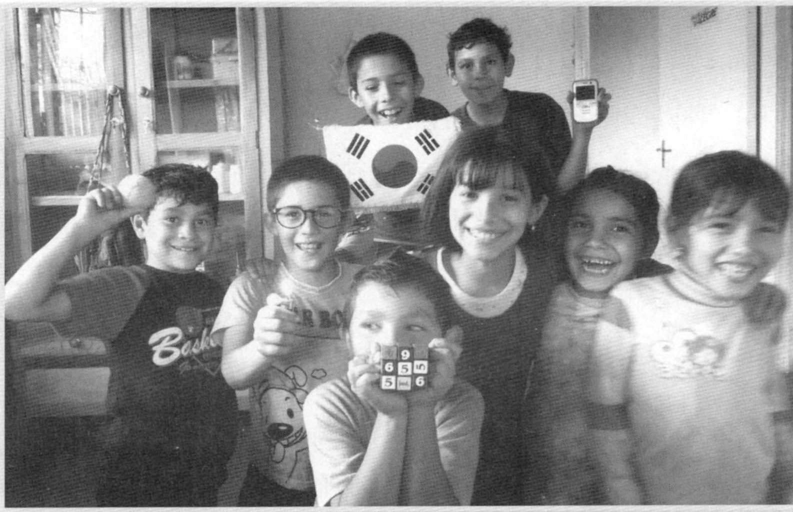

파라과이 동네아이들과 보낸 소중한 시간

그렇게 1년이 지나고 또 다른 1년이 남았을 무렵, 나는 활동의 방향을 수정하기로 했다. 지속 가능성에 대한 오랜 고민의 결과였다. 내가 떠나면 이곳은 내가 오기 전 상태로 돌아갈 것 같았다. 변화를 만들어내고 싶었다. 그래서 교육에 초점을 맞추었다.

생각해낸 방법은 현지 치료사들과 함께 치료를 하는 것이었다. 치료를 하면서 치료에 대한 설명을 했다. 다른 치료사들과 부모님에게 질문을 유도하고 필요한 교육 자료를 제공해주었다. 현지 치료사들은 진작부터 이런 교육을 원했었는지 눈이 반짝거렸고 매일 매일 물어보는 것들이 많았다. 전문 교수가 아니었기에 전달하는 방법이 서툴렀다. 때로는 그림을 그리기도 하고 몸으로 보여주기도 했다. 그들이 정말 이해했는지는 아직도 잘 모르겠다.

시간이 지나자 다른 마을의 치료사들이 우리 치료소를 방문했다. 실습을 하고 싶다고 했다. 쑥스러웠고 부담스러웠지만 환자들이, 치료사들이 좋아하는 모습을 보니 다행이었다. 다른 환자들도 현지치료사들이 잘 한다며 엄지를 치켜들었다. 못하는 것이 아니라 배울 기회가 없었던 것뿐이었다. 내 존재가 느껴지지 않는 병원을 만드는 목표를 조금은 달성한 것 같았다. 그래서 첫 번째 1년보다 두 번째 1년이 나에게는 더 의미가 있었다.

국제개발협력 활동가의 일상

파라과이에서 2년을 지내고 베트남에서 장애아동사업을 했다. 이후 아프리카의 붉은 땅도 밟아보았고 방글라데시에서 버스 범퍼에 매달려 가는 사람들도 보았다. 시간을 조금 돌려 오늘 우리는 볼리비아 4,000m 고산지대로 가본다.

볼리비아 보건부 기획국 회의실이다. 오늘은 일주일간 진행된 사전 조사 일정의 중간보고가 있다. 볼리비아의 보건부 핵심 관계자가 모인자리의 중심에 사업 대표(Project manager)가 있다. 차분히 그가 던지는 한 문장, 한 문장이 사업의 핵심을 관통한다. 보건부 관계자의 질문에 대한 대답도 망설임이 없다. 하루하루 수집된 자료와 직접 보고 들은 내용이 어느새 모두 머릿속에 정리가 되어 있다. 모든 사람이 그의 말에 집중하고 있으며 그의 통찰력에 모두 고개를 끄덕인다.

그의 옆에는 그의 말을 볼리비아 말(스페인어)로 번역해주는 통역사가 있다. 의사 출신의 통역사는 마치 두 언어가 하나인 듯 통역을 넘어 두 언어를 이어주고 있다. 한 마디의 말도 놓치지 않도록 온 신경을 집중하여 가장 어울리는 단어를 찾아낸다. 중요한 자리의 통역이라는 부담감은 그녀의 머릿속에서는 찾을 수 없다. 이 순간 우리는 그녀와 완벽히 연결되어 우리 생각과 미묘한 느낌까지도 전달할 수 있다.

코이카 사무소 부소장이 중간에 슬쩍 들어와 이야기를 시작하자 회의의 흐름이 바뀐다. 조금은 격양되었던 분위기가 이내 차분해지며 정리가 된다. 우리가 상대방에게 들어야 하는 말은 확인을 하고 불리한 내용은 자연스럽게 다른 쪽으로 돌린다. 전체적인 회의를 젊은 그가 주도하고 정리한다. 사업은 그의 머릿속에서 시작되었기에 그는 누구보다 사업에 대해 잘 알고 이해하고 있다. 회의 중에 나오는 그의 웃음과 여유는 바로 이런 연유이다.

진행되는 회의의 모습에 순간 아름다움을 느낀다. 사업을 이끄는 대표로서 해야 하는 역할, 통역사가 해야 하는 역할, 회의의 진행자가 해야 하는 역할 모두 그들이 마땅히 있어야 하는 위치에서 그 역할을 온전히 수행하고 있다. 이 조화로움에 나는 미학적으로 높은 평가를 내린다. 실제로 회의에서 나는 보슬비 내리는 날 바라본 불국사 삼층석탑의 완벽한 조화가 눈앞을 스쳐 지나갔고, 어느 수준 높은 오케스트라의 교향곡 연주가 들리기도 했다.

국제개발을 하는 사람으로서 사람에게 주어진 공평하지 않은 기회와 환경을 자주 마주하게 되고 우리가 해야 할 일은 무엇일까?하는 고민을 하게 된다. 가난한 가정에 태어나 하고 싶은 공부를 포기하는 사람들이 있는 반면, 부유한 가정에서 태어나 아낌없이 많은 것을 누리고 사는 사람들도 있다. 더 많은 부와 혜택을 가지고 태어난 우리는 그것에 대한 책임도 있음을 생각해야 하는데, 나는 그 책임 중의 하나가 각자의 위치에서 역할을 다하는 것이라고 생각한다.

학생이 공부하는 것, 선생님이 학생을 가르치는 것, 의사가 환자를 치료하는 것, 대통령이 나라를 운영하는 것. 근무시간에 근무하고 쉬는 시간에 쉬는 것, 배운 것을 행하고 정해진 규칙을 지키는 것만으로도 세상은 조화롭게 잘 돌아갈 것이다. 가지고 있는 것을 나누는 관대함도 필요하지만, 적어도 자신의 위치에서 해야 하는 역할을 잘 수행하는 것이 나눔의 시작이 될 수도 있을 것 같다.

한국에 돌아가면 회의의 결과를 각 기관의 담당자들과 나누게 된다. 사업을 다음 단계로 진행하기 위한 의견을 모아 하나로 만든다. 정해지지 않은 미래에 대해 토론하며 예측의 가능성을 높인다. 그래도 개발도상국에서는 변수가 많다.

혼란스러운 개도국의 정치 상황으로 현지 담당자가 바뀌는 것은 흔한 일이다. 대통령 선거, 지방선거 이후 담당자 교체를 예상하고 있어야 한다. 폭우, 홍수와 지진 등 천재지변으로 인한 변수도 많다. 의료기자재 운송 중에 폭우로 마을로 통하는 유일한 다리가 끊어지기도 했다. 다리가 건설될 때까지 의료기자재의 창고보관비용이 많이 들었다. 출장에서 만나 사업을 함께하기로 한 현지파트너가 몇 달씩 연락이 안 되기도 한다. 현지의 문화, 정치, 언어를 모두 고려하여 하나의 목표를 향해 달려가는 일은 생각보다 난관이 많다.

해외 출장만 다닐 거라고 생각하는 사람이 있다. 하지만 예산관리, 사업기획, 각종 보고서 등의 업무는 늘 함께 있다. 이 일도 사무직인지라 컴퓨터와 대면하는 시간이 많다. 각종 서류업무에 익숙해져야 한다. 평범하지 않은 직종이라 함께 하는 사람들의 개성도 다양하다. 상대방에 대한 존중을 바탕으로 다양한 개성의 사람과 함께 협력하는 능력이 필요하다. 그리고 당연히 외국어로 소통할 수 있어야 한다.

일이 힘들다고 느낄 때가 있다. 많은 서류업무가 부질없이 느껴지기도 한다. 몇 달씩 공들여 진행한 일이 한순간 무너질 때도 있다. 하지만 우리의 노력으로 수혜를 입을 사람들을 생각하면 힘듦은 반으로 줄어든다. 우리는 회사의 수익을 위해 일하는 것이 아니라 세상의 행복을 위해 일한다. 그것만으로 이 직업은 충분히 매력적이다.

국제개발협력의 전문성

이 직업을 시작하기 위해 필요한 것은 따뜻한 마음이지만 이 일을 잘하기 위해 필요한 것은 전문성이다. 봉사가 아닌 전문가로서의 마음가짐이 필요하다. 개인의 자산을 투자하여 이윤을 창출해주는 은행의 펀드레이저나 자산관리사와 마찬가지다. 우리는 국민의 세금과 시민사회의 후원금을 효과적으로 사용하여 빈곤층의 건강을 개선시키는 전 지구적 이윤을 창출한다. 사업의 성패는 생명과 연관이 되어 있기에 전문가로서의 역량과 책임감은 필수적이다.

전문성은 다시 두 가지로 나뉜다. 학문분야의 전문성(섹터전문성)과 지역전문성(현장전문성)이다. 섹터전문성은 어떠한 학위, 자격증을 가지고 있는가도 중요하지만 지식을 각 나라가 처한 상황에 맞게 적용하는 능력도 요구된다. 보건의료 이외에도 농업, 교통, 건축, 교육과 환경 등 많은 섹터가 있다.

지역전문성은 보통 해당 국가에 체류한 경험, 사업수행 경험을 통해 얻은 정치 문화, 환경 지식의 정도를 말한다. 지역전문가는 보통 해당 국가의 언어를 구사하며, 풍부한 인적 네트워크를 보유하고 있다. 지역적으로 구분한다면 아프리카, 남미, 동남아시아, 서아시아와 CIS 국가로 나눌 수 있다.

섹터전문성과 지역전문성을 모두 갖추기는 어렵다. 그래서 나처럼 섹터전문성(보건의료)을 바탕으로 다양한 지역에서 사업을 하기도 한다.

혹은 해당 지역 사업만 찾아서 활동하는 지역전문가도 있다. 섹터전문성을 가진 사람은 언어나 문화에 익숙한 지역전문가의 도움이 필요하고, 지역전문가 역시 사업의 깊이를 위해 섹터전문과와의 협업이 필요하다. 하지만 앞에서도 강조했듯 부족한 전문성을 보완하기 위해 관련 지식과 경험을 꾸준히 쌓는 노력은 늘 병행되어야 한다.

마무리하며

왜 그렇게 힘든 일을 하느냐고 묻는 사람들이 있다. 병원에서 물리치료사로 일하는 것이 더 편하지 않으냐고 말한다. 종교적인 이유가 있냐고 물어보기도 한다.

일하다 가끔 눈을 감는다. 눈을 감으면 나는 내가 살았던 파라과이의 동네를 자세히 그릴 수 있다. 내 앞집의 할머니는 출근할 때마다 나에게 볼 인사를 해주었었다. 새벽안개 낀 베트남의 시골마을도 자전거로 타고 지나가볼 수 있다. 이른 새벽부터 시장에는 다양한 전통 음식을 팔았다. 내가 지나간 모든 곳, 내가 만난 모든 사람들이 내 마음속에 있다. 그래서 잘 지치지 않는다. 월요일 출근길 발걸음이 가볍다. 나에게 국제개발협력은 내가 가장 잘 할 수 있는 일이다.

운이 좋게 나는 나의 일을 찾았다. 열정을 가지고 일할 수 있는 것은 행복한 일이다. 이 글을 읽는 이들도 그런 일을 찾기를 바란다. 그리고 오늘 내가 소개한 국제개발협력이 다른 길을 찾는 물리치료사들에게 또 다른 선택지가 될 수 있기를 바란다.

5

순간에 최선을 다하는 삶

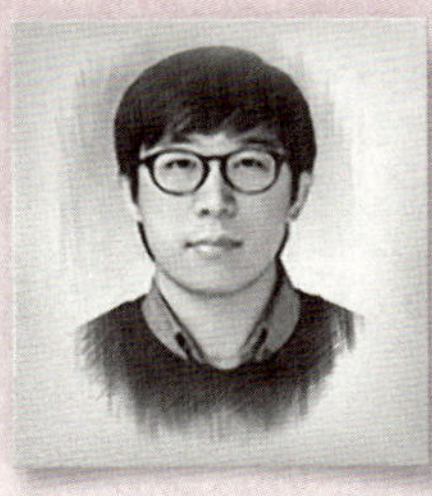

이재진

부산가톨릭대학교 물리치료학과를 졸업하고 장애인복지관에서 물리치료사로 근무하였고, 연세대학교 물리치료학과에 석사과정을 하면서 장애아동 체력증진실에서 트레이너로 일하며, 체간중심 안정성 향상을 위한 운동방법비교를 주제로 석사학위를 받고, 2014년 국립재활원 재활연구소에서 연구원으로 근무하였다. 2016년 미국텍사스주립대학에서 운동학 전공으로 박사과정 재학 중이며, 대학과 델어린이병원에서 뇌신호 분석을 통한 시청각자극 인지와 동작 수행에 관한 연구를 진행 중이다.

물리치료사의 꿈을 안고서: 대학생활

2004년 내가 대학생활을 시작할 당시는 독거노인과 관련된 문제들이 사회적 이슈였다. 몸도 아픈데 혼자라니 얼마나 쓸쓸하고 마음이 힘들까? 소외된 이웃들의 아픈 마음까지 만져줄 수 있는 치료사가 되겠다는 다짐으로 물리치료학과에 입학하였다. 하지만 나의 마음과는 달리 대학생활은 쉽지 않았다. 대학은 수강신청부터 출석까지 모든 것을 스스로가 해결해야 하는 자유가 주어지지만, 한 번도 스스로의 삶을 살아본 적이 없었던 내게 대학은 낯설고 어려운 곳이었다. 결국 1학년 두 학기는 내가 살면서 받았던 가장 낮은 성적을 받았다. 군대를 다녀와 2학년으로 복학했을 때 대학은 스스로 필요하다고 생각하는 만큼의 공부를 찾아서 하는 곳이라는 것을 알게 되었고, 수업을 마치면 저녁까지 매일 그날의 수업을 복습하는 습관을 들여 그 이후로는 계속 좋은 성적을 유지할 수 있었다.

대학생활 내내 꾸준히 했던 것이 봉사동아리 활동이다. 봉사활동을 통해 보육시설에서 지내는 장애인들, 집에서 생활하시지만 경제적 형편이 좋지 못해서 또는 신체가 불편해서 바깥출입을 못하시는 분들을 만날 수 있었다. 이분들을 만나면서 장애가 책에서만 존재하는 것이 아니라, 실제로 우리 주변의 이웃들이 겪고 있는 어려움이라는 인식을 갖게 되었다. 나의 작은 친절에도 감사해 하는 그분들의 모습을 보면서 봉사를 계속 할 수 있는 힘을 얻었고, '환자의 마음까지 만져줄 줄 아는 치료사가 되자'는 다짐을 대학생활 내내 간직할 수 있었다.

석사과정과 박사과정 진학: 근본적인 질문 해결을 위해

물리치료학과를 졸업 후 장애인복지관에 물리치료사로 취직을 했다. 이곳에서 주로 성인 신경계 환자들의 치료를 맡았지만 치료경험이 없었기 때문에 이분들의 상태를 호전시키기 위해서 어떤 운동을 몇 번 시키는 것이 가장 좋을지, 내가 지금 시키고 있는 운동이 정말 이분들의 상태를 호전시키는데 도움이 되는 것인지를 항상 고민하게 되었다. 그러한 고민은 인체의 움직임에 대한 근본적인 질문으로 이어졌고, 스스로 그 질문에 대한 답을 찾아보기 위해 대학원 진학을 결정하게 되었다.

2011년 가을, 연세대학교 물리치료학과 대학원 석사과정에 입학하게 되었다. 대학원 기간은 나의 삶에서 가장 바쁘게 살았던 시기였지만, 또 그만큼 많은 것을 배울 수 있었던 의미 있는 시간이었다. 입학 당시 우리 연구실(movement healing lab)에서는 '뇌손상 환자의 상 · 하지기능 향상을 위한 특수근력강화훈련 시스템 및 로봇보조기 개발' 연구 과제를 수행하고 있었다. 연구 과제에 참여하면서 인체의 움직임을 측정하는 실험을 직접 해볼 수 있었고, 다른 전문가들과 협력하여 업무를 진행하는 방법도 배울 수 있었다.

무엇보다 대학원 생활 동안의 가장 큰 소득은 연구하는 법을 배웠다는 것이다. 이미 밝혀진 연구 결과(지식)를 수동적으로 습득하는 학부과정과 다르게, 대학원은 기존에 알려지지 않은 또는 기존의 지식으로 설명되지 않는 현상을 설명하기 위해 가설을 세우고 실험을 하여 새로운 연구 결과를 생산해 내는 과정인 연구를 훈련하는 곳이다. 석사과정 지도교수이신 유승현 교수님으로부터 이런 훈련을 받을 수 있었고, 2013년 처음으로 뇌성마비 환자의 뇌파와 혈류역학반응(hemodynamic response)을 비교한 연구로 국제학술지에 논문을 게재할 수 있었다. 또한 지도교수님은 연세대학교 사회교육개발원의 장애아동체력증진실을 운영하고 있어서, 그곳에서 트레이너로 일하면서 연구뿐만 아니라 장애아동들의 동작을 관찰하고, 체력과 움직임 향상을 위한 실질적인 고민도 할 수 있었다. 이러한 경험은 자세조절에서의 체간 안정성 유지의 중요성에 대한 인식으로 이어졌고, 'Differential Effect of Abdominal Drawing–in Maneuver, Abdominal Bracing, and Dynamic Neuromuscular Stabilization on Core Stability and Motor Control in Adults With Core Instability'라는 주제로 석사학위를 받았다.

졸업을 앞두고 운이 좋게도 국립재활원 재활연구소에 연구원으로 취직하게 되었다. 국립재활원 임상재활연구과에서 '개발된 운전인지 평가도구의 효율성과 개선에 관한연구' 과제에 참여하였다. 이 연구과제에서 나의 주 업무는 뇌손상 환자의 운전과 관련된 인지기능을 평가하는 것이었다. 이 연구를 하면서 감각정보의 인지와 동작수행에 관심을 가지게 되었고, 관련된 연구를 할 수 있는 박사과정 대학원을 찾던 중 2016년 가을에 미국 텍사스 주립대학의 운동학 전공 박사(PhD)과정에 입학하게 되었다.

지금부터는 미국 대학원 진학에 관심이 있는 동료 물리치료사들에게 참고가 되었으면 하는 바람으로 미국대학 박사과정에 입학했던 과정을 정리하였다. 내용상 박사과정 진학에 대한 글이지만, 석사과정 또는 석박사 통합과정 지원도 박사과정 지원과 동일하다.

미국 대학원 진학

1. 마음의 준비

미국 대학원 진학을 마음먹었을 때, 주변 교수님들로부터 자주 들었던 말씀이 있다. '해외에서 대학원 생활을 하는 것은 정말 쉽지 않다. 중간에 돌아오는 사람도 제법 많으니 마음을 단단히 먹고 가야 한다.' 하지만 나는 누구보다 의지가 강한 사람이고, 연구에 대한 열정도 컸기 때문에 어떤 어려움도 충분히 감당할 수 있을 거라고 믿었다. 하지만 미국에 와보니 의지와 열정만으로 감당하기 힘든 어려움들이 있었다.

부끄러운 이야기이지만, 내가 영어를 이렇게 못하는 줄 몰랐다. 영어를 시험으로만 공부했지 외국인과 대화할 기회는 많지 않았기 때문이다.

무엇보다 듣고 말하는데 어려움이 컸다. 교수님들과 미팅이 있을 때마다 영어를 알아듣지 못해서 부끄러운 일이 생기지 않을까 항상 마음을 졸였다. 수업시간에는 교수님 말씀을 잘못 알아듣고 엉뚱한 숙제를 해간 적도 있었다. 이렇게 영어가 힘든 상황에서 영어를 써야 하는 모든 순간이 나에게는 큰 스트레스였다. 둘째는 새로운 연구 장비의 사용이다. 박사과정을 시작하면서 magnetoencephalography(MEG)라는 새로운 장비를 사용하게 되었는데, MEG는 지구자기장에도 영향을 받는 섬세한 장비이고 병원에서 환자를 대상으로 사용하는 장비이다. 그렇기 때문에 장비 사용법을 정확하게 배워서 실수가 없어야 한다. 또한 MEG를 이용해 연구를 하기 위해서는 프로그래밍과 데이터 분석방법도 배워야 하는데, 이 모든 것을 배우고 익숙해지기까지의 과정이 힘들었고 시간도 오래 걸렸다. 마지막으로 혼자 지내야 하는 생활이다. 미국은 지리적으로 한국과 멀리 떨어져 있어서 가족과 친구를 만나기 어렵다. 어려움이 있을 때 위로가 될 수 있는 가족, 친구들과 떨어져 있다는 것이 나에게 심리적으로 견디기 힘든 어려움이었다.

주변에 있는 한국인 대학원생들을 만나보면 구체적인 상황은 다르지만 결국 비슷한 이유인 언어, 새로운 연구 환경, 가족과 떨어진 삶으로부터 저마다의 어려움을 겪고 있었다. 대학원생들이 겪는 또 한 가지 어려움으로는 지도교수님과의 관계가 있다. 지도교수님은 대학원 생활 동안 가장 많은 시간을 함께 보내는 분이면서 학문적으로도 깊은 관계를 맺게 된다. 간혹 지도교수님과의 관계에서 어려움을 느끼는 대학원생들의 이야기를 듣게 되는데, 유학생활의 가장 큰 어려움은 아마도 지도교수님과의 관계에서 오는 문제가 아닐까 생각된다.

모든 대학원생이 힘든 생활을 하는 것은 아니고, 오히려 미국에서의 대학원 생활에 큰 만족감을 느끼는 학생들도 있다. 하지만 주변에서 대학원 생활의 어려움을 호소하는 학생들을 쉽게 볼 수 있고, 그중에는 도중에 학업을 포기하는 경우도 있었다. 나 역시 수업을 잘 이해 못하거나 원하는 만큼 연구실적을 내지 못할 때는 스스로가 한없이 작아 보이고 대학원 생활이 견디기 힘들게 느껴질 때가 있었다. 아마도 이런 상황을 견디지 못해서 학업을 포기하게 되는 것은 아닐까 하는 생각이 든다. 만약 미국 대학원 진학에 관심이 있다면, 나의 이야기를 참고해서 미국 대학원에서 겪을 수 있는 어려운 상황에 대한 마음의 준비를 충분히 해야 할 것이다.

2. 영어 준비

미국 대학원 진학을 위해서는 iBT와 GRE 두 가지 영어 성적이 필요하다. 2015년과 2016년에 내가 지원했던 박사 프로그램을 기준으로 설명을 드리면, 학교마다 편차는 있었지만 대략 iBT의 경우 85~100점 사이의 점수를 요구했고, GRE의 경우 verbal과 quantitative section의 점수가 각 150점 이상(총점 300~310점)을 요구했다. GRE의 쓰기의 경우 최소 점수가 없었다.

나는 영어점수를 준비하기 위해 국립재활원에서 연구원으로 근무할 당시 일을 마치고 저녁시간마다 영어 학원을 다녔다. iBT학원을 두 달, GRE학원을 두 달 정도 다녔다. 하지만 원하는 수준의 점수가 나오지 않았고, 학원에서도 같은 내용을 계속 반복하는 것 같아서 학원을 그만두고 혼자서 학원에서 준 자료를 가지고 일 년 넘게 영어시험을 준비하고야 원하는 점수를 얻게 되었다.

대학원에 합격하고 미국에서 만난 유학생들 이야기를 들어보면 나처럼 일 년 넘게 영어 시험을 준비한 경우는 드문 것 같다. 아마 자신의 영어수준에 따라서 준비 시간이 단축될 수도 길어질 수도 있을 것 같다. 본인이 주변 사람들보다 영어점수가 잘 안 나온다고 해서 조급해하지 말기 바라며, 영어에 자신이 없다면 좀 더 일찍 준비하면 될 것 같다.

3. 연구실 찾기

준비가 되었다면 지원서를 제출해야 한다. 수많은 학교 중에서 어디에 지원을 해야 할까? 우선 나는 미국에 어떤 학교가 있는지 몰라서 미국 대학교 순위를 검색했다. 참고로, 대학교 순위는 객관적 지표가 아니며 미국에 대학교의 수가 너무 많아서 지원할 학교의 수를 줄이기 위한 목적으로 이용하였다. 검색된 학교에서 50위 안에 드는 학교를 모아 목록을 만들고, 또 전공별 대학 순위에서 'physical therapy'와 'kinesiology' 순위가 10위 안에 드는 학교의 목록을 만들었다.

그 다음은 조사된 목록의 학교 홈페이지에 들어가서 내 연구 주제와 관련된 전공이 있는지 찾아봤다. 참고로 미국에는 물리치료학과 박사학위과정이 없다. 간혹 DPT(Doctor of Physical Therapy)와 PhD를 혼동하는 경우가 있는데, DPT 대학원은 학부 졸업 후에 물리치료사가 되기 위해 입학하는 곳이다. 따라서 연구자의 길을 원한다면 내가 관심이 있는 연구주제로 연구를 할 수 있는 박사(PhD) 과정을 찾아야 한다.

예를 들면, 나의 연구관심은 감각정보의 인지와 동작수행이고, 운동학, 심리학, 신경과학과 관련이 있다. 따라서 위에서 검색한 학교 목록에서 Kinesiology, Psychology, Neuroscience 또는 관련된 전공이 있는지를 찾아보고 있다면, 전공 홈페이지로 들어가서 어떤 교수님들이 있는지, 교수님들이 어떤 연구에 관심이 있는지를 찾아보았다. 현재 교수님이 진행 중인 연구 과제를 찾아보거나 최근 몇 년간의 연구 논문을 읽어보면서 교수의 연구 관심분야를 확인했다. 이렇게 해서 나의 연구 관심과

대학원 준비과정에서 작성한 표의 예시

학교	교수님 성함	이메일 주소	원서 마감일	영어 점수	기타
University of Texas at Austin	Dr. –	–	December 15	GRE: – iBT: –	학교 방문 예정 (2016년 2월)
Washington University in St. Louis	Dr. –	–	December 1	GRE: – iBT: –	Skype interview 예정
University of Michigan	Dr. –	–	January 15	GRE: – iBT: –	이번학기 자리 없음
Northwestern University	Dr. –	–	December1	GRE: – iBT: –	Skype interview 예정

관련이 있는 연구를 하는 교수님의 목록을 만들고, 추가로 대학원 지원 자격과 지원서 마감기간 등의 정보를 조사해서 표를 만들었다.

4. 교수님께 메일 보내기

지원하고자 하는 학교와 교수님(연구실)이 정해졌다면, 이메일을 보내서 내가 지원해도 괜찮을지 물어보는 것이 좋다. 박사과정은 연구실에서 필요한 인원에 따라 대학원생을 모집하기 때문에 내가 관심 있는 연구실에서 대학원생 모집 계획이 없다면, 지원 자체가 무의미하기 때문이다.

미국은 8월경에 입학을 하며, 지원서는 빠르면 전해 11월 초, 늦으면 당해 2월 중순까지 받는다. 지원서 작성에 걸리는 시간과 교수님과 메일 주고받는 기간을 고려해봤을 때 늦어도 7~8월경에는 학교 조사를 마치고 담당교수에게 연락을 하는 것이 좋다. 교수님에게 메일을 보낼 때 정해진 방법이 있는 것은 아니지만, 나는 간략한 본인 소개(전공, 현재 직장, 연구 관심)를 하고, 교수님이 현재 어떤 연구를 진행 중인지, 이번 학기에 대학원생을 뽑을 계획이 있는지를 물어 보았다.

대학원 입학은 학교에서 정해진 기준을 넘기는 것뿐만 아니라 교수님이 원하시는 기준을 넘기는 것도 중요하다. 2015년에는 미시간대학에 지원을 했었는데, 학교에서 요구하는 조건을 모두 충족시켰음에도 불합격했다. 나중에 교수님께서 나의 영어점수가 너무 낮아서 합격시켜 줄 수 없다는 메일을 보내주었다. 대학원은 교수님과 함께 연구를 진행하는 곳이라서 학교 기준과 별개로 교수님만의 기준이 있을 수 있으므로 내가 그 기준을 넘어서는지 확인하는 것이 좋다.

나의 석사 지도교수님은 미국대학에서 강의를 하다 한국에 오신 분이다. 그분은, 미국 대학원에 지원할 때는 그 교수님의 연구실에서 꼭 연구를 하고 싶다는 열정을 보이는 것이 중요하다고 하였다. 또 연구실을 반드시 직접 방문해서 지도교수님을 만나보고, 연구실 분위기도 살펴보고 입학을 결정하라는 조언도 하였다. 다행히 2016년 미국 애너하임에서 열리는 CSM이라는 학회에 연구발표 차 참여하게 되어 있었고, 2016년 지원 때는 지원한 학교의 교수님들을 학회에서 만나거나 그분들의 연구실을 직접 찾아갈 수 있었다.

참고로 대학원에 따라서 실험실돌기(laboratory rotation)를 시행하는 곳도 있다. 이런 곳에서는 대학원 전체에서 특정 수의 대학원생을 모집하고, 첫 학기 동안은 대학원생들이 여러 연구실을 돌아보고 경험할 수 있게 한 다음, 학기말에 자신이 연구하고 싶은 연구실을 선택하도록 한다. 이런 대학원이라면, 교수님에게 메일을 보내지 않고 지원해도 괜찮다.

5. 지원서 제출

대학원 지원은 학교 홈페이지에 들어가면 지원서 제출 웹페이지가 있는데, 거기서 자신의 이름과 연락처, 주소, 학력사항 등의 정보를 입력하고 자기소개서(statement of purpose, personal statement) 파일을 업로드하여 온라인으로 하면 된다. 추천서도 필요한데, 추천서를 써주실 분들의 성함과 연락처를 입력하면 그분께 추천서를 요청하는 이메일이 전송된다. 보통 세 분의 추천서가 필요한데, 자신을 가까이서 지켜봐 주신 분들께 요청하는 것이 좋다. 나의 경우 학부 때 학과 봉사 동아리 활동을 같이 하면서 지도해주신 교수님, 석사 지도교수님, 국립재활원에서 직속 상사이셨던 연구사님께 부탁을 드렸고, 모두 정말 감사하게도 바쁘신 중에도 흔쾌히 추천서를 작성해 주셨다. 성적표와 졸업증명서 같은 서류도 미국으로 보내야 하는데, 주의해야 할 점은 기관(학교, ETS)에서 미국으로 직접 보내야 한다는 것이다. 따라서 자신이 졸업한 학교에 실링 처리한 영문성적표와 영문졸업증명서를 미국 주소로 직접 보내달라고 요청해야 하며, 영어성적은 ETS 웹페이지에서 미국학교로 직접 보낼 수 있다.

나는 첫 지원서 제출 때 한 달 조금 넘게 걸렸고, 대부분의 시간을 자기소개서 작성에 보냈다. 추천서는 미리 추천서를 받을 분들께 연락을 드리고 이메일을 수시로 확인할 수 있도록 부탁드리는 것이 좋다. 성적표와 졸업증명서는 한국에서 보내면 3~4일 정도면 미국 학교에 도착하고 영어 성적은 약 2주 가량 걸렸던 것 같다. 하지만 여러 가지 이유로 배송이 지연되거나 간혹 배송이 되지 않아 다시 보내야 할 경우가 있으므로 서류 제출은 가능한 빨리 하는 것이 좋다.

6. 인터뷰

2015년에는 두 학교에 지원했었는데 모두 불합격 통보를 받았다. 교수님이 영어점수가 부족하다는 답을 해주셔서 2016년 지원 때는 iBT 점수를 좀 더 올린 다음 지원서를 제출했더니 지원서를 제출한 모든 대학에서 인터뷰 요청이 있었다. 가장 먼저 인터뷰했던 두 학교는 노스웨스턴대학교와 세인트루이스의 워싱턴대학교였다. 그때는 한국에 있었던 때라 스카이프를 통해 인터뷰를 했다. 두 학교 교수님 모두 왜 박사를 하려고 하는가, 왜 우리 학교에 오려고 하는가, 그동안 어떤 연구를 했으며, 지금의 연구 관심은 무엇인가, 졸업 후 진로와 목표는 어떻게 되는가를 물으셨다. 나도, 교수님이 어떤 연구를 진행 중이신지, 경제적 지원은 어느 정도 가능한지를 질문했다(대부분의 박사학생은 등록금을 면제받고 현지에서 생활 가능할 정도의 급여를 받는다). 노스웨스턴대학의 교수님은 초음파 영상을 연구에 쓰시는 분이었는데, 나도 초음파를 사용하여 근육활성과 횡격막 움직임을 측정한 연구를 했다는 말씀을 드렸더니, 합격에 긍정적인 대답을 하여서 합격을 확신하게 되었다. 하지만 두 학교 모두 불합격 통보를 받게 되었고, 올해도 입학을 못하게 되는 것은 아닌가 하는 불안한 마음이 들었다.

2월이 되어서는 미국 애너하임에서 열리는 CSM이라는 학회에 참석하여 델라웨어대학과 보스톤대학 교수님을 만날 수 있었다. 델라웨어대학의 교수님과는 꽤 오랜 시간 대화를 나누었고 교수님께서 연구실에 초대해 주셔서 학회를 마치고 연구실을 방문할 수 있었다. 이 대학은 물리치료전공자와 의공학전공자가 같은 건물에서 연구를 공동으로 진행하고 있었다. 그래서 두 전공자가 서로의 장점을 살려서 연구할 수 있는 환경이 갖추어져 있다는 점에서 인상 깊었고, 별개의 모션캡쳐 시스템(Vicon)이 설치된 4개 방들을 개방하여 수 십대의 카메라로 트랙을 달리는 사람의 동작을 측정할 수 있는 실험장비의 규모도 인상 깊었다. 여기는 생역학 연구를 하기에는 최상의 환경을 갖춘 연구실이라는 인상을 받았다. 하지만 나의 연구주제와 방향이 달라서 지원서를 제출하지는 않았다.

학회를 마친 뒤 택사스어스틴대학의 교수님과도 인터뷰를 하였다. 교수님께서는 나의 연구 주제를 들으시고는, 원하면 MEG를 이용하여 심리학과 교수님과 공동연구를 진행할 수 있다고 말씀하면서, 심리학과 교수님이면서 델어린이 병원에서 임상 MEG 전문가로 일하시는 박사님을 소개시켜 주셨다. 연구실 방문 후 이 장치를 사용한 뇌 연구의 가능성을 알게 되어 기뻤고 이곳에서 박사과정을 하고 싶다는 마음이 생겼다.

미국에 있는 동안 미네소타대학의 교수님에게도 인터뷰 요청이 왔다. 감사하게도 머무를 수 있는 호텔을 제공해 준다고 하여 학교가 있는 미네아폴리스로 가서 며칠간 지낼 수 있었다. 그동안 학교를 방문하고, 연구실에서 어떤 연구가 진행되고 있는지 소개받고, 동료 대학원생들과도 시간을 보낼 수 있었다. 이곳 교수님은 여러 연구 과제를 수행 중이었는데, 나의 연구관심과 방향도 비슷하고, 한국에서 사용했던 장비를 그대로 사용하고 있어서 여기서의 연구는 잘 진행해 나갈 자신이 있었다. 교수님도 나의 입학에 긍정적이었다. 3월경에 택사스어스틴과 미네소타 두 학교에서 합격 소식을 받았고, 고민 끝에 MEG를 사용한 뇌 연구를 할 수 있는 택사스어스틴에 입학을 결정하게 되었다.

여기까지가 나의 대학원 진학 과정이다. 주변 사람들을 예로 들면, 학회 참석을 통해 자신과 비슷한 주제로 연구를 하는 교수님을 만나서 그분의 연구실에 들어간 경우도 있었고, 해외에서 학위과정 중인 선배를 통해 연구실을 소개받아 대학원을 들어간 경우도 있었다. 대학원 입학 방법은 정해진 방법이 있는 것이 아니기에 다양한 가능성을 열어두고 준비하면 좋을 것 같다.

미국 대학원 학교생활

택사스어스틴대학은 1883년 텍사스 주의 주도 오스틴에 설립된 공립대학교이다. 위도 상으로 한국보다 남쪽에 위치해 있어서 여름에는 덥고, 겨울에는 비교적 포근한 편이다.

우리 연구실 운동발달과 인지실험실(Developmental Motor & Cognition Lab)은 일생 동안 일어나는 자세조절과 동작조절의 변화를 역학적 측면과 신경활성 측면에서 연구하고 있다. 나의 연구 관심은 자세와 동작의 조절과 관련된 뇌의(자극 인지와 동작명령의 생성과정) 기능을 탐구하는 것이다. 지도교수이신 Jody L Jensen 박사님은 심리학과 교수이면서 델어린이 병원에서 Paul Ferrari 박사님과 함께 뇌 연구를 하고 있었는데, 입학 후 나도 그분들의 연구에 참여하게 되었다.

MEG는 뇌의 전기적 신경활동을 측정하는 electroencephalography (EEG)와 비슷하지만, 전기적 신경활동으로 생성되는 자기장의 변화를

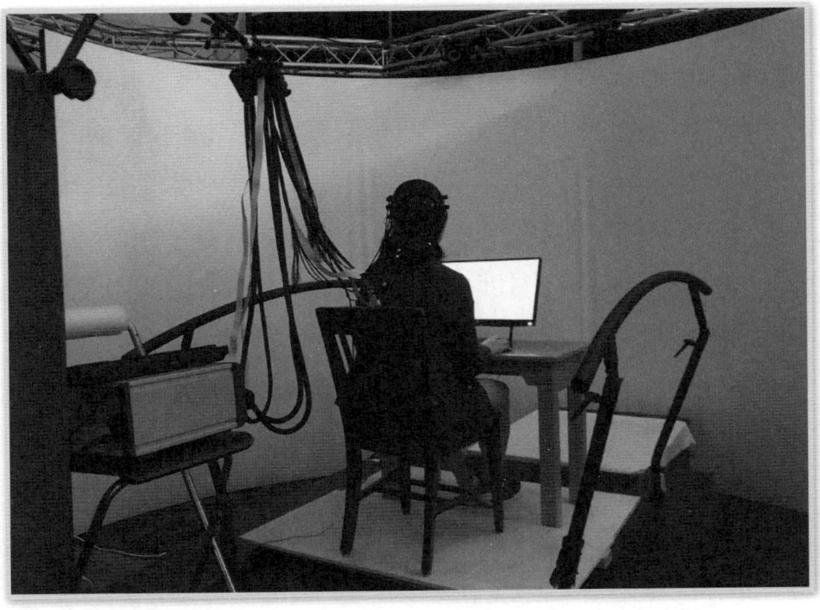

학교 연구실에서 fNIRS 실험

감지하는 방식으로 뇌 활성을 측정한다. 따라서 뇌와 측정전극 사이의 전기전도성에 영향을 받는 EEG와는 달리 MEG는 전기전도성에 영향을 받지 않기 때문에 좀 더 정확한 신호의 위치를 측정할 수 있다는 장점이 있다. 하지만 액체헬륨을 사용하기 때문에 유지비가 비싸고 관리가 어려워 세계적으로 MEG를 사용하는 병원 또는 연구실의 수가 제한적이다.

나는 캠퍼스의 연구실과 MEG가 있는 델어린이 병원의 연구실을 오가며 연구를 하고 있다. 캠퍼스 연구실은 풋볼 경기장 건물 5층에 있으며 저는 이곳에서 주로 functional near-infrared spectroscopy(fNIRS)를 이용한 실험을 하고 있다. 델어린이 병원은 학교에서 차로 15분 정도 떨어진 곳에 위치해 있으며, 이곳에서는 주로 MEG를 이용한 실험을 하고 있다.

내가 진행하고 있는 첫 번째 연구는 시각정보를 통한 동작명령의 생성(visuomotor transformation)과정을 MEG 측정 데이터를 통해 연구하는 것이며, MEG는 millisecond 단위의 짧은 시간 동안의 뇌 활성 측정이 가능하다. 따라서 시각자극을 인지하고 동작명령을 생성해 내는 짧은 시간 사이의 뇌 활성을 분석하여, 시각정보의 인지가 동작 명령으로 바뀌는 과정에 대해 연구하고 있다.

두 번째 연구는 청각자극의 인지와 관련된 연구이다. 뇌의 청각영역은 운동영역의 활성과도 관련이 있어, 청각자극에 대한 뇌의 반응을 이해하는 것은 운동조절 능력 향상을 위한 청각자극의 활용과 관련된 연구에도 적용될 수 있다. 현재 진행하고 있는 실험은 MEG와 fNIRS를 이용하여 뇌의 청각자극 인지과정에서의 뇌파활성과 혈류역학적 변화를 측정하는 것이다. fNIRS는 근적외선이 생체조직에서 흡수-반사되는 정도를 측정하여 뇌혈류 속 산소헤모글로빈의 양을 측정하여 뇌의 활성을 간접적으

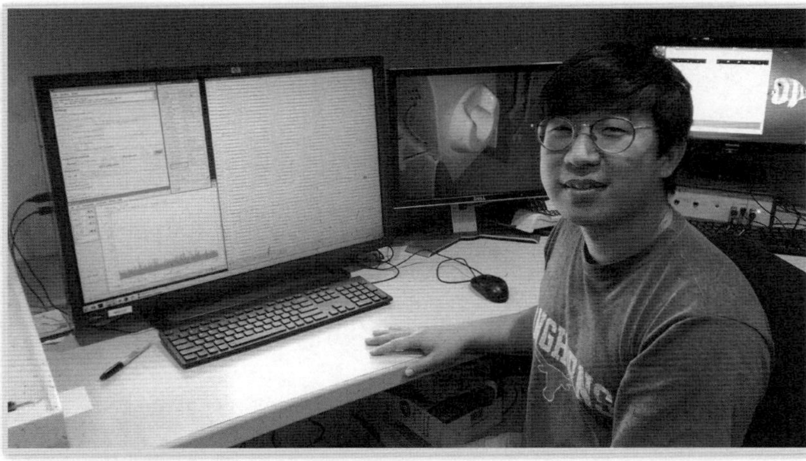

병원 연구실에서 MEG 실험

로 측정하는 장비이다. fNIRS는 뇌의 혈류역학적 변화를 측정한다는 점에서는 fMRI와 비슷하지만, 소음이 없고 착용한 상태로 움직임이 가능하다는 점에서 활용도가 큰 장비이다. 하지만 아직까지는 fNIRS를 이용한 소리자극 반응에 대한 연구는 부족한 편이다. 나는 실험에서 다양한 종류의 소리자극에 반응하는 뇌 활성을 MEG와 fNIRS로 측정하여, fNIRS에서 측정된 혈류역학적 신호가 각기 다른 소리자극의 특성을 반영하는지, 또 MEG에서 측정된 뇌파활성과는 어떤 관련성이 있는지를 연구하고 있다.

위의 두 연구를 마치면, 시각 또는 청각 자극에 반응하여 동작을 만들어 내는 과정에서의 감각영역(시각 또는 청각)과 운동영역간의 기능적 연결성을 측정하고, 기능적 연결성과 동작반응 간의 관련성에 대한 연구를 진행할 예정이다.

연구가 대학원 생활에서 가장 큰 비중을 차지하기는 하지만, 수업을 듣고 강의 조교일을 하는 것도 대학원 생활의 일부이다. 주로 학기당 2~3과목 정도의 수업을 듣는데, 강의가 영어로 진행된다는 점만 빼면 한국에서의 수업과 비슷하다. 강의 조교는 현재 생리학실험 조교를 맡고 있어서, 일주일에 하루는 학부생들과 함께 생리학관련 실험을 함께 하며 실험 보고서 쓰는 방법을 알려주고 있다. 강의조교를 하는 날은 오후 1시부터 9시까지 쉬는 시간 없이 실험을 해야 해서 힘이 들기는 하지만 학생들이 모두 착하고 친절해서 대학원 생활에서 가장 재미있는 시간이기도 하다.

연구자의 꿈을 키우는 후배들에게

처음 미국 박사과정을 마음먹었을 때만 해도 내가 과연 합격할 수 있을까 하는 불안감이 컸는데, 어느덧 미국에 온지 3년의 시간이 흘렀다. 준비하면서 스스로가 미국 대학원에 입학할 만큼의 자격이 될까 하는 막연한 의심이 있었다. 하지만 입학하고 동료 대학원생들을 만나 보니 내가 그들보다 부족함이 없다는 것을 알게 되었고, 한국에서 배웠던 것들이 여기서도 충분히 인정받는다는 것을 알게 되었다. 무엇보다 한국의 대학원과정이 결코 미국 대학원과정에 비해 부족함이 없다는 것을 알게 되었다.

연구자가 되는 길은 삶의 많은 것들을 포기해야 하는 것 같다. 새로운 지식과 기술을 습득하기 위해 끊임없이 공부해야 하고 늦은 시간까지 연구논문과 과제 제안서도 써야 한다. 또한 힘들게 얻은 학위가 결코 행복한 삶을 보장하는 것도 아니다. 하지만 알려지지 않은 사실에 대해 자신만의 가설을 세우고 그것을 검증해 나가는 과정은 흥미롭고, 새로운 연구결과가 내 손에서 탄생하였을 때의 기쁨은 연구자만이 느낄 수 있는 보람인 것 같다. 이 글을 읽는 여러분들께서도 연구자의 꿈이 있다면 자신감을 갖고 한번 도전해보기 바라는 마음이다.

Chapter 5

물리치료 환자와 가족을 위한 추천도서

추천도서 목록

- 뇌졸중과 뇌손상 치료를 위한 추천도서
- 파킨슨병 치료를 위한 추천도서
- 치매 관리를 위한 추천도서
- 근골격계 통증치료를 위한 추천도서
- 림프부종치료를 위한 추천도서
- 발달장애아 치료를 위한 추천도서
- 환자와 가족의 권리를 위한 추천도서

물리치료 환자와 가족을 위한 추천도서

안소윤

이 세상을 살면서 우리는 누구나 아플 수 있고, 사고 한 번에 장애를 갖게 되거나, 일시적으로 환자가 될 수 있다. 어떤 병명으로라도 환자가 되면 가장 중요한 것이 '나는 안 돼!'라며 포기하거나, '이만하면 됐어!'라며 스스로 만족하지 않고 회복을 위한 방법을 찾아야 한다. 의사와 물리치료사, 재활 팀이 열심히 치료해 준다고 하여도 하루 종일 내 몸을 회복시키기 위한 노력은 환자가 스스로 해야 할 것이다. 정말 어려운 주문이겠지만, 가장 좋은 것은 생활이 곧 치료가 되는 것이다. 추천하는 책 속에는 열심히 노력하여 질병을 이겨낸 이들의 놀라운 경험과 이 분야 전문가들의 조언이 가득하다. 5장에서는 분야별로 물리치료 환자와 가족이 함께 읽으면 도움이 될만한 책을 소개한다.

뇌졸중과 뇌손상 치료를 위한 추천도서

『뇌졸중 거뜬히 회복하기』 피터 레빈 지음, 꿈꿀자유

미국 물리치료사가 물리치료실에서 환자를 치료하며 쓴 뇌졸중 회복서로 놀라운 비밀을 알려준다. 뇌졸중에 대해 환자들이 가장 궁금해 하는 것

은 어떻게 해야 보다 빨리, 보다 완벽하게 회복할까?일 것이다. 뇌는 한 번 다치면 회복이 안 된다고 믿었지만, 최근 많은 연구는 뇌손상 후라도 끊임없는 반복연습을 통해 어떤 일이든 할 수 있다는 것을 밝혀냈다. 환자 스스로 동기를 부여하는 방법과 운동 프로그램을 효과적으로 짜기, 병원이나 치료사를 최대한 이용하여 더 빨리 회복하는 요령은 물론, 거울치료, 노래하듯 말하기, 게임을 통한 회복, 첨단기계 이용까지 뇌졸중 회복을 위한 모든 것이 상세하게 들어 있다.

『뇌졸중 재활, 이렇게 일어나 걸어보자!』 미요시 세이도 지음, 청홍

뇌졸중에서 가장 중요한 것은 발병초기에 재활을 시작하는 것이다. 이 책은 조기치료로 '기립-착석 훈련'을 하는 것이 큰 효과가 있다고 추천한다. 뇌졸중 환자는 대부분 편마비가 발생하는 경우가 많고, 무엇보다도 운동하지 않으면 마비된 부위를 사용하기 어려워서 더욱 약해지며 비 마비측도 동시에 사용을 많이 하지 않게 되어 2주만 지나도 근력이 절반 정도가 되어 버린다. 뇌졸중으로 장애를 갖고 있는 환자들이 어떤 노력이 필요한지, 그 노력을 통해 어떤 결실을 얻을 수 있는지, 다양한 환자의 예를 보여주고 따라 할 수 있는 그림을 친절하게 제공해주어 마음만 먹으면 해 볼 수 있을 것이다.

『나는 내가 죽었다고 생각했습니다』 질 볼트 테일러 지음, 월북

하버드 의과대학에서 인간의 뇌 연구와 강의를 하고 있었던 저자는 뜻하지 않게 뇌출혈이 발생하여 인지능력 상실과 마비를 경험하면서 뇌졸중 극복을 위한 치료를 시작하였다. 말하기, 듣기, 읽기, 쓰기, 걷기 등

뇌 기능이 하나둘 무너져 내리는 과정을 몸소 체험하였고, 병원에서 각종 검사를 받으며 느낀 점과 개두수술을 받기 위한 준비, 이 과정 중 회복에 가장 도움이 되는 것이 무엇인지를 자신의 실제 경험을 통해 소개하였다. 이 책은 저자의 의학적 지식을 바탕으로 뇌졸중의 증상 극복은 물론, 뇌졸중 환자의 가족과 보호자의 역할을 위해서도 큰 도움이 될 것이다.

『뇌에게 행복을 묻다』 클레오 허든과 루이스 R. 카플란 지음, 허원미디어

전직 간호사로 뇌졸중 환자였던 클레오와 하버드의대 신경과 루이스 교수가 함께 쓴 책이다. 43세에 뇌경색이 온 클레오의 치료과정을 10여 년의 기록과 설명을 통해 환자로서 겪어야 할 몸과 마음의 고통을 실제 체험자 입장에서 썼다. 뇌졸중 환자라도 삶의 희망과 건강을 되찾기 위한 의지만 있다면, 장애가 남아 있더라도 스스로가 바라던 대로 완치가 되었음을 보여주었다. 특히 환자들에게 큰 용기와 위안을 주는 뇌졸중 치료가이드가 될 것이다.

『기적을 부르는 뇌』 노먼 도이지 지음, 지호

인간 뇌의 가능성과 변화를 경험한 환자들의 이야기를 소개한다. 특히 5장 뇌졸중 환자의 부활에서 뇌졸중 환자를 도울 수 있는 효과적인 운동방법은 지금도 사용되고 있다. 뇌가소성은 현재 환자 재활의 가장 중요한 부분이며 뇌졸중에 의한 편마비, 치매 등의 치료에서 증명이 되고 있다. 이 책은 우리에게 뇌가소성과 그 가능성을 믿고 적극적으로 치료한다면 놀라운 성과를 얻을 것이라는 확신을 준다.

『뇌졸중을 알아야 재활이 쉽다』 임성권 지음, 좋은땅

20여 년 동안의 임상경험을 바탕으로 뇌졸중 환자나 보호자들이 잘못 알고 있는 상식들을 바로잡고 재활방법과 목표를 설정할 수 있도록 돕는다. 뇌졸중 발생 이후 재활치료에 관하여 환자와 보호자에게 정확한 정보를 제공하고 향후 재활치료 방향을 제시하는 책이다. 특히 장기간의 병치레로 인하여 심리적인 어려움 및 경제적 어려움을 덜어주는데 이 책을 읽어본다면, 보다 현명히 대처할 수 있는 능력 또한 갖출 수 있을 것으로 판단된다.

파킨슨병 치료를 위한 추천도서

『안녕, 파킨슨』 김동일 지음, 지식공감

이 책은 파킨슨병 환자가 파킨슨병 환자를 위해서 쓴 책이다. 저자는 15년간 파킨슨병을 앓고 있으면서 다양한 경험과 노력을 환자 입장에서 기록하여 많은 공감을 얻고 있다. 파킨슨이 어떤 병이고 어떤 약이 있으며, 얼마만큼 연구가 진행되고 있는지에 대한 해외 논문들을 국내 환우들에게 소개하고, 본인의 경험담을 논리정연하게 객관적으로 세세한 부분까지 설명해 주고 있다.

『파킨슨병 이렇게 하면 낫는다』 사쿠타 마나부 지음, 리스컴

파킨슨병 환자들을 돌보면서 얻은 치료법을 소개하고 오해와 잘못된 상식을 바로 잡아주는 책이다. 5장으로 구성된 이 책은 파킨슨병에 대한 오해와 원인, 약물치료, 운동요법, 건강하게 일상생활을 즐기는 방법, 환자

의 가족에게 유용한 정보를 제공한다. 치료약, 생활용품 등 실물 사진을 곁들여 쉽고 간단하게 설명하여 일반인들에게도 도움을 준다.

『파킨슨병 일상생활 가이드』 장인수, 유경, 김락형, 강세영 지음, 우리의학서적

파킨슨병 환자들은 일상생활에 많은 제약이 있고, 서행이나 보행동결과 같은 증상도 흔하다. 특히 파킨슨병 환자의 운동장애, 보행 장애와 안전한 일상생활을 위해 어떻게 하면 잘 걸을 수 있는지, 갑자기 몸이 움직여지지 않는 증상이 나타날 때에는 어떻게 해야 할지, 뒤돌아설 때 넘어지지 않으려면 어떻게 해야 할지, 몸이 많이 떨릴 때는 어떻게 해야 하는지에 대해 이 책은 일상생활에서 겪는 어려움을 보다 쉽게 극복하고, 잘 대처하는 요령을 알려주어 환자와 가족이 함께 어려움을 해결하는데 도움을 준다.

『뇌졸중, 치매, 파킨슨병 바로 알기』 최선아 지음, 메디안북

저자는 20년 이상 신경과를 내원하는 환자들의 고통과 불편함을 경험해 보고, 의사가 약으로 해주는 것은 지극히 일부라는 결론을 얻게 되었다. 뇌졸중, 치매, 파킨슨병, 기타 노인성 질환을 보면서 병의 종류에 상관없이 공통된 생활수칙을 누구나 반드시 지킨다면 병의 경과도 늦출 수 있고 병으로 인한 고통도 경감되며 몸의 컨디션도 상당히 호전될 수 있음을 알게 되었다고 하였다. 이 책은 환자와 가족들이 이러한 생활수칙을 직접 보면서 반복할 수 있도록 만들었다.

치매 관리를 위한 추천도서

『치매와 싸우지 마세요』 가오 가즈히로, 곤도 마코토 지음, 윤출판

올바른 치매치료와 돌봄 방법에 대해 오랫동안 고민하고 헌신해온 의사와 돌봄 공무원이 들려주는 솔직하고 따뜻한 이야기이다. 잘못된 의료와 간병 때문에 실제보다 치매가 더 심해지는 것 같다는 것이 이 책의 주제이다. 저자들은 치매에는 '의료가 원인인 병'과 '간병이 원인인 병'이 상당수 섞여 있다고 생각하고, 치매는 '뇌 질환'이면서 다른 사람과의 관계가 잘 유지되지 못하다는 의미의 '관계성 장애'라는 인식을 강조하였고, 이 점에서 올바른 돌봄 방법을 제시하였다.

『치매혁명(치료 · 예방)』 요시다 가츠아키 지음, 북스타

환자를 돌보는 가족의 마음, 환자에 대한 따듯한 이해, 강요나 재촉이 아닌 이해로 상냥히 말을 걸거나 미소로 답하고, 환자에 대한 회상법을 통한 인지능력 개선에 대한 노력 등을 자세히 상기시켜준다. 또한 '치매혁명'은 환자를 대하는 간병인이 식사를 유도하는 방법이나 식사 자세, 본인의 기억을 되살리는 대화방법 등 최대한 환자의 입장으로 접근하여 증세를 완화시키거나 호전시킬 수 있는 다양한 방법을 제시한다. 이 책에는 환자자세가 보이는 다양한 증세를 변별할 수 있는 목록이 있어 합병증을 예상하고 환자가 효과적으로 훈련할 수 있는 방법을 운동과 식사, 주의점 등을 통해서 상세히 설명해 준다.

『치매 예방 손가락 운동』 비르기트 헨제 지음, 율리시즈

독일의 노인전문 정신과 의사이자 치매전문 치료사인 저자는 고령자와 치매 노인들과 함께한 경험을 바탕으로 손 운동법을 만들고, 현장에 적용했을 때 가장 효과적인 것을 선정하여 소개하였다. 이 책에서는 노인성치매 환자에게 안정감과 집중력, 이해력을 높이는데 도움이 되는 손가락운동 135가지를 그림과 함께 알려준다. 준비 작업인 기초 체조를 시작으로 맨손으로 하는 손 체조와 일상에서 쉽게 구할 수 있는 끈, 성냥갑, 펜, 막대기, 병뚜껑, 종이컵, 고무 밴드 등의 도구를 활용한 손 체조 방법을 소개한다.

『치매가족을 위한 치매 관리 프로그램』 정주희, 홍민희, 김효정, 구다희 지음, 엘맨

치매 환자 가족들에게 꼭 필요한 지침들을 제시한 돌봄 자료서이다. 치매 치료와 관리 및 치매 간병을 위한 식습관, 치매 환자를 위한 간호 방법, 치매 진단과 검사, 치매 환자의 건강을 위한 운동에 대하여 다각적으로 소개한 책이다.

근골격계 통증치료를 위한 추천도서

『근육관절 통증을 즉각 해소하는 브릴 운동법』 페기 W. 브릴, 수잔 수페즈 지음, 한언

저자는 정형도수 물리치료사로 매일같이 통증을 호소하는 사람들을 대하면서 통증의 '근본적인 원인'을 치료하는 것으로 유명하다. 브릴 운동의 장점은 간단하고 짧기 때문에 어디서든 할 수 있다는 것이다. 일하는 중이든, 자동차나 비행기 안이든, 침대에서 휴식중이든 언제 어디서든지 통증을 느끼는 즉시 실시할 수 있다. 그것이 갑작스레 닥쳐오는 통증이든 혹은 만성적인 통증이든 상관없이 그 모든 통증을 없애는 데는 10초면 충분하다고 강조한다. 또한 통증이 오기 전에 이 운동을 하면 예방효과도 볼 수 있다. 이 책에서는 통증이 생길 수 있는 모든 부위의 운동을 소개하고 있다.

『통증을 이긴 사람들의 비밀』 KBS 생로병사의 비밀 제작팀 지음, 비타북스

누구나 통증을 경험하기에 나이가 들면 당연히 찾아오는 것으로 여겨 참고 넘기는 사이에 통증은 질환이 되어 버린다. 일상의 건강과 행복을 위협하는 통증에서 자유로워지기 위해서는 통증을 바라보는 시각을 먼저 바꿔서 근본적인 원인이 잘못된 습관에 있음을 깨닫는 것이다. 통증을 이긴 사람들은 평소 생활습관의 중요성과 다양한 증상 및 예방법에 대해 잘 알고 있었다. 자신의 생활습관을 잘 파악하고 있으며 작은 통증도 소홀히 넘기지 않았다. 통증에 대해 많이 알수록 올바른 대처를 할 수 있고 조기에 통증에서 벗어날 확률이 높아지므로 이 책을 통해 나의 몸 상태와 생활습관을 점검해 보면 좋을 것이다.

『관절염, 독하게 고쳐라』 연세사랑병원 관절척추센터 지음, 비타북스

관절에 생길 수 있는 질병을 소개하고 그에 따른 치료방법을 자세히 제시하였다. 어깨, 무릎, 발, 허리 각 분야의 전문의가 힘을 모아 각 관절에 생길 수 있는 질병을 설명하고 치료 방법을 자세히 안내하였다. 바른 자세와 생활습관으로 예방할 수 있는 허리질환을 자세히 설명하였고, 수술보다 더 중요한 운동을 질환별로 소개하였다.

『근육이 연금보다 강하다』 김헌경 지음, 비타북스

이 책에서는 낙상, 근감소증, 보행장애, 허약, 요실금 등 고령자들이 가장 두려워하는 5대 노년증후군 문제를 예방하고 개선하여 활기찬 노년기를 보낼 수 있는 운동방법을 소개한다. 모든 운동은 남녀노소 맨손으로 어디서든 쉽게 따라 할 수 있는 쉬운 동작으로 구성되어 있고, 단련해야 할 근육을 정확히 자극시켜 운동할 수 있도록 그림으로 설명하고 있다. 책에 소개된 운동은 도쿄 건강장수의료센터에서 저자가 개발한 것으로 실제 일본에서 효과를 입증한 것으로 포스터를 벽에 붙여놓고 언제든 따라 할 수 있다. 죽기 전까지 내 손발로 자유롭게 움직이며 생활하고 싶다면 지금 당장 근육에 투자할 것을 강조한다.

『아펠 운동법』 임유신 지음, 다세움

저자는 '내 몸을 바꿀 수 있는 사람은 결국 나다'라는 소신을 갖고 수많은 근골격계 질환과 프로운동선수들을 치료하고 있다. 근골격계 통증은 몸이 보내는 SOS 신호이기 때문에 그대로 두지 말고 몸이 아픈 근본 원인을 찾아 적극적으로 관리할 것을 당부한다. 30년 간 물리치료사와 운동코치로 일하면서 수많은 근골격계 환자들을 치료해온 경험과 임상사례, 운동이론을 총 정리한 아펠 운동 보급에 힘쓰고 있으면서 '내 몸 재발견'으로 지긋지긋한 통증에서 해방될 수 있도록 코칭해준다.

『죽기 전까지 병원 갈 일 없는 스트레칭』 제시카 매튜스 지음, 동양북스

일상생활 전반에서 실천할 수 있는 필수 스트레칭 동작을 빠짐없이 정리한 저자는 관절을 자유롭게 움직일 수 있는 유연성이 건강의 핵심이며, 이 유연성을 좌우하는 골격근육을 늘이는 스트레칭이야말로 가장 간단하고도 효과적인 운동법이라고 말한다. 관절운동범위를 넓히고 주요 근육을 골고루 늘여 유연성을 키워주는 스트레칭은 근력강화, 통증완화, 신체기능 개선, 운동능력 증진, 부상예방, 우울증 완화 등의 효과가 있어서 34개의 주요관절 스트레칭 동작을 소개하고, 개별동작을 묶어서 일상활동과 만성질환별, 주제별, 운동별 스트레칭 프로그램을 소개하여 활기차고 독립적인 삶을 살 수 있도록 도와준다.

『관절염 홈케어』 이수곤 지음, 웅진지식하우스

이 책은 관절염의 진단과 생활방법, 운동요법은 물론, 통증을 완화하는 약물요법과 치료를 돕는 식사법까지 설명하였다. 특히 퇴행성 관절염의 치료, 관절과 뼈, 근육을 강화하는 운동을 소개하여 관절염 환자의 굳어진 몸을 부드럽게 해주고 활동이 증가되도록 하였다. 특히 관절에 좋은 운동과 나쁜 운동을 구분해주었고, 모든 운동의 기본인 올바른 걷기와 밴드 활용방법을 알려주었다. 강직성 척수염과 통풍, 루푸스에 관한 내용과 맞춤 운동도 포함되어 있어, 관절염의 가정치료로 유용한 책이다.

림프부종치료를 위한 추천도서

『유방암을 이기는 운동요법 30분』 에이미 할베슈타트 지음, 넥서스

이 책에서 소개하는 운동 프로그램은 두 명의 저자들이 유방암을 직접 겪으면서 얻은 경험과 수년간 유방암 환자들과 함께 실시해보고 효과가 검증된 특별한 운동이다. 수술 후 환자에게 꼭 필요한 기본운동을 단계별로 소개하고, 운동 자세별로 각각의 치료효과가 설명되어 자기 몸에 맞게 활용할 수 있다. 또한 '집에서 하는 체력측정표'를 통해 몸의 증상과 회복상태에 따라 혼자서도 따라 할 수 있다. 단계별 필수 운동은 수술 후 부작용을 없애주고 몸과 마음의 건강을 되찾아준다. 운동은 유방암 치료 후 재발을 방지하고 몸과 마음의 균형을 되찾는데 가장 효과적이라는 연구가 최근까지 계속 나오고 있다.

『유방암을 이기는 참 좋은 운동』 한국유방암학회 지음, 한국유방암학회

유방암을 치료하는 외과와 종양내과, 재활의학과, 방사선 종양학과 등의 전문의들과 운동 트레이너가 함께 집필하여 유방암을 이길 수 있는 좋은 운동을 담고 있는 여성들의 필독서이다. 유방암 치료 이후 재활과 몸을 위한 다양한 운동 프로그램이 담겨 있어 유방암을 예방하고 건강한 삶을 유지할 수 있게 도와준다.

발달장애아 치료를 위한 추천도서

『나는 아버지입니다』 딕 호이트, 던 예거 지음, 황금물고기

목에 탯줄이 감겨 산소가 중단되는 바람에 뇌성마비와 경련성 전신마비 장애를 가지고 태어난 아들. 식물인간과 마찬가지라며 의사도 포기할 것을 권유했던 그런 아들을 아버지인 딕 호이트는 포기하지 않았다. 이 책은 "달리고 싶어요."라는 아들의 한마디에 감동의 레이스를 시작한 부자의 실화이다. 아들은 100만 킬로미터를 달리며 아버지라는 존재를 새롭게 깨닫는다. 몸은 굳었지만 언제나 '도전'이라는 단어를 가슴에 품고 사는 아들을 위해 아버지는 모든 것을 헌신했다. 장애를 가졌지만 자신을 포기하지 않은 아들과 그런 아들을 위해 자신의 모든 것을 헌신한 아버지의 감동적인 이야기를 담았다.

『나는 나쁜 엄마 입니다』 양정숙, 고혜림 지음, 콤마

이 책은 두 다리와 오른손이 없는 선천성 무형성장애로 태어난 세진이를 태어난 지 6개월 만에 입양해서 어엿한 국가대표 수영 선수로 키워 온 이야기이다. 세진이가 네 살 때 의족으로 걷게 하고 수영 선수이자 대학생으로 키워 내기까지 두 모자의 눈물겹고도 행복한 이야기를 담아낸 책이다. 장애아라고 세상 사람 모두가 안 된다고만 했던 아이가 이렇게 꿈을 이루는 사람으로 성장한 것을 소개하였다. 세진이 가족 이야기는 봄날 햇살처럼 읽는 이의 마음을 어루만져 줄 것이다.

『어른이 되면』 장혜영 지음, 우드스톡

18년간 시설에서 살았던 발달장애인 동생을 시설 밖으로 데리고 나와 함께 살면서 겪은, 평범하지만 특별한 400일 간의 이야기를 담은 책이다. 저자는 장애인을 대할 때 필요한 것은 배려와 호의, 친절한 태도가 아니라 인간에 대한 예의라고 말한다. 많은 사람들은 비장애인을 대할 때는 당연하게 지키는 매너를 장애인 앞에서는 지키지 않는다. 장애에 관해 꼬치꼬치 묻는 것은 기본이고 사적인 질문을 서슴없이 던지며 장애인의 일상은 늘 힘들고 불행한 것으로 여기고, 장애 당사자가 '아무것도 느끼지 못하는 사람'이라고 당연히 간주한다. 이런 경험을 통해 장애인의 인권을 이야기하고 있다.

『하루 3시간 엄마냄새』 이현수 지음, 김영사

저자는 출생 이후에도 뇌가 3년에 걸쳐 완성되기 때문에 결정적 시기인 세 살까지는 반드시 하루에 최소 3시간은 아이와 엄마가 시간을 보내야 하며 피치 못할 사정으로 떨어져 있어도 3일 밤을 넘겨서는 안 된다는 양육의 333법칙을 강조한다. 상담실에서 만난 아이들의 문제는 거의 대부분 이 법칙을 채우지 못해 발생하였고, 기간의 차이는 있었지만 부모와 보내는 시간을 돌려주었을 때 해결되었다. 저자는 조기교육보다 적기교육을 강조하며 뇌 발달 단계상 여섯 살까지는 뛰어노는 시간이 문자를 익히는 시간의 5배 이상이 되어야 하고 초등학생도 3학년까지는 학원가는 시간의 3배 이상을 뛰어놀아야 한다고 말한다.

『베이비 위스퍼 골드』 트레이시 호그, 멜린다 블라우 지음, 세종서적

저자들의 주된 주장은 첫째는 아기를 독립된 인격체로 존중하자는 것이고, 둘째는 엄마가 행복해야 아기도 행복하다는 것이다. 이 책은 엄마의 마음을 쓰다듬는데 많은 부분을 할애하고 있다. 모든 것은 아기가 수용하느냐에 달려 있으므로, 엄마는 아기와 함께 행복한 방법을 택하라고 말한다.

『김수연의 아기발달 백과』 김수연 지음, 지식너머

이 책은 출생부터 생후 60개월까지 아기의 발달상태를 부모가 평가해볼 수 있도록 월령별, 영역별 발달검사법을 소개한다. 감각, 운동, 언어, 인지, 감정 등 아기발달에 필요한 내용이 들어 있다. 다양한 그림을 통해 비전문가나 초보 부모들도 알기 쉽게 담겨 있다. 성장평가 후에 아이의 발달 특성에 맞는 양육방법뿐만 아니라 아기발달에 도움이 되는 다양한 육아정보와 부모와의 애착형성도 할 수 있도록 아이와 부모가 함께하는 놀이도 소개하였다.

환자와 가족의 권리를 위한 추천도서

『환자의 시선』 무라카미 기미코 지음, 메디캠퍼스

의료관계자였다가 환자나 그 가족이 된 사람들의 체험담을 들어보면 '의료인이 처한 입장'에 더해 '환자 및 그 가족들의 심정'까지 모두 알 수 있으리라고 생각한 저자 20명이 기고한 경험담을 엮은 책이다. '케어를 해주는 의료인'과 '케어를 받는 환자'의 관계가 '대등하지 못한 관계'에 빠지기 쉽다는 것은 우리가 다 느끼고 있는 사실이다. 이 위험을 초래하지 않는 길은 '케어하는 사람'도 '케어받는 사람'에게서 '케어를 받고 있다'라는 사실을 깨닫고 이 관계를 소중히 해야 함을 주장한다.

『병원에 가기 전에 읽어야 할 책』 니미 마사노리 지음, 청홍

저자는 의사에게는 매번 최선의 의료를 제공하는 것이 의무이고 평생을 열심히 공부해야만 할 책임이 있다고 하였다. 다양한 사람들에게, 어떤 의료가 최선인지는 사실 좀처럼 쉽게 알 수는 없지만, 이 책은 의료를 제공하는 쪽에서 열심히 최선을 다해야 한다는 것이다. 자원봉사가 아닌 서로가 의료라는 산업을 통해 살아간다는 점에서 보면, 무엇이 최선인지를 간단하게 알 수 없음을 고민하고 있다. 병에 걸렸을 때나 요양 중에, 이 책이 희망을 주는데 도움이 되면 좋겠다는 저자의 바람이 깃든 책이다.

『당당한 환자생활』 버니 시걸 , 요사프 오거스트 지음, 샨티

환자나 보호자는 의사나 병원직원에게 뭔가를 묻고 싶거나 원하는 것을 요구하면 그들을 귀찮게 하는 건 아닐까, 불편한 상황이나 불이익을 겪지 않을까 걱정을 한다. 그래서 의료진의 말에 순종하는 착한 환자가 되기 쉽다. 이처럼 환자는 병원에서 자신의 몸에 대해 이루어지는 일에 아무 권한이 없다고 느끼지만, 이 책은 바로 이러한 문제로부터 환자가 자신의 치유에 주체가 될 것을 권한다. 이 책에서 저자이며 외과전문의인 버니 시걸은 "치유하고 싶다면 병원에 입원하거나 그 외의 의료시설에서 요양하는 동안 자기가 처해 있는 상황의 주인이 되어야 한다. 이것이 치유의 첫걸음이다."라고 말한다.

『내러티브 메디슨』 Colin Robertson, Gareth Clegg 지음, 학지사

의학 분야에서도 '내러티브 메디슨(Narrative Medicine)', 즉 이야기를 통한 소통기술은 의료진 간의 협력을 증진시키고 병원 종사자와 환자, 보호자를 포함한 모두를 위한 연결고리를 만들어 준다. 또한 의사와 환자, 질병, 병원에 대한 소통은 의료의 질 개선을 실천 가능하게 한다. 이 책은 환자들이 이야기를 하도록 돕는 것이 대단히 중요하다고 강조하고 있다. 물리치료사도 치료 시 환자가 치료에 적극 참여할 수 있게 원활한 의사소통을 할 수 있도록 돕는 내용을 다루었다.

맺음말

언제부터인가 강의를 준비하면서 학생들에게 무엇을 가르칠 것인가보다는 '학생 자신이 무엇을 해야 할 것인가'에 초점을 맞추게 되었다. 학생들에게 할 질문의 폭을 넓고 깊게 만들고, 강의와 토론, 실습, 발표 등 다양하고 구체적인 방법으로 학생들에게 스스로를 표현할 기회를 주고 싶었다. 이렇게 하다 보니 학생들의 학습목표에 대해 깊은 고민이 시작되었다.

컴퓨터와 휴대폰에 압도된 이 시대 학생들의 흥미를 어떻게 자극할 것인가? 이미 대학에 들어 올 수 있을 정도의 기초학력을 갖추고는 있지만, 대학이라는 미지의 세계는 생각지도 못한 도전으로 다가온다. 대학에 지원하기 전에 학생이나 학부모는 국가면허 취득이 가능하고 좋은 직장에 취업이 잘 되는 전공을 우선순위로 둔다. 그래서 그 직업의 전문성과 공부하는 과정의 어려움이나 학생의 흥미보다는 성적과 타협하게 된다.

하지만 병원과 사회에서 원하는 물리치료사는 단지 성적이 좋다고 우수하게 평가되지는 않는다. 물리치료 환자는 손가락 하나 까닥하기가 어렵거나, 평생 장애를 안고 살아가는 사람들이 많다. 물리치료사와 대면하는 순간 그들은 과연 내 몸이 제대로 움직이게 될까? 빨리 회복이 안

되는 걸 보니 나는 여기서 끝인가 하고 부정적인 생각을 하는 경우도 있다. 아니면 좀 더 편하게 회복할 수 있는 방법을 찾아서 스스로 힘든 노력을 해야 한다는 것을 피하려고 한다. 시간이 지날수록 환자도 가족도 가능성을 포기하고 만다.

이런 극한 상황에 놓인 환자들과 마주해야 하는 것이 치료사들의 매일매일의 현실이 된다. 치료사는 이들에게 아무리 어려워도 회복하는 것이 삶의 목표가 되도록 용기를 주어야 된다. 치료에서 중요한 것은 환자가 스스로 식사를 하고 화장실에 가는 일과 같이 자신을 돌보는 일을 독립적으로 할 수 있도록 반복하여 연습하게 하는 것이다. 환자가 어떻게 움직여야 할지를 알려주고, 함께 움직임을 시작해 보면서 작은 성공도 소중하게 생각한다. 물리치료사는 이들에게 꼭 필요하고, 희망적인 역할을 하는 존재이다. 하지만 빨리 회복이 되고 환자가 협조적일 때는 모든 것이 순조롭지만 그렇지 않은 경우도 많다.

대학에서 공부를 마치고 4년 후 이러한 현실과 마주 칠 학생들의 능력과 자질을 어떻게 개발해야 할까, 학생들이 기본적으로 이해해야 할 정보는 어떤 것일까, 그 정보를 학생들이 얻을 수 있는 가장 좋은 방법은 무엇인가? 학생들이 이미 알고 있는 것과 수업에서 배우고 싶어 하는 것을 어떻게 파악할 것이며, 또한 나와 학생들의 기대치 사이에 발생하는 격차를 어떻게 조정할 것인가? 학생들의 사고를 끊임없이 촉진하면서 그들과 소통을 하는 방법은 무엇일까? 과연 학생들이 마음 편히 시도해보고 실패하고, 피드백을 받고, 재시도할 수 있는 수업이 가능할까?

단순히 학생들에게 지식을 전달하고 정보를 채워주는 것으로 만족하기보다는, 학생들이 자신의 전공에 충분한 관심을 갖는데 노력을 하고 싶었다. 왜냐하면 학생들이 스스로 관심을 갖고 깊이 생각하다 보면, 어느새 스스로 하고 싶어질 테니까. 누구나 자신이 하고 싶을 때 행동하게 되고, 지속적이고 본질적인 영향을 스스로에게 미쳐 학습효과가 나타나기 때문이다.

현재 대학에서 공부하는 학생들은 교수의 지식 전달만으로는 이 불확실한 시대를 살아가기에 역부족일 것이다. 정답이 꼭 없더라도 학생이 스스로 무엇을 어떻게 해야 할지를 고민하게 만드는 수업을 하고 현장으로 나가게 하고 싶었다.

또한 세상이 변해도 학생들을 대할 때 사제관계의 중심에 신뢰와 사랑이 가장 중요하다고 생각하였다. 권위를 내려놓고 학생들의 신뢰를 선택하며, 겸손한 자세로 학생들을 대하고, 예의와 품위를 지키면서 학생들을 전폭적으로 믿어주며, 학생들을 위한 일이라면 어떠한 노력도 아끼지 않고 싶었다. “수업의 1분, 1초는 온전히 수업을 듣는 학생들 한 명 한 명에게 바쳐져야 한다. 교수는 한 반을 가르치는 것이 아니라 한 학생을 가르치는 것이다.”라는 『최고의 교수』 저자인 폴 베이커교수의 말에 동감했기 때문이다. 물론 학생은 다 다르며 자신에게 맞는 특별한 것을 필요로 하기 때문에 나의 방법이 모든 학생에게 일률적으로 통할 수 없다는 것도 잘 알고 있다.

현재 우리 학생들은 교수들도 미처 경험해보지 못한 인공지능과 로봇 시대로의 전환점에 서 있다. 과거 아날로그 시대에는 그저 우직하고 성실하기만 해도 살 수 있었지만 인공지능과 로봇시대에는 큰 방향과 흐름을 파악하고 다양한 기본 역량과 학습능력을 갖추어야만 살아남을 수 있다.

과거의 방식대로 살아서도 안 되고 다가오는 흐름을 거스르려 해도 안 될 것이다. 우리 모두가 장기적인 흐름을 염두에 두면서 단기적인 변화에 잘 대응해야만 할 것이다. 너무나 빠르게 변화하는 세상에서 적응하지 못하는 사람은 불안과 좌절 속에서 살아가게 될 것이다.

학생이 대학을 다니면서 물리치료사가 내 길인가를 물어 오거나, 더 알고 싶은 분야를 발견하면 기꺼이 전문가의 길을 가도록 정성껏 도와주었다. 나는 학생들이 자신이 원하는 일을 하면서 행복하게 살았으면 좋겠다. 강의를 하다가 학생의 얼굴에서 처음으로 이해하는 표정이 떠오를 때, 학생의 일상에서 언뜻언뜻 기대하던 모습으로의 변화가 보일 때, 나는 마음속 깊이 행복해지곤 했다. 분명히 말로 표현하기는 어렵지만 무엇인가 내가 원하는 것을 성취한 것 같은 느낌을 받곤 했다. 이 책에 소개된 많은 전문가들 중에는 나의 제자도 있다. 이제는 그들이 새로운 분야의 전문가로 성장한 모습을 바라보며 깊은 존경과 박수를 보낸다. 오랜 시간 학교에서 강의하는 일이 일상이 된 나에게 우리나라 전국과 해외거주 물리치료사 30여 명을 저자로 초대하여 원고를 받고 편집하여 책으로 엮는 일이 쉽지는 않았지만 생각보다 큰 의미가 있었다.

오늘도 물리치료실에 오는 환자들은 몸의 어딘가가 많이 아프고 불편하다. 얼마 전만 해도 자유롭게 내 마음대로 움직이던 팔다리가 말을 듣지 않게 된 환자의 좌절과 분노는 대단히 클 것이다. 하지만 아무리 참담해도 물리치료사는 그들의 손을 잡아 일으켜 세운다. 어쩌면 물리치료사는 힘든 그들을 격려하느라 피곤하더라도 환자들의 문제가 극복되도록 몸과 마음에 희망을 불어 넣는 천사가 아닐까 한다.

2019년 12월

안소윤